医务社会工作
临床案例选编

U0299039

主编 ◎ 肖燕

华中科技大学出版社
http://press.hust.edu.cn
中国·武汉

图书在版编目(CIP)数据

医务社会工作临床案例选编/肖燕主编. —武汉:华中科技大学出版社,2023.3
ISBN 978-7-5680-9203-6

Ⅰ.①医… Ⅱ.①肖… Ⅲ.①医学-社会工作-案例-中国 Ⅳ.①R199.2

中国国家版本馆 CIP 数据核字(2023)第 039410 号

医务社会工作临床案例选编

Yiwu Shehui Gongzuo Linchuang Anli Xuanbian   肖　燕　主编

策划编辑:曾　光
责任编辑:白　慧
封面设计:孢　子
责任监印:朱　玢
出版发行:华中科技大学出版社(中国·武汉)　　　　电话:(027)81321913
　　　　　武汉市东湖新技术开发区华工科技园　　　　邮编:430223
录　　排:武汉创易图文工作室
印　　刷:湖北新华印务有限公司
开　　本:710 mm×1000 mm　1/16
印　　张:21.5
字　　数:386 千字
版　　次:2023 年 3 月第 1 版第 1 次印刷
定　　价:86.00 元

编　委　会

顾　问　向德平
主　审　季庆英
主　编　肖　燕
副主编　李汉荣　王高伟　陈玉婷　尉　真
编　委　（按姓氏笔画排序）

王　曼　王成艳　刘　川　刘春英
闫　明　闫鹏飞　江丰霞　孙振军
纪伟伟　杜　今　李江燕　李淑云
李豫鄂　沈林燕　宋一鸣　张　玉
张　侃　张　媛　张　蕾　张晓静
陆俪平　罗　菁　郝徐杰　胡建华
施茂源　费汝倩　贺　霄　秦佳琦
顾丽琪　黄　姗　曹　庆　曹李耘
彭雁楠　富　洁

组织编写：
中国医院协会医院社会工作暨志愿服务工作委员会
湖北省医院协会医院社会工作和志愿服务管理专业委员会

序 一

健康问题是全球性议题，关乎全人类的发展与福祉。医学是科学，更是人学，医疗服务不仅需要看见"病"，更需要看见"人"。当下医学的发展越来越关注患者生理、心理、社会，乃至灵性的全人健康需求。这意味着医疗服务需要多学科的参与、跨团队的合作，来回应患者的全人健康需求，而医务社会工作在回应患者心理社会需求方面具有不可替代的专业优势。同时，健康的社会决定因素也让人们更多地意识到社会环境中诸多因素对个体健康水平的重要影响。因此，医务社会工作者既是心理社会服务的提供者，更是实现医疗健康服务体系公平、可及、有温度的推动者。医务社会工作者与医疗团队开展合作，共同构建了全人照顾的医疗服务模式，医务社会工作者已成为医疗服务系统中不可或缺的角色，成为推动医院高质量发展的重要力量。

筹备撰写此书时正值疫情期间。我们看到和感受到的不仅仅是人们对疾病医疗的需求，更有心理、社会，以及物资保障等多元需求。这让我们意识到打造一支理论水平高、专业能力强、心理素质好、实务经验足、能够应对突发公共卫生事件、适应现代社会发展需要的高素质医务社会工作人才队伍的重要性。疫情中，我们同样看到医务社会工作者不忘初心，需求为本，主动作为，本着助人自助的原则，积极回应弱势群体需求，逐步实现了从无到有、服务范围由点到面、服务内容由少到多的发展，为中国本土医务社会工作发展做出了积极的尝试和探索。

随着"2030健康中国战略"的推进，推动医务社会工作的发展既有战略意义，也是医疗机构的迫切需求。为推动医务社会工作人才队伍建设，加快医务社会工作专业化进程，本书精选了医务社会工作实务领域的优秀案例，以临床专业服务需求为出发点进行案例精选，以案例背景、理论基础、案例点评为基本框架，对案例进行理论层面和实务层面的解读和剖析。非常期待本书中的案例可以为全国医务社会工作者在临床实务探索过程中提供可借鉴的经验,为构建本土医务社会工作的理论、方法和技术提供可尝试的路径,为进一步推动我国医务社会工作高质量发展做出贡献。

中国医院协会医院社会工作暨志愿服务工作委员会主任委员　季庆英

序　二

　　二十世纪八十年代以来,随着经济的快速发展,人们不断转变健康观念,在生理、心理和社会等方面提出了全方位的健康服务需求。为满足人们日益增长的健康需求,传统医疗体制和医疗模式陆续改革。2020 年 6 月 1 日,《中华人民共和国基本医疗卫生与健康促进法》正式实施,以法律形式明确和强调了健康促进的重要性。

　　医务社会工作起源于西方国家,主要服务对象是患者。医务社会工作在中国本土化过程中,理论与实践层面都实现了跨越式发展。医务社会工作作为现代医学的重要组成部分,通过多元服务供给、医患关系维护、社会支持联结等方式,在患者的诊断、治疗与康复全过程起着重要作用。患者对医务社会工作的需求也愈发迫切。医务社会工作者从疾病诊疗、康复照顾、情感支持、资源链接与社会支持五个方面介入患者的健康教育,与医护人员形成互补,共同协助患者及家属改变不良生活习惯、改善生存质量,提高患者就医依从性,维护公共健康,共同解决患者诊疗、康复及心理和社会问题。

　　近年来,医务社会工作者在减轻患者和家属心理负担、改善就医环境等方面发挥着越来越重要的作用。虽然与发达国家相比我国医务社会工作处于起步阶段,但通过探索和努力,这些年来,我国医务社会工作取得了前所未有的发展。目前医务社工已成为卫生健康系统不可或缺的重要力量,医院是否设立医务社会工作部也成了评价医院服务质量与现代化程度的重要指标之一。医务社会工作未来将改变医院单纯治疗"身体疾病"的模式,让患者在医院获得身心各方面的照顾,可改善医疗服务、彰显人文关怀、促进医患和谐,让医疗更有温度。

　　通过对优秀医务社会工作临床案例的分享,能够更好地搭建起医院、医务社会工作和志愿服务的交流平台,为推进医务社会工作的发展做出贡献。在此我提出三点建议:一是要不断提升医务社工的专业能力,包括链接资源、服务方案策划与执行、应对危机与医疗服务团队的能力。二是做好医院医务社会工作的宣传与发动工作,宣传医务社会工作的重要性和实践意义,积极在卫生健康领域推进志愿服务,提升人民群众参加志愿服务的热情,努力让更多医疗机构探索志愿服务、医务社会工作和医疗工作有效结合的方式。三是学以致用,落到实处,学习借鉴其他省市的经验与做法,探索搭建新的健康服务模式,拓展医务社会工作的内涵和外延,坚持务实发展,积极推动设立医务社工岗位,协助开展医患沟通,提供诊疗、生活、政策宣传、心理疏导、临终关怀等支持类服务。

在健康中国建设和医联体深化改革的背景下,通过学习优秀案例,探索医务社会工作者服务方法与服务路径,不仅有助于改善患者身心健康水平,更能进一步优化医疗服务输送方式,深化多学科团队合作中医务社会工作者的角色职能,推动医务社会工作专业化与职业化向纵深发展。

华中科技大学社会学院　　向德平

目　　录

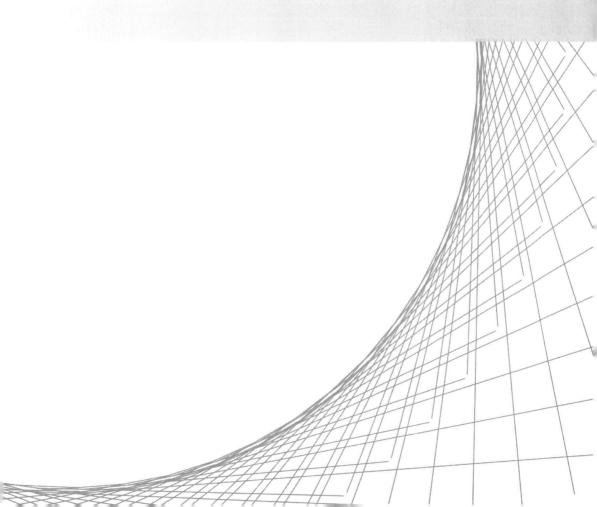

第一篇 妇女儿童专科医务社会工作

亲子关系缺失的个案介入

宋一鸣　刘　琦　张　翼
河南省胸科医院

一、社会背景

亲子关系是指父母与子女的关系。它是生命中的第一份人际关系,也是人一生中最重要、最为基础的人际关系。亲子关系作为孩子出生后接触的第一种人际关系,对孩子未来的身心健康发展非常重要。从长远来看,亲子关系的好坏在很大程度上决定了孩子能否树立正确的人生观和价值观,能否顺利步入社会。纵观各种问题少年的成长经历,我们会发现,他们大多都经历过令人遗憾的亲子关系,并且这些问题少年身上表现出了惊人的相似:缺乏爱、缺乏沟通、缺乏包容、缺乏界限。孩子最信任、最依赖的是父母,父母应关注孩子的身心健康。如果孩子内心有了各种不解和委屈,而这些负面情绪又不能及时地发泄出来,一旦积累到一定程度,最终可能会一次性爆发,导致很多家长十分不解,孩子为什么会性情大变,甚至叛逆、不听话等。

亲子关系缺失首先影响的是孩子情感的塑造,在长期缺爱的家庭中长大的孩子,感受爱的能力就会比别人差,长大后要不就不会爱别人,要不就根本不懂什么是爱。

亲子关系缺失对孩子的适应能力同样造成直接影响。孩子对外界的适应基础来自家庭,一个孩子如果长时间缺乏父母的关爱,自控能力和自我调节能力就会变差。长此以往,因为孩子自身生理、心理上的问题无法解决,孩子会出现自卑心理,一旦遇到自己没有经历过也不知道该如何解决的问题时,就会比普通家庭中的孩子更加敏感、焦虑,自控力更差。

本案例的服务对象就是一名亲子关系缺失的先心病患儿,身体疾病和亲子关系缺失导致他身上出现了一系列问题,引起了医务社会工作者的关注。

二、案例背景介绍

（一）基本信息

A（化名），男，汉族，8 周岁，贵州人。

（二）服务对象背景资料

1. 服务对象来源

A 本人患有完全型大动脉转位、房间隔缺损，曾在 2019 年先后两次由其父亲陪同来我院入院治疗先天性心脏病及胸腔积液、肾功能受损等疾病。其住院期间不愿与人沟通交流，不配合医生护士的治疗，社会工作者在日常查房时发现该个案并及时介入。

2. 服务对象个人社会史

第一，家庭情况。

服务对象父母离异，和哥哥一起跟随爷爷奶奶生活，属于典型的"留守儿童"。

第二，亲子关系紧张诱因。

服务对象 6 岁时，父母离异。据 A 父亲讲述，A 在其父母离异前性格乖巧，父母离异后性情大变，叛逆，学习不上进，学习成绩差。据 A 母亲讲述，A 爷爷奶奶受传统观念影响，阻止 A 与母亲见面及交流，A 长期以来渴望母爱。

第三，住院期间的表现。

服务对象因病情较重一直在重症监护室等待治疗，在病情好转，转出重症监护室后，表现十分异常，不善与人沟通，心情低落，脾气暴躁，与父亲、医护人员一言不合就拳打脚踢；不配合治疗，爱看电视、打游戏，有轻暴力倾向。

三、分析预估

（一）服务对象问题确定

1. 轻暴力

服务对象陷入父母离异所致的不良的成长环境中，受各种因素影响，家庭整体亲子关系僵硬，出现了服务对象及其哥哥学业不进取，服务对象轻暴力倾向的表象。

2. 自卑心理

因服务对象年龄较小,处于心理成长的敏感期,在长期缺少父母关爱及各种负面因素的暗示下,服务对象内在的抗逆力处于不断弱化和涣散的状态中,更不知如何为自己争取参与和发展的权利。

3. 学习障碍

服务对象是农村留守儿童,缺少父母陪伴与教育,喜欢看电视、打游戏,日常学习自制力差,缺少管教。从而陷入恶性循环,上课听不懂,下课不温习,考试不会做。

(二)服务对象需求评估

第一,减少负面、轻暴力行为的需求。

第二,从优势视角看待自身的需求。

第三,改善亲子关系的需求。

(三)服务对象个案介入的难点、优势分析

1. 服务对象个案介入难点

第一,服务对象父亲与前妻之间关于如何陪伴孩子的沟通问题。

社工为更多了解服务对象的成长环境和成长过程,曾多次与服务对象母亲(服务对象第二次住院期间曾陪同服务对象来院治疗)电话沟通,在服务对象住院期间,经常到病房与服务对象父亲面对面交流。社工发现受各种因素影响,其父母对如何陪伴孩子成长分歧较大,缺乏良好有效的沟通。

第二,如何走进服务对象的内心。

服务对象不善于与外界沟通,敏感易怒,不愿轻易打开心门,社会工作者如何找到突破口、如何运用同理心就显得比较重要。

2. 服务对象个案介入优势

服务对象对亲密的亲子关系心怀向往,愿意接触关心他的人。整个案例中,通过社会工作者一次次的探访交流、一次次的互动关心,可以惊喜地发现服务对象的改变,他渴望爱,渴望有人能够走近他,去拥抱他柔软而敏感的内心。

四、服务计划

(一)服务目标

通过对 A 服务需求的分析,可以将本次个案介入的目标确立为:

首先,去标签化,解决服务对象叛逆、轻暴力等负面情绪问题;

其次,改变服务对象对自己的认知;

最后,改善服务对象亲子关系,重构社会支持系统。

(二)服务策略

1. 主要理论依据

1)优势视角理论

服务对象 A 原本拥有一颗纯真、向往幸福的心,只是长期身处亲子关系缺失的压抑氛围下,不得不用负面的方式来表达内心感受。在沟通交流中,社会工作者发现服务对象动手能力较强,喜欢画画,于是帮助服务对象挖掘其自身的优势与潜能,使其展现自我、接纳自我。

2)社会支持网络理论

社会支持网络理论认为每个人都处于社会关系之中,无法自绝于社会而存在。案例中服务对象的社会支持网络主要包括爷爷、奶奶、父亲、亲戚和朋友,这些人对于个人来说显得十分重要,而父母作为孩子心中的亲密伙伴本应是他生活中最值得依赖的人。社会工作者要帮助服务对象的家人运用表达性支持(包括心理支持、情绪支持、自尊支持、情感支持和认可等方式)来改变服务对象的成长大环境,在这里自尊支持尤为重要。本案例中,服务对象父亲一直觉得服务对象是小孩子,不懂得尊重孩子的想法和行为,孩子的自尊常常受挫,使得孩子没有自信,不善于用爱的视角或积极的视角看问题,久而久之变得敏感和暴躁,封闭内心。

2. 主要服务模式

1)任务中心模式

本案例运用任务中心模式,把服务介入的焦点集中在为服务对象提供简要有效的服务上,希望帮助 A 在有限的时间内实现自己所选定的目标,充分倾听和尊重服务对象的需求,帮助服务对象配合治疗和修复亲子关系。社会工作者在运用任务中心模式实现目标的过程中,非常关注服务对象的自主性,赋予他权利并且尽可能挖掘他的潜力,提高 A 解决问题的能力。

5

2)游戏治疗模式

游戏治疗模式中,游戏是孩子的语言,而玩具便是孩子使用的词汇。在玩游戏时,孩子处于一种深度放松的状态中,此时,他容易自由地表达自己的内在感受,较少出现阻抗,而表达与宣泄本身便具有治愈的作用。在本案例中,游戏治疗可以处理服务对象存在的自我中心、暴怒和攻击行为、学习困扰、选择性缄默等问题。在游戏中,他可以用虚拟的方式处理现实经验,但不需要承担现实生活中那样重大的后果。在游戏中,他可以体验到在现实生活中无法获得的掌控感,而缺乏掌控感常常是造成心理困扰的原因之一,因为 A 的父亲经常在生活和学习上否定他。本案例中,游戏治疗是怎样发挥作用的呢?首先,社会工作者通过真诚、尊重、接纳、仅跟随不控制来建立与服务对象之间的温暖而坚定、自由而又有规则的关系,A 通过游戏演绎出自己的感受(在游戏治疗中,A 通过搭乐高、黏土 DIY、拼图、画画等来表达那些现实中不能说的话,或者表达那些难以言表的情感);其次,社会工作者有机会去了解儿童对此经验的反应、感受及想法;再次,社会工作者将觉察到的信息反馈给 A,使他能够觉察(意识到)自己的情感与经验;最后,A 能够重新整理自己的感受,使情绪得以缓解,学习如何与别人相处以及解决问题的新方法。

五、服务实施过程

(一)第一阶段:专业工作关系建立

1.介入重点

与服务对象建立信任关系,了解服务对象的基本情况,找出服务对象存在的问题。

案例情况:服务对象入院后一直在重症监护室治疗,其消化道出血、肾功能受损、无尿液,经过四天治疗,身体状况好转。但服务对象回到普通病房后,不配合治疗,加上服务对象因腹腔积液引起的肚子肿胀、面部浮肿等现象,心情烦躁,不愿说话。

2.介入方式

介入方式为面谈。社会工作者第一次见服务对象,他正跷着二郎腿,躺在床上,目不转睛地看动画片。社会工作者主动上前热情地与服务对象打招呼,进行自我介绍,他却不理不睬。社会工作者首次介入的技巧:充分尊重、接纳,不对服务对象当前的语言和行为做任何价值评判。

社会工作者发现：服务对象最后在父亲的呵斥下坐起，眼神中透露出无奈和抗拒。

3. 介入过程

第一，了解服务对象的家庭成员情况。

服务对象：年龄8岁，汉族，兄弟两人，父母离异，跟着父亲和爷爷、奶奶生活，但父亲常年外出务工。

服务对象父亲：常年贵州省内打工，夫妻离异两年，现正交往一位女朋友。

服务对象母亲：无固定工作，一人生活，平常只靠电话或视频与两个孩子沟通，见面机会较少。

第二，缓解服务对象父亲的情绪压力。

服务对象进入监护室治疗期间，服务对象父亲焦虑、紧张等负面情绪较重，因与前妻离异，二人也不能互相安慰和鼓励。针对以上情况，社会工作者做了及时干预。

第三，充分接纳和观察服务对象语言和行为表现。

社会工作者通过前期与服务对象的接触，发现他是一个外表坚硬，内心却柔软而敏感的男孩。社会工作者在前期要充分尊重、接纳服务对象的语言和行为，要耐心、努力地寻找合适的工作方法来走进服务对象内心，不要过早给服务对象贴标签，用包容的心接纳服务对象的冷漠、拒绝和轻暴力。

第四，专业关系建立。

社会工作者经过和服务对象及其父亲的多次深入沟通，能够较好地抓住服务对象的心理，并能积极地进行关注和回应，以关怀、接纳、尊重的态度，了解服务对象的行为表现和内心世界，进行初步的分析评估，拥抱服务对象柔软的内心。

（二）第二阶段：厘清问题与达成共识

1. 介入重点

让服务对象意识到自身存在的问题，并用优势眼光全面分析他所处的环境及问题产生的原因。

2. 介入方式

介入方式为面谈。

3. 介入过程

第一，问题回顾与分析。

社会工作者在探访中多次发现服务对象与父亲之间的沟通存在问题,经常一言不合便开始言语和行为攻击。社会工作者发现父子之间不知如何沟通与交流,两人之间最多的话语是"不要、不知道"。一家三口经常是回家就看手机,相互之间没有交流与沟通。

第二,问题切入方式。

通过面谈,通过陪服务对象一起看动画片,慢慢了解他的喜好。社会工作者发现服务对象动手能力强,决定采用游戏治疗模式,用一起搭乐高积木、黏土DIY等方式来拉近彼此的距离,倾听他的心声。服务对象对乐高积木表现出较高的热情和兴趣,这种良好的互动媒介,在以后的个案探访和治疗中具有重要的作用。游戏使服务对象在深度放松的状态中充分、自由地表达内心感受,减少阻抗与抵触情绪的出现。

4. 介入效果

服务对象和其父亲对社会工作者更加信任,不仅愿意分享自己的故事和内心世界,还主动和社会工作者一起探究问题的原因和解决途径,以及未来如何更好地避免类似事情的发生。

(三)第三阶段:社会支持,亲子关系改善阶段

1. 介入重点

发现亲子关系缺失问题,聚焦核心问题,正确引导服务对象及其父母用爱与包容弥补亲子关系的缺失,重构服务对象的社会支持系统,使他以积极、乐观、有爱的态度去面对身边的人和事。

2. 介入过程

第一,多种社会工作方法整合。

社会工作者针对服务对象亲子关系缺失问题,设计小组活动,邀请服务对象父母成为组员参与活动,如"一起回忆孩子出生的情景""孩子成长过程中最难忘的事"等,同时会穿插一些亲子活动,如"和爸爸妈妈拥抱""一起画画""给爸爸妈妈/给孩子写一封信"等。通过以上方式,引导服务对象父母看到自己家庭中亲子关系缺失的问题,让他们反思自己以前的一些错误的认知和行为,并深入认识到自己的这些行为给孩子造成了影响,导致孩子出现情绪行为问题,帮助其学会理性思考。

第二,换位思考。

社会工作者引导服务对象父母多站在孩子的角度思考和理解问题,体会孩子的感受和想法,另外,社会工作者引导服务对象家庭寻找亲子陪伴中的共同兴趣爱好,缓和紧张关系,不因一人的缺席影响双倍的爱。

3.介入效果

服务对象经过社会工作者的辅导,慢慢打开心门、吐露心声。印象最深刻的是"父子画画"结束时,A追到楼梯口问社会工作者:"你为什么这么久不来看我?下午来看我,太晚了,下次早点来啊!"(其实是社会工作者因出差耽误一天没有去探访)这句话直击社会工作者的内心,让社会工作者感到欣喜和欣慰。想必这就是陪伴、爱与专业的力量。

(四)第四阶段:结案及评估阶段

1.介入重点

处理离别情绪、依赖情绪,维护正向体验。

2.介入过程

第一,告知结案并肯定服务对象的正向改变。

社会工作者预先告知服务对象结案,在最后一次面谈中,带领服务对象回顾自己的变化,让其说出自己的改变和今后的做法,并给予肯定和认可。

第二,回顾并总结经验。

社会工作者与服务对象回顾整个个案过程,总结经验。鼓励服务对象的父母维护亲子关系,虽然夫妻感情走向破裂,但要充满信心,全心投入到亲子关系的维护。同时强调服务对象要坚定内心信念,减少轻暴力现象的再次出现。

第三,巩固服务成效。

社会工作者结合服务对象的需求,为其提供了亲子关系上的建议和指导、情绪管理和个人成长等相关内容,巩固并发展服务对象已达到的良好状态,促进服务对象快乐地度过儿童及青春期,充满自信地面对和享受生活中的点点滴滴。

3.介入效果

亲子关系得到了改善,服务对象父母愿意站在孩子的角度和立场多倾听和关爱孩子,并愿意尝试对整个家庭关系的良性发展做出自己的努力;服务对象认识到自身的优点和价值,能更好地与父母进行沟通,也愿意体谅父母的良苦用心,好好学习,不再出现暴力行为。总之,整个家庭的关系和互动模式得到了进一步的改善。

六、总结评估

(一)评估工具

评估工具为帕克亲子关系量表。

量表统计显示,服务对象一开始的总分为 51 分(总分 60 分以下表示亲子关系已有危机,须马上调整)。经过社会工作者运用专业的方法介入结案时再测为 62 分,上升 11 分,有了一定的提高,紧张的亲子关系得到缓解(总分在 60 至 80 分之间,表示亲子关系还算良好,但可以更好)。服务对象及其家人表示满意。本案例中,服务对象家庭环境特殊、父母文化程度不高、服务对象父母关系疏远、亲子关系不好等因素一定程度上影响了分值,但随着服务对象家庭后期的不断努力,相信分值会有进一步的提高。

(二)个案目标达成

通过专业的介入与辅导,服务对象在个人情绪、亲子关系、认知行为、家庭互动等方面发生了积极的改变,个案目标基本达成,具体如下:

1. 个人情绪方面

服务对象情绪稳定,精神状态也比较好,从最初的低落、封闭、拒绝、轻暴力,渐渐变得平和、乐观、开朗和自信,摆脱了自卑心理。用服务对象自己的话说就是:"我以前在家里不会笑,现在看到爸爸妈妈在病房陪我,我会笑了。"

2. 亲子关系方面

服务对象与父母之间的关系得到了很好的改善,通过沟通,父母对服务对象的态度发生了改变,愿意一起分担照顾家庭和孩子的责任,家庭关系有了正向改变。

3. 认知行为方面

服务对象在认知、内在信念方面发生了改变,并主动积极尝试改变自己的言语和行为,也愿意以后好好学习,认真听讲,并能做积极的、有益的尝试,尽力消除学习障碍。

4. 家庭互动方面

服务对象父母离异并无再婚希望,在一切为了孩子的前提下,社会工作者积极协调,为服务对象父母提供了一个坦诚交流的机会,双方能够及时分享信息,释放压力,避免了不良情绪的加重以及其他不良后果。家庭成员之间的互动方式也发生了明显的改变,能够实现有效的良性互动,爷爷奶奶不再像之前那样受老思想的束缚,母亲对孩子表达爱的方式不再受到限制。

(三)服务对象自我评估

A说:"我现在在病房会笑了,和爸爸妈妈在一起觉得很开心,爸爸也不再对我那么凶了,还同意我出院后去妈妈家住几天,我可高兴啦!"

(四)重要他人评价

主治医师:"就A一开始的病情来讲,他这次住院康复得真的挺快,现在看到的是一个和在ICU时完全不同的他,他现在积极配合我们的治疗,临床症状基本消失,达到出院标准。"

父亲:"长期在外打工,我对孩子的关心太少了,原来一直让他待在爷爷奶奶家,也不让他跟妈妈见面,孩子出现了很多不好的习惯和问题,现在在医院,我好像看到了不一样的他,我也在慢慢改变。"

母亲:"说出来挺可笑,如果不是孩子生病,我都好久没跟孩子相处了,也确实看到了A身上存在的坏毛病和我们做父母的失职。谢谢社工老师一路以来对我们的关心,现在大家都有了改变,我觉得很开心。"

(五)社会工作者自我评价

在整个服务过程中,我秉持助人自助的服务理念,在优势视角、社会支持等理论的指导下,为服务对象缓解不良情绪,引导家庭成员间良性互动,协助分析问题、厘清认知,提供了较为合适的专业服务。从服务效果看,能够陪伴服务对象走出抗拒、叛逆,去拥抱他最柔软的内心,引导其发展正向情绪和精神状态,协助调试亲子关系,实现服务对象与周围环境的良性互动,社会支持网络增强,基本达到预期目标。

七、专业反思

(一)优势视角理论在此类案例中的适用性

在今后的社会工作实务过程中,当面对存在亲子关系缺失或其他家庭问题的服务对象时,社会工作者应抛开服务对象身患疾病的标签,积极关注服务对象的内在世界和自身潜能,协助他们正视自己的内在信念,使他们善于发现自己的优点,运用社会工作专业理论找到解决问题的有效方法,充分

11

发挥服务对象的自身能动性,重新找回缺失的爱。

(二)整合社会工作方法的应用

本案例中,社会工作者除了在优势视角的指导下开展个案工作,还在专业服务介入阶段邀请服务对象及其父母参加"亲子互动,以爱相伴"支持小组。个案工作和小组工作的整合应用,可以更好地帮助服务对象认清自身存在的问题,此外,社会工作者在与小组组员的良性互动中进一步提升了服务效果。

作者简介

宋一鸣,女,硕士研究生、中级社会工作师、河南省胸科医院医务社工、河南省医院协会医院社会工作暨志愿服务工作分会秘书、郑州社会工作协会医务社会工作专业委员会副主任委员。八年社会工作实务经验,熟悉医务社会工作、儿童社会工作领域。2020年入选郑州市社会工作督导人才库,2021年入选郑州市社会工作培训讲师团。曾获郑州市首届最美社会工作者称号,在医院开展的"爱在胸医,护佑心生"志愿服务项目中担任主要参与者与项目主讲人,并荣获首届全国卫生健康行业青年志愿服务项目大赛银奖和第四届中国青年志愿服务项目大赛银奖。

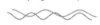

专家点评

河南省胸科医院的案例主要讲的是亲子关系。社工在一个八岁孩子的身上倾注了自己的爱和善良,两人之间建立了信任关系。社工运用专业的手法,让孩子从抗拒到信任,帮助孩子回归家庭、回归社会,这是一个非常成功的案例。就像案例中所说的爱拉近了彼此的距离,也正是爱,帮助服务对象与其家庭共同面对问题。对于青少年和儿童的成长,关爱是必不可少的,这也印证了社工是用爱发电的专业。此外,在该案例中可以发现,社工服务的每个阶段都有介入重点、介入过程和介入效果的阐释,这种清晰的阶段安排有利于社工回顾案例,进行工作复盘,是非常值得借鉴的。

——中山大学附属第六医院医务社工部主任 张媛

专家简介

　　张媛,中级经济师,研究生,中山大学附属第六医院医务社工部主任,中国医院协会医院社会工作暨志愿服务工作委员会常委兼副秘书长,广东省医院协会医院社会工作暨志愿服务工作委员会常委兼秘书,广东省医师协会人文医学工作委员会常务委员,广东省社会工作师联合会医务社会工作专业委员会副主任委员。在相关协会任职期间,积极推动医疗卫生行业社工、志愿者工作的发展,搭建平台,促进委员单位间的沟通与联系,助推医务社会工作广东模式在全国范围内的经验推广。荣获"2020 年度十大医务社工"称号。

儿童青少年自杀个案的医务社会工作服务与反思

曹 庆

上海交通大学医学院附属上海儿童医学中心

一、背景

自杀预防是全球公共卫生和公共政策重要议题。世界卫生组织（WHO）数据显示，2019 年全球有超过 70 万人死于自杀，每 100 例死亡中就有 1 例以上（1.3%）死于自杀；同时，全球年龄标准化自杀率为 9.0/100000 人，中国的此项数据为 6.7/100000 人（见图 1-1）（WHO，2021）[①]。虽然 WHO 数据报告显示全球及中国的自杀率有所下降，但自杀造成的危害以及绝对人数依然不容忽视。在全球，自杀已经成为 15～29 岁人群的第四大死因（WHO，2021）。在不同儿童、青少年群体死因排行中，自杀均排在前五位。

新冠疫情中，隔离措施有效控制了疫情蔓延，但失业、经济压力和社会孤立等自杀风险因素仍然存在。对于儿童青少年群体而言，延迟开学、线上授课等应对疫情的防控措施，最大限度地降低了感染的风险，但也改变了原来的生活状态。已有调研表明，儿童青少年是隔离措施中更易受到伤害、更易面临身心健康风险的群体。

2020 年疫情期间，我院收治有自杀行为的儿童青少年数量显著高于去年同期，并且存在冲动性、突发性的特点。自伤和自杀行为无疑是直接威胁生命的高风险行为，儿童青少年的自杀行为也是导致该人群死亡或残疾的重要因素。在我国，儿童青少年自杀行为有低龄化的趋势。自杀成为威胁儿童青少年健康成长的重要风险因素，儿童、青少年群体偏向以简单易行的

---

① WHO. Suicide worldwide in 2019: Global Health Estimates [EB/OL]. (2021-6-16). https://www.who.int/teams/mental-health-and-substance-use/data-research/suicide-estimates.

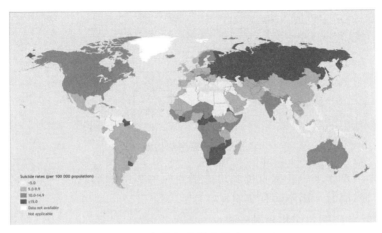

图 1-1　年龄标准化自杀率（2019）

方式自杀,如高空坠落、服药等。因此,疫情期间提供有效的社会心理支持,可以预防儿童青少年出现自杀等极端行为,并为有自杀行为的儿童青少年提供持续性、整合性的社会心理服务。本案例通过对高空坠落患儿的个案服务进行反思,探讨医院场景下医务社会工作如何提供更有效自杀预防的社会心理服务。

二、个案预估

（一）基本信息

小明,男,10 岁,因生活琐事与父亲发生争执后,从 10 楼家中自己房间坠落,送我院治疗。因患儿苏醒后寡言少语,情绪不佳,PICU 医护人员将其转介给社会工作者。

（二）预估

社会工作者在收到 PICU 医护团队转介后,从家庭结构、患儿自杀风险、社会心理状态和照顾安排、家庭关系及资源四个维度进行评估。

1. 家庭结构

患儿一家四口,父亲 38 岁,经营公司,母亲 36 岁,全职照顾两个孩子,弟弟今年 3 岁,一家共同居住,家庭成员关系融洽,家庭结构见图 1-2。

2. 患儿自杀风险

评估患儿自杀的行为动机,及再次自杀风险和可能性。患儿无精神疾

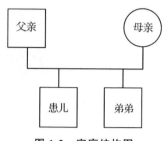

图 1-2　家庭结构图

病史,评估过程中患儿未直接表达跳楼当时的想法和动机,但向社会工作者表示后悔,同时承诺不再伤害自己。

3. 社会心理状态和照顾安排

(1)社会心理状态:患儿自述最近睡眠、饮食尚可,医生原先告知患儿预后不佳,但通过治疗患儿逐步恢复意识,故患儿父母感到孩子能活下去就是最好的结果,虽仍有焦虑、担忧,但不影响处理日常生活。同时,患儿父母表示清楚了解患儿多处骨折,后续有康复需求;并且患儿父母较为担心患儿有心理创伤,希望心理咨询师提供咨询。

(2)照顾安排:患儿母亲主要负责在医院照顾患儿,患儿父亲负责送饭,提供支持。患儿弟弟由祖父母暂时照顾。

4. 家庭关系及资源

(1)亲子关系:患儿父亲较为严厉,要求较高;患儿母亲更多关心患儿的生活情绪,弟弟出生后对患儿的关心和关注有所减少。

(2)夫妻关系:平时夫妻关系良好,在患儿治疗过程中夫妻能相互支持、共同面对。

(3)家庭资源:患儿家庭社会经济地位较高,在照顾、康复等方面能提供资源。

三、干预计划

(一)服务策略

在本案例中,社会工作者以危机干预和优势视角为理论基础,以应对危机和从危机中复原为考量建立干预框架,与患儿家庭建立合作性的专业关系,设定短期内可达成的服务目标。同时,从服务延续和有效性角度考量,为患儿家庭提供转介服务,以预防患儿自杀行为的再次发生,进一步促进家庭从危机事件中复原。

（二）服务目标

1. 总目标

协助患儿家庭应对住院期间的医疗适应和照顾安排，制订出院计划，促进患儿适应和复原。

2. 具体目标

（1）医疗适应：协助患儿适应住院生活，促进患儿应对独自在 PICU、疼痛等实际困扰。

（2）危机应对：协助患儿家庭发展危机（自杀）事件应对策略，探讨如何回应患儿情绪，尝试非医疗方式缓解疼痛等。

（3）出院计划：协助患儿家庭制订出院计划，探讨出院后续照顾计划和安排。

四、干预过程及评估

本案例以危机干预模式为干预框架，从以下五个方面开展服务，过程中综合运用倾听、同理、澄清、总结等支持性和影响性技巧。

（1）自杀风险评估及制订安全计划；

（2）接纳服务对象情绪，促进情绪表达；

（3）评估危机事件（患儿自杀行为）社会心理问题及需求；

（4）协助服务对象发展应对策略；

（5）运用社会资源，提供转介服务。

本案例根据患儿疾病治疗进程分为四个阶段，每阶段设定相应目标：

（一）第一阶段：PICU 治疗阶段

该阶段社会工作者以表达情绪支持为主，并对患儿自杀风险和医疗适应进行评估。

其间社会工作者每隔一天到 PICU 病区探访患儿，与患儿及其家庭建立专业关系。一方面，运用自杀风险评估问卷（Ask Suicide-Screening Questions）对患儿进行自杀风险评估，以评定风险，采取预防措施，并与患儿探讨独自在 PICU 的住院经历和感受，以评估其应对方式和适应情况。与患儿谈话过程中，患儿表达较为想念母亲，但可以通过父母录制的视频获得支持,并可以通过睡觉、看视频的方式帮助自己转移注意力,社会工作者同理其独自在 PICU 面临的挑战,亦肯定其自身的努力。同时,患儿多处骨折,在照顾方面能向护士表达需要。另一方面,为患儿父母提供情绪支持,患儿父母均表达了对患儿的担心,尤其是对患儿后期身体和心理康复的担忧,但表示无论多困难都会陪孩子一起度过康复阶段。另外,患儿父母亦表达了自己在患儿教养方式方面的反思,社会工作者表达了对患儿父母担忧的理解,并鼓励患儿父母规划和准备出院后的照顾事宜。

(二)第二阶段:骨科治疗阶段

该阶段社会工作者以疾病适应和照顾压力为焦点,协助患儿及患儿母亲应对疼痛等症状,促进患儿家庭发展应对策略。

其间社会工作者每周 2 次进行病房探访,一方面,评估患儿转入骨科后的医疗适应情况;另一方面,协助患儿及患儿母亲处理骨折带来的疼痛、麻木、无法正常活动等症状,缓解母亲的照顾压力。社会工作者同理患儿疼痛对其造成的困扰,鼓励其向母亲表达情绪和需求,并在探访过程中积极反馈患儿症状的正向改变和其付出的努力。同时,支持患儿母亲理解其疫情期间只能独自照顾患儿的辛苦和压力,肯定患儿家庭在此艰难状况下愿意相互支持和理解的心意。

(三)第三阶段:出院准备阶段

该阶段社会工作者以制订出院计划为主,整合社区资源,转介家庭社会工作服务。

其间社会工作者在患儿明确出院时间后,与患儿家庭探讨居家照顾、康复和社会心理服务相关安排。获得患儿家庭知情同意后,协助转介家庭社会工作服务,邀请家庭社会工作者到医院探访并与患儿父母建立初步专业关系,医院社会工作者跟进评估患儿居家期间照顾情况和家庭社会工作者服务情况。患儿家庭在患儿出院前完成家庭相关环境和护理设施的准备,患儿出院 2 周后社会工作者电话联系患儿家长,了解居家照顾情况和压力,患儿母亲表示患儿症状逐步好转,祖父母亦共同协助照顾患儿,患儿母亲照顾压力有所改善,故社会工作者于患儿出院 2 周后评估结案。

(四)第四阶段:评估阶段

该阶段社会工作者主要进行服务成效评估。在患儿出院 2 周后,社会工作者根据个案目标就服务过程中患儿的住院适应、家庭危机事件应对、出院计划完成情况进行评估。

1. 住院适应

在 PICU 期间,患儿向社会工作者承诺不会伤害自己,并逐步适应独自住院,能向 PICU 医护团队表达自己的需求,亦表达想念妈妈,可以通过看视频、睡觉等方式转移注意力以度过住院时光。

2. 家庭危机事件应对

患儿高空坠落成为家庭需要共同应对的危机事件。对患儿个体来说,患儿多处骨折,疼痛是患儿住院期间的最大困扰。社会工作者与患儿及其母亲共同探讨应对疼痛的可行方法,患儿自述通过哭喊可以宣泄情绪,也尝试用深呼吸帮助自己减轻疼痛,效果不明显。患儿转入普通病房后,由母亲陪同照顾,在患儿疼痛剧烈时安抚和支持患儿。患儿疼痛评分逐步从 7 分降至 5 分。对患儿家庭来说,患儿父母需要根据患儿治疗和照顾需求及时调整家庭生活安排和夫妻分工。社会工作者在患儿治疗初期与患儿父母探讨住院期间照顾安排事宜以及可能面临的挑战,鼓励患儿父母就患儿照顾问题达成共识,亦鼓励患儿父亲多表达对患儿母亲辛苦照顾患儿的理解与支持。同时,社会工作者运用同理回应患儿母亲因疫情防控只能独自一人在医院陪护的照顾负担和心理压力,为患儿母亲提供社会心理支持,有效改善患儿母亲焦虑情绪,使其减轻心理压力。

3. 出院计划

患儿出院前,与患儿家庭探讨后续照顾计划和安排,患儿家庭通过另租住所、购买护理床、接祖父母同住等方式来应对患儿出院后的家庭照顾安排。同时,为患儿家庭联系家庭社会工作服务资源,在患儿父母同意后,转介患儿居住社区的家庭社会工作机构,保证患儿社会心理服务的延续性。

五、专业反思

(一)基于儿童青少年群体的自杀防治及干预策略

1. 儿童青少年群体自杀行为的影响因素

世界卫生组织将自杀定义为自发完成的、故意的行动后果,行为者本人完全了解或期望这一行动的致死性后果。自杀应同时具备致死的动机以及造成死亡的后果。目前,社会文化取向和精神医学取向是自杀研究的重要范式。社会文化取向认为自杀是缺乏或过度社会整合导致的;精神医学取向认为自杀是精神疾病导致的,如抑郁症、双相情感障碍等。

儿童青少年由于认知发展水平所限,在采取自杀行为时未必对行为的结果有清晰、明确的认知,因此极易采取简单、极端的方式进行自杀。本案例中,患儿无精神疾病史,因家庭琐事采取了跳楼的自杀行为,但对行为所造成后果的严重性估计不足,并在清醒后对自己的自杀行为感到后悔。可见,提高儿童青少年应对和解决负性压力事件的能力有助于其以更积极的方式处理问题。同时,在对儿童青少自杀行为进行界定和干预时,应当充分考虑不同年龄阶段的孩子对死亡的认知程度,了解其行为背后的动机,以便更有效地干预和预防自杀行为。

此外,儿童青少年的自杀行为受个体、家庭、学校、近期生活中经历负性压力事件多种因素影响。在个体层面:具有冲动、内向、情绪不稳定等人格特质,有抑郁、焦虑、物质滥用、双向障碍、饮食障碍等精神疾病。在家庭层面:家庭成员关系紧张、家庭冲突、家庭暴力、家庭破裂、家庭成员有自杀史等。在学校层面:学习(考试)压力、同辈压力、学校霸凌、同辈发生自杀行为等。近期生活中经历负性压力事件:家庭冲突、学业挫败、人际关系紧张、经济困难、情感受挫、丧亲、严重的突发疾病等[1][2][3]。而近期生活中经历负性压力事件常常成为触发儿童青少年自杀行为的重要事件,增加了自杀行为的风险,儿童青少年自杀行为也常常表现出冲动性和突发性的特点。

2.儿童青少年群体自杀行为的预防和干预策略

儿童青少年的自杀行为肇因于生理、心理、社会、文化和环境等种种因素的交互作用,其中风险因子容易引发自杀行为,保护因子则有利于自杀行为的预防和复原。儿童青少年自杀行为的风险和保护因子覆盖多个维度(表1-1),而自杀预防就是降低风险因子,提高保护因子。

① 邱雯婷,冯维.我国近20年来青少年自杀研究述评与展望[J].现代预防医学,2009(11):2093-2095.

② 台湾自杀防治学会.青少年心理卫生与自杀防治[EB/OL].(2021-11-16).https://www.tsos.org.tw/media/3429.

③ 胡沈明,郑丹.受压·失控·表演:青少年自杀行为历程研究[J].山东青年政治学院学报,2020,36(01):37-44.

表1-1　儿童青少年自杀行为的风险和保护因子

风险因子	保护因子
生理：疼痛、精神疾病、家庭成员精神疾病史、药物滥用等； 　心理：情绪不稳定、性格冲动、痛苦、绝望、无价值感、认知无法理解死亡等； 　家庭：低社会经济地位、家庭功能失调、缺少解决问题的能力等； 　社会：同辈压力、社会孤立、面临困境、缺乏心理社会服务资源等； 　负面事件：曾经有自杀行为、丧亲、家庭暴力、虐待、情感挫折、罹患重大疾病、同辈或知名人士自杀等	限制高危险工具或环境的出现； 　解决问题/冲突的应对能力； 　适当表达负面的情绪； 　家庭、同辈等支持性的人际关系和社区环境； 　提供支持性的社会心理服务； 　有弹性/抗逆力； 　保持希望感； 　以适当、开放的态度谈论自杀相关议题； 　积极正向的信念

在干预方面,既往成年人自杀行为未遂群体的干预研究表明,对此类人群进行社会心理干预能改善抑郁、焦虑等精神状态,降低绝望感,从而降低再次自杀的风险[1][2]。因此,儿童青少年自杀行为未遂群体家庭同样需要提供持续性的社会心理支持性干预,并针对儿童青少年群体探索更适宜的服务策略。

(二)基于医院到社区的自杀防治工作体系

1.完善医院内自杀防治体系

儿童青少年群体采取自杀行为后,医院往往在第一时间接收伤者或逝者。疫情期间医院收治此类患儿数量明显增加,社会工作部主动与急诊、PICU等相关科室沟通,若明确患儿是自杀行为送院治疗需转介社会工作部,进行自杀风险评估,协助制订安全计划。本案例中,患儿送医后由PICU医疗团队开展抢救工作,后因患儿采取自杀行为、清醒后情绪低落转介社会

---

① 徐东,张学立,李献云,牛雅娟,张艳萍,王绍礼,杨甫德,曹孔敬,许永臣.社会心理干预对自杀未遂者的效果[J].中国心理卫生杂志,2012(01):24-29.

② 李艺璇,陆一涵,温晓飒,陈迪迪,陶士吉,徐晓莉,汤红梅,田秀红,何丹丹.青少年自我伤害和自杀倾向现状及与健康相关行为的关联性[J].复旦学报(医学版),2020,47(03):327-333.

工作部,通过专业服务支持家庭应对患儿自杀行为带来的生活变故。可见,在医院的急诊科、重症监护室等接诊自杀行为患儿的高风险科室,有必要建立自杀防治工作通报流程。同时,可借鉴台湾地区经验,在医院内设置自杀防治小组和自杀风险个案社会载作服务流程(图 1-3),以及院外通报制度,涉及儿童保护、家庭暴力个案,同时通报相应主管机构①。

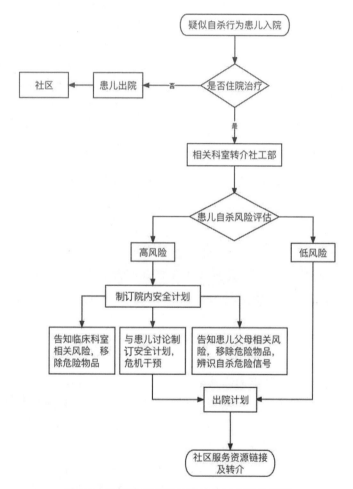

图 1-3　医院自杀风险个案社会工作服务流程

---

①　台湾自杀防治学会.以医院为基础的自杀防治[EB/OL].(2020-06-03).https://www.tsos.org.tw/media/3443.

因此,医院内部需要建构自杀防治通报机制,建立自杀防治工作小组,医务部、护理部、社会工作部、相关临床科室/职能部门共同参与,从而提供自杀未遂个案的评估、干预、转介、跟踪的全程服务。流程中,对于不住院治疗的患儿,医务社会工作者较难提供有效干预。这部分患儿的自杀预防工作在未来可以考虑与社区建立更好的联结,由社区提供后续相关服务,服务机制和服务流程有待进一步探索。

2.完善出院计划及社区转介机制

自杀行为患儿在医院内治疗周期相对较短,医务社会工作者在患儿住院期间的工作重点为危机干预/保护性服务和住院适应,患儿出院后较难为其提供持续性的社会心理服务,但对于自杀高风险个案来说,持续性或延续性服务对其自杀预防具有重要作用。社会工作具有整合社会资源的专业优势,同时,社区中亦有社会工作服务机构,使得医院向社区转介具有自杀风险的服务对象具有一定的可行性,亦保证了社会工作服务的延续性和整合性。本案例患儿出院前,由医务社会工作者在患儿家庭知情同意的情况下,完成向患儿居住社区的家庭社会工作者的服务转介。

因此,需要完善出院计划及社区转介机制,实现医院到社区社会工作服务衔接。由医院医务社会工作者在患儿住院期间进行危机干预,完成服务对象的出院计划,主要包括:①自杀风险的安全计划;②社区照顾需求评估和转介。由社区家庭社会工作者在患儿出院后持续提供社会心理支持性服务,降低再次自杀的风险,促进服务对象家庭的复原。

曹庆,上海儿童医学中心临床社会工作师,复旦大学社会学(社会工作方向)博士,社会工作硕士。主要从事血液肿瘤科社会工作临床服务及研究,促进证据为本的服务提供;参与国家社科基金项目及其他课题5项,参与上海医务社会工作地方标准的编写,发表学术论文5篇。

专家点评

该案例用了危机干预的模式作为干预的框架。案例从自杀风险的评估、制订安全的计划、接纳对象的情绪促进、情绪的表达和评估、社会心理的需求评估等方面着手,协助案主发展一系列的应对策略,提供服务。整个方案循序渐进,非常完整。在整个社会工作服务的过程中,采用了倾听、同理、澄清、总结等方法和技巧，尤其是关于同理的使用。社会工作者对同理技巧的运用非常充分，包括对孩子情绪的同理和表达，对父母情绪的同理，以及对患者因疾病产生困扰的同理，应该说这体现了人本主义社会工作的一种理念，总的来说干预是很成功的。

针对案例有以下建议：第一个方面，案主是因为玩手机，跟父亲产生了争执和冲突，然后自杀的。那么这里需要考虑两个因素，一是他为何自杀，针对其自杀原因为其提供服务。二是案主的父亲会不会因为其儿子自杀产生内疚感，社工需要进一步了解案主父亲的情绪，看是否需要为其提供服务。第二个方面，结案之前社工没有进行后测，如果医务社工能够对案主的自杀风险、心理状况进行评估之后再结案，会更有说服力。

——华中农业大学文法学院院长　田北海

专家简介

田北海，男，1977 年生，中共党员，博士，教授，博士生导师，现任华中农业大学文法学院院长、农村减贫与发展研究中心主任、湖北省人文社会科学重点研究基地农村社会建设与管理研究中心副主任，主要从事福利社会学、农村社会学和发展社会学研究。兼任中国社会工作教育协会反贫困社会工作专业委员会副会长（兼秘书长）、中国社会学会发展社会学专业委员会副秘书长、湖北省社会学会副会长。教育部哲学社会科学重大攻关课题马克思主义理论建设工程农村社会学课题组核心专家，湖北省高等学校优秀中青年科技创新团队"转型期农村社会发展研究"团队核心成员，2017 年入选首批全国万名优秀创新创业导师人才库。

主要研究方向为社会发展与社会政策，近年来主持科研项目 23 项，其中国家社科基金项目 2 项（重点项目 1 项）；在《中国社会科学内部文稿》《中国农村观察》《社会》等期刊发表学术论文 45 篇，被《新华文摘》、《中国社会科学文摘》、人大复印报刊资料等转载 14 篇（次）；出版学术专著 3 部（其中独著 2 部）；参与国家规划级重点教材《农村社会学》《发展社会学》等 8 部教材的编写工作；科研成果获武汉市优秀社科成果奖 3 项，其中一等奖 2 项；曾获湖北省教学成果一等奖（排 4）、华中农业大学教学质量优秀一等奖和华中农业大学研究生指导教师"教书育人奖"等称号；指导学生获"挑战杯"全国大学生课外学术科技作品竞赛一等奖 1 项、二等奖 1 项，湖北省特等奖 3 项，获"挑战杯"全国大学生课外科技作品竞赛优秀指导教师奖 1 项。

小儿血液科患儿情绪支持音乐小组工作实践探索

陆俪平　赵美荣　杜　桢
内蒙古自治区人民医院

一、研究背景

（一）小组背景

《"健康中国2030"规划纲要》（简称《纲要》）指出："要惠及全人群，不断完善制度、扩展服务、提高质量，使全体人民享有所需要的、有质量的、可负担的预防、治疗、康复、健康促进等健康服务，突出解决好妇女儿童、老年人、残疾人、低收入人群等重点人群的健康问题。要覆盖全生命周期，针对生命不同阶段的主要健康问题及主要影响因素，确定若干优先领域，强化干预，实现从胎儿到生命终点的全程健康服务和健康保障，全面维护人民健康。"[①]正如《纲要》所示，儿童是"突出解决好"的"重点人群"之一，儿童的疾病预防、治疗、康复、健康促进等问题是医疗领域重要的研究议题。

在危害儿童生命与健康的诸多疾病中，血液病是临床常见的重大疾病。"据悉，目前中国每10万人中就有4～6人患有白血病，每年新增约4万名白血病患者，其中40%是儿童，并以2～7岁居多。"[②]随着医疗技术的不断发展，血液病儿童的治愈率在逐年提升。《中国儿童血液病2020白皮书》显示："我国0～14岁儿童的白血病发病率为34.3/100万。其中，急性淋巴细胞性白血病（ALL）比例最高，占儿童白血病的72.6%。急性淋巴细胞性白血病

---

① 中共中央 国务院印发《"健康中国2030"规划纲要》[EB/OL]．(2016-10-25)．http://www.gov.cn/zhengce/2016-10/25/content_5124174.htm.

② 中国每年新增约4万名白血病患 40%是儿童[EB/OL]．(2016-06-01)．http://world.people.com.cn/n1/2016/0601/c190973-28401954.html.

患儿 5 年总体生存率为 90%，较上一年分析结果提高 10%；急性髓系白血病（AML）患儿 5 年总体生存率为 78.2%，较上年分析结果提高近 5%；急性早幼粒细胞白血病（APL）患儿 5 年总体生存率为 94%。"[1]数据显示，血液病儿童生存率明显提高。但"生存率"以外的情绪支持、健康促进、社会适应等全人全程的健康服务尚处于起步阶段。

相关研究发现，血液病患者焦虑、抑郁占比分别为 39.5%、54.2%，显著高于一般人群及其他肿瘤患者，血液病患者在诊治过程中承担着较为沉重的情绪负荷。[2] 也有研究指出，"恶性血液病患者心理弹性低，与焦虑、抑郁密切相关"[3]，"积极情绪与身体健康、心理健康和社会适应有密切的关系"[4]。因此，关注血液病患者的情绪支持问题，不仅对化解患者焦虑、抑郁等情绪问题有积极效果[5]，还对提高患者的生活质量[6]、增强治疗依从性[7]、提高身体免疫功能[8]等方面产生积极的影响。

鉴于此，此次小组活动由内蒙古自治区人民医院医联体办公室/医务社工部与内蒙古大学民族学与社会学学院社会工作系共同合作，从社会生态系统理论视角，运用音乐小组工作的介入策略，对内蒙古自治区人民医院小儿血液科患儿的情绪支持问题进行干预，助力解决患儿的疾病治疗、健康促进、社会适应等需求，同时也为儿童医务社会工作相关实践提供借鉴。

---

① 中国儿童血液病 2020 白皮书发布[EB/OL].（2021-12-29）. http://wsjkw. hebei. gov. cn/html/zwyw/20211229/385016.html.

② 高梦冉,张薇,司纪剑,任建兰,刘洁,付蓉.基于全方位心理健康评估的血液病患者心理模型图的构建[J].天津医科大学学报,2022,28(5):549-554.

③ CAO N. Correlations between anxiety and depression, and mental elasticity in malignant hematopathy patients[J]. Med One,2018,3(4).

④ 董妍,王琦,邢采.积极情绪与身心健康关系研究的进展[J].心理科学,2012,35(2):487-493.

⑤ 肖喜春.心理干预对恶性血液病患者抑郁及焦虑情绪的效果观察[J].中国实用医刊,2012(21):35.

⑥ 胡杰.心理护理干预对恶性血液病化疗患者负性情绪及生活质量的影响[J].辽宁医学杂志,2020,34(1):86-88.

⑦ 张君可.强化心理护理对血液病患者不良情绪及治疗依从性的影响[J].首都食品与医药,2019,26(6):130.

⑧ 窦卓.血液病患者焦虑情绪对免疫功能的影响及护理对策[J].中国医药指南,2016,14(32):237.

（二）理论视角

此次小组活动基于社会生态系统理论视角。社会生态系统理论认为，个人的行为不仅受到社会环境和生活事件的直接影响，而且也受发生在更大范围的社区、国家、世界中的事件直接影响。[①] 布朗芬布伦纳（Urie Bronfenbrenner）提出，个体处于从直接环境到间接环境的几个环境系统之间或嵌套于其中，环境系统通常由内而外地将其划分为微观系统、中间系统、外层系统、宏观系统。[②] 考虑到小组活动的操作性问题，本次活动根据实践需求，对"微、中、外、宏"四层社会生态系统进行整合，将小儿血液科患儿所处的社会生态系统环境划分为微观、中观、宏观三层。将小儿血液科患儿的微观系统设定为小组成员相互之间的互动系统；将中观系统设定为小组成员与社区成员之间的互动系统；将宏观系统设定为小组成员与社会成员之间的互动系统。（图 1-4）

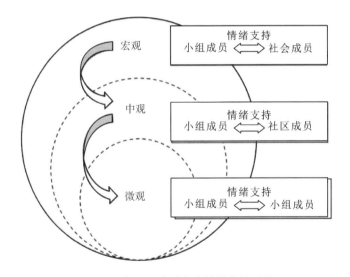

图 1-4　小儿血液科患儿情绪支持系统

① 马杰华，舒为平，王佳.西部城市全民健身组织网络与效能提升研究——以陕西省西安市为例[J].体育学刊，2021，28(1):85-90.

② URIE B，STEPHEN C. Nature-nuture reconceptualized in developmental perspective[J]. Psychological Review，1994，101(4):568-586.

二、小组前期

(一)问题调研

内蒙古自治区人民医院医联体办公室/医务社会工作部曾于 2020 年 6 月 1 日、2020 年 9 月 9 日、2021 年 3 月 15 日分别在小儿血液科举办了迎六一"及时雨·助力患儿"专题公益活动、"99 公益,与爱同行"活动、"小小故事,心心相连"故事会等活动。在组织与举办这些活动的过程中,医务社工通过参与式观察与非结构式访谈等方法了解到小儿血液科患儿在情绪支持方面的问题,通过质性分析,评估出患儿在微观、中观、宏观层面的情绪支持需求。(表 1-2)

表 1-2　小儿血液科患儿情绪支持需求分析(节选)

原始语句(节选)	贴标签	类属	情绪支持需求
医务社工在组织与开展小组活动的过程中,发现一部分患儿每次在招募组员时总是表现积极;而另一部分患儿在招募组员时对活动表现出抗拒,但在父母为其报名参与活动的过程中反而表现出十分高兴的样子	患儿参与小组活动的意愿明显,但存在犹豫、胆怯、高兴等不同的情绪状态	积极寻求朋辈群体与社区成员的情绪支持	微观层面中观层面
在询问患儿是否想参加活动时,患儿会犹豫地回答"我不太想参加",而不是"我不想参加"	存在消极的情绪	积极提供多种情绪支持	微观层面中观层面宏观层面
小组活动刚开始时,患儿不愿主动参与互动环节,活动过程中逐渐开始互动起来	消极情绪转为积极情绪	朋辈群体与社区成员情绪支持效果明显	微观层面中观层面
医务社工与小儿血液科患儿及家属多次接触、交流,发现患儿非常渴望与社会接触	希望与社会接触	社会情绪支持需求明显	宏观层面

　　医务社工通过参与式观察法与非结构式访谈法，预估出小儿血液科患儿在情绪支持方面存在的需求：首先，就微观层面而言，疾病带来的生理不适以及同伴之间长期、稳定的互动关系的缺失，导致患儿自身产生孤独、焦虑、抗拒、消沉等负面情绪；其次，就中观层面而言，在疾病治疗的过程中，小儿血液科患儿与社区成员（例如，其他科室医护人员、其他单位人员、学校人员等）接触较少，导致患儿既渴望又抗拒与社区成员的接触，存在与社区成员之间的"隔阂"感；再次，就宏观层面而言，小儿血液科患儿在长期的疾病治疗过程中，与社会的接触机会非常有限，导致患儿与社会成员之间产生"隔绝"感。

（二）小组目标

　　医务社工在评估小儿血液科患儿情绪支持方面的需求后，制定了三个方面的具体目标。

　　微观层面的情绪支持目标：为了解决小儿血液科患儿缺少朋辈群体的积极互动而产生的孤独、焦虑等负面情绪，此次小组活动着力建立小组成员相互之间的情绪支持系统。

　　中观层面的情绪支持目标：为了解决小儿血液科患儿与社区成员之间的"隔阂"感，此次小组活动着力建立小儿血液科患儿与社区成员之间的情绪支持系统。

　　宏观层面的情绪支持目标：为了解决小儿血液科患儿与社会成员之间的"隔绝"感，此次小组活动着力建立小儿血液科患儿与社会成员之间的情绪支持系统。

（三）确定主题

　　内蒙古自治区人民医院医联体办公室/医务社工部在了解到小儿血液科患儿在情绪支持方面的以上需求、确定工作目标的基础上，于2021年"六一"儿童节来临之际，与内蒙古大学民族学与社会学学院社会工作系（简称民社院社工系）合作，确定开展"音为有你 乐动人生"之第二次音乐小组活动"我的祝福清单"。

（四）介入策略

　　本次小组活动使用音乐小组工作的介入策略。小组工作是社会工作的方法之一,通过社工带领组员进行一系列活动,帮助小组成员改善他们的认知、人际关系和解决问题的能力。[①] 音乐小组工作是指在小组活动中运用音乐的实操方法,协助有需要的困难群体解决问题,促使个人及其社会环境更好地相互适应。本次小组活动之所以着重采用音乐小组工作的介入策略,有以下三个方面的考虑。

首先,音乐作为一种听觉艺术,能够直接作用于人的情感状态。苏珊·朗格认为,艺术抽象不同于语言抽象,因为前者的抽象物是体现或象征人类生命感受形态的可感形式,后者的抽象物则是基于理智化逻辑系统而制定的纯粹符号。[②] 正因为艺术符号与人的情感状态相对应,善于创造和表现人的普遍感受形式,所以伽达默尔曾这样评价艺术作品:"对于自然和历史中与我们照面的所有事情来说,最为直接地向我们说话的当是艺术作品。它拥有一种神秘的亲和力,这种亲和力把握了我们的整个存在,似乎没有一点距离,似乎与它的日常遭遇就是与我们自己的遭遇一样"。[③] 鉴于音乐等艺术符号在情感传达、情绪支持方面的优势,此次小组活动采用音乐小组工作的介入策略,在有限的时间内,有效地引导小组成员摆脱负面情绪,进入音乐所营造的积极愉悦的情绪状态。

其次,社会工作者充分考虑到儿童的天性,使用音乐律动的方法,调动小儿血液科患儿的参与积极性,在活动过程中渲染氛围,建构患儿在微观、中观、宏观层面的情绪支持系统,间接作用于患儿的疾病治疗、健康促进、社会适应等问题。

最后,此次医务社工部邀请的社会工作教师既具备音乐专业能力,又能熟练运用社会工作的专业知识与技巧,能够巧妙地运用音乐小组工作的实操方法,介入小儿血液科患儿在情绪支持方面的问题。

三、小组筹备

(一)成员招募

1.招募方法
在活动前期,医务社工与小儿血液科主任确定了此次小组活动的具体

---

① 刘梦.小组工作[M].北京:高等教育出版社,2003.

② 苏珊·朗格.感受与形式[M].高艳平,译.南京:江苏人民出版社,2013.

③ 伽达默尔.伽达默尔集[M].邓安庆等,译.上海:上海远东出版社,2003.

时间、活动场地。医务社工与护士长沟通后,大概了解到能够参与活动的患儿的年龄、病情等基本信息。医务社工将活动具体信息做成海报,由医生发至患者群内,招募成员。

在活动临近时,医务社工走进病房,为患儿及家属介绍活动内容、目的等,确定参与人数。

2. 招募成员

通过科室主任、护士长推荐,医务社工主动动员前期发现的潜在案主等具体方式,此次小组活动共招募到 12 名小组成员(表 1-3)。其中年龄最小的 3 岁,最大的 18 岁,大部分患儿治疗超过 6 个月。活动期间年龄较小的患儿由家属陪伴,较大的患儿独立参与活动。

表 1-3　组员名单

姓名	性别	年龄	疾病	治疗时长
王××	男	3 岁	急性淋巴细胞白血病	2 年 1 个月
张××	男	18 岁	急性淋巴细胞白血病	1 年 10 个月
路××	男	3 岁	急性淋巴细胞白血病	1 年 8 个月
赵××	男	3 岁	急性淋巴细胞白血病	7 个月
白××	男	7 岁	急性淋巴细胞白血病	1 年 5 个月
石×	女	17 岁	急性早幼粒细胞白血病	8 个月
左×	男	12 岁	急淋淋巴细胞白血病	1 年 8 个月
莘××	女	6 岁	急性淋巴细胞白血病	7 个月
杨××	女	14 岁	急性髓系白血病	1 年
陈××	男	15 岁	急性淋巴细胞白血病	4 个月
李××	男	5 岁	再生障碍性贫血	2 年
翟×	女	12 岁	急性淋巴细胞白血病	2 年 2 个月

(二)资源链接

1. 人力资源的链接

内蒙古自治区人民医院医联体办公室/医务社工部与内蒙古大学民社院社工系经沟通确定,此次小组活动由医务社工部陆主任、3 名医务社工、内蒙古大学社工系赵老师、社工系 2019 级社工班 30 名学生、内蒙古师范大学医务社工实习生共同参与。

2. 时间场地的安排

活动时间:2021 年 6 月 1 日下午 15:30—16:30。

活动地址:内蒙古自治区人民医院 C 座 11 楼小儿血液科,阳光病房。

3. 物质资源的准备

此次小组活动需要准备以下物资:彩色卡纸(20 张)、包装纸(20 张)、彩色纸杯(30~50 个)、剪刀(5~10 把)、胶带(5~10 个)、故事书(1 本)、水彩笔(3 盒)、手工材料(彩色扣子、彩色羽毛等若干)、笔记本电脑(1 台)、投影仪(1 台)、小音响(1 个)、翻页笔(1 支)。

4. 媒体资源的链接

内蒙古自治区人民医院医联体办公室/医务社工部陆主任在活动开展前期链接了"中国新闻网"的 2 位记者,同时,还与内蒙古大学相关网络平台、本院相关网络平台保持积极的沟通,通过在网络媒体上的相关宣传报道扩展活动效果,进一步搭建小儿血液科患儿与社区、社会成员之间的情绪支持、社会救助支持系统。

(三)社会工作者的准备

1. 制作手工作品

2021 年 5 月 26 日 10:00—10:30,内蒙古大学社会工作系赵老师组织 2019 级社会工作蒙班的学生用纸杯制作手工作品,并在每一个作品上写上美好的儿童节祝福寄语(图 1-5)。

2. 制作短视频

赵老师在征得知情同意的前提下,用"美图秀秀"App 制作大哥哥大姐姐们为小儿血液科患儿制作纸杯手工作品的短视频——"哥哥姐姐的祝福"。视频背景音乐使用《夜、萤火虫和你》。这一环节的主要目的是建立小儿血液科患儿与社区成员之间的情绪支持系统。

3. 选择音乐与故事

活动前需要准备以下音乐与故事书。

《森林狂想曲》(轻音乐):在小组活动开始前,患儿与家长进入阳光病房时播放,以渲染轻松愉悦的氛围。

《千与千寻》(久石让的作品):当孩子和家长共同制作"我的祝福清单"模板时,播放轻音乐,营造轻松美好的活动氛围。

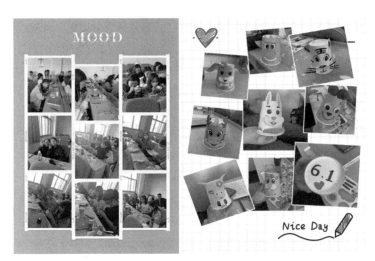

图 1-5　内蒙古大学社工系 2019 级学生制作纸杯手工作品

《夜、萤火虫和你》：用于"哥哥姐姐的祝福"短视频的背景音乐。

《你好歌》：用于小组活动的破冰环节。

《宝贝宝贝》（儿童歌曲）：用于小组活动中的音乐律动环节。

《没有声音的运动会》（故事书）：用于小组活动中建立小组成员与社会成员之间的情绪支持环节。

4. 制作活动课件

社会工作者制作活动中使用的课件，链接相关音乐与视频（图 1-6）。需要注意的是，活动课件要符合儿童的审美趣味。

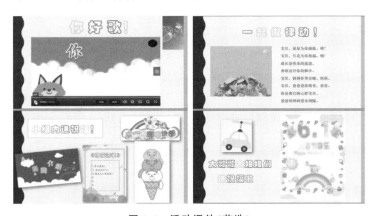

图 1-6　活动课件（节选）

5.其他准备材料

准备电脑、音响、彩笔、彩色纸杯、胶棒、卡纸、A4 纸、手工材料(彩色羽毛、亮片、彩色扣子)等活动中需要用到的其他材料。

需要注意的是,这一环节需要充分考虑到小儿血液科患儿免疫力相对较低等情况,社会工作者从外面运送活动中使用的材料及物品时,需要进行消毒、静置等处理,然后由专人送往活动场地。送至活动场地后,也要进行消毒、静置处理。

四、小组过程

(一)小组开场

医务社工提前装饰好阳光病房,赵老师提前将大哥哥大姐姐们制作的手工作品及活动中需要使用的材料摆在桌子上,并播放"森林狂想曲"迎接小组成员的到来。待小组成员陆续就座后,赵老师开始此次的小组活动。

例 1:小组活动的"开场白"

赵老师:"大家好! 我叫赵美荣,来自内蒙古大学。非常高兴又一次和小朋友们一起度过愉快的节日。今天是什么日子呀?"

孩子们:"儿童节!"

赵老师:"是呀,今天是'六一'儿童节! 让我们在场的所有大人一起祝小朋友们节日快乐,好不好?"

在场家长、医务社工、实习生一同:"祝小朋友们节日快乐!"(一同鼓掌)

赵老师:"好的。今天咱们一起制作'我的祝福清单'。一会儿呀,咱们小组内的小朋友和大朋友们,还有小组外的内蒙古大学的哥哥姐姐们都会给我们送来很多美好的节日祝福! 我们要把这些美好的祝福记在'祝福清单'上,作为'六一'儿童节的纪念品,好不好?"

孩子们:"好!"

赵老师:"好的,那我们就开始今天的小组活动吧。首先,咱们一起演唱《你好歌》,互相打个招呼吧!"

(二)小组破冰

赵老师通过带领小组成员唱《你好歌》,活跃现场气氛,进行破冰。

《你好歌》

1=C　　4/4

5 · 6　　5 4　　　3 4　　5　|　2 3　　4　　3 4　　5　|

你　好　　你好　　你 好　吗?　早 上　好!　早 上　好!

5 · 6　　5 4　　　3 4　　5　|　2 2　5　　3 2　1　‖

你　好　　你好　　你 好　吗?　晚 上　好!　晚 上　好!

体态律动:

第一小节:摆摆手(共四拍);第二小节:拉拉手(共四拍);

第三小节:摆摆手(共四拍);第四小节:拉拉手(共四拍)。

赵老师组织小组成员唱完《你好歌》后,进入"小组成员的祝福"环节。

（三）小组成员的祝福

首先,赵老师播放轻音乐《千与千寻》,营造轻松愉悦的活动氛围,引导组员在制作过程中保持轻松愉悦的情绪状态。其次,赵老师结合课件上的图片,告诉小组成员如何制作"我的祝福清单"模板。再次,医务社工为每位小组成员分发一张 A4 纸,协助小组成员用桌子上的彩笔、贴纸、金粉、羽毛、丝带等装饰物制作"我的祝福清单"模板。整个制作过程中,赵老师与医务社工鼓励小组成员自由发挥,将纸的四周装饰成自己喜欢的样子,中间留白,用于记录收到的美好祝福。活动现场见图 1-7。

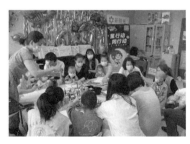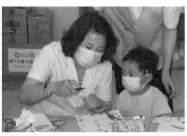

图 1-7　活动现场

制作完"我的祝福清单"模板后,赵老师组织小组成员依次进行自我介绍,并向大家展示自己的模板。其他组员为每一位成员送上一句美好的节日祝福。医务社工、家长、实习生帮助患儿在"我的祝福清单"上写下收到的祝福语。通过这一环节,小组成员感受到朋辈群体之间的积极互动,从而建立微观层面的情绪支持。

结束这一环节后,赵老师引导组员进入"社区成员的祝福"环节。赵老师对小组成员说道:"小朋友们,你们知道吗? 其实这次除了在场的人以外,还有很多今天没能来到现场的大哥哥大姐姐们也给我们送来了美好的祝福。你们看!"

(四)社区成员的祝福

赵老师开始播放前期制作好的"哥哥姐姐的祝福"短视频。看完短视频后,赵老师指着摆在桌子上写有祝福寄语的手工作品(作品均由内蒙古大学社工系 2019 级学生制作),说道:"你们看,这就是大哥哥大姐姐们专门为我们用纸杯制作的小作品,上面写了很多美好的祝福语。接下来,我们就一起随着音乐做律动,传递这些纸杯。纸杯传到谁手里,谁就大声地把上面写的祝福语念出来。请我们的社工、爸爸妈妈们帮孩子们把祝福语写到祝福清单上。"

赵老师播放《宝贝宝贝》(樊桐舟作词,李凯稠作曲)的音乐,教授组员随着音乐律动。经过十分钟左右的节奏与体态律动的练习,小组成员互相传递写有祝福语的纸杯,等音乐停止的时候,小朋友们依次念出纸杯上的祝福语。医务社工、家长、实习生帮助患儿把祝福语写到"我的祝福清单"上(图1-8)。

《宝贝宝贝》体态律动

1=4/4

X X	X X	X X	X
拍手 拍手	拍桌 拍桌	拍手 拿(纸杯)	传(纸杯)

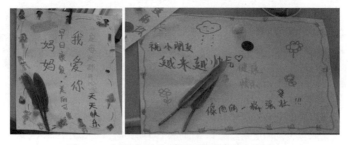

图 1-8　小组成员的"我的祝福清单"(部分)

由于"哥哥姐姐们"不在现场,因此能够很好地模拟"社区人员"群体。在小组活动过程中,组员通过观看短视频,欣赏、触摸哥哥姐姐们制作的纸杯手工作品,大声地读出纸杯上写着的祝福语,从而感受"社区人员"给予的情感支持,建立小组成员与社区人员之间的情绪支持。

（五）社会成员的祝福

在完成"小组成员的祝福""社区成员的祝福"环节后,赵老师开始组织组员进入"社会成员的祝福"环节。赵老师说道:"小朋友们现在已经收到了很多美好的祝福。最后,我给小朋友们讲一个小故事,叫'没有声音的运动会',然后结束我们这次的小组活动。"

例2:《**没有声音的运动会**》(文/吕蔼玲,图/陈建志,南京师范大学出版社,2009)

明天就是老鼠爷爷的生日啦!

老鼠家的大大小小想了又想,

最后决定:做一个世界上最大、最好吃的蛋糕送给爷爷。

"但是,我们一定要不声不响地做,不要让爷爷知道哦!"老鼠妈妈说。

大家开始静悄悄地做蛋糕。

老鼠爸爸和面粉,

老鼠哥哥打鸡蛋,

老鼠弟弟倒牛奶,

老鼠妹妹加白糖,

老鼠姐姐搬器具,

大家都是妈妈的好帮手。

面粉用完了,

蛋糕好像还不够大,

老鼠爸爸急急忙忙跑出去买面粉。

老鼠爷爷看到了,说:

"你在忙什么呀?"

老鼠爸爸说:

"嘘!我正在运动。"

哎呀！鸡蛋也没有了。

老鼠哥哥和老鼠姐姐急急忙忙地

跑出去买鸡蛋。

老鼠爷爷看到了，说：

"你们在忙什么呀？"

老鼠哥哥说：

"嘘！我们正在做运动。"

白糖用完了，

老鼠弟弟急急忙忙地

跑出去买白糖

老鼠爷爷看到了，说：

"你在忙什么呀？"

老鼠弟弟说：

"嘘！我正在做运动。"

烤好的蛋糕好大好大，

上面再加点儿鲜奶油，

一定会更漂亮。

老鼠妹妹急急忙忙地

跑出去买来一大袋鲜奶油。

爷爷看到了，说：

"哦！你也在运动吗？"

这个蛋糕真是又大、又香、又漂亮！

大家都累得直不起腰来。

老鼠爸爸说："哎呀！这比参加运动会还要累嘛！"

老鼠妈妈说：

"嗯！这不就是像一个没有声音的运动会吗？"

老鼠爷爷看到了大蛋糕，

上面写着"生日快乐"。

他很高兴地说：

"谢谢大家，谢谢大家！"

可是，老鼠爷爷还是不明白：

大家都忙着运动，

怎么会有时间做蛋糕呢？

　　赵老师声情并茂地为大家朗读《没有声音的运动会》这本故事书,讲解道:实际上社会上仍有许许多多关注并关怀患儿的人们,比如医生、相关的科研人员、政府相关部门的工作人员等,他们都在为了更好地治愈患儿,在"没有声音"地努力奋斗着。通过这一环节,小组成员感受到社会人员对血液病患儿的关注与付出,建立小组成员与社会人员之间的情绪支持。

　　需要注意的是,有些患儿并不清楚自己得了什么病,也不清楚这个病的严重程度、治愈程度等具体细节。因此,在整个活动过程中,社工首先要避免用同情、可怜等态度对待患儿,始终要以积极乐观的情绪态度渲染氛围;其次避免直接使用"白血病""恶性肿瘤"等医学用语,以免患儿及家属产生更多的担心与焦虑。

五、小组结束

(一)活动结束

　　小组活动结束后,医务社工部陆主任与社工组织大家共同合影留念,并将提前准备好的儿童节礼物送给了小朋友们。在场的所有人都沉浸在欢乐的节日气氛中,有些小朋友更是蹦蹦跳跳地离开了阳光病房。

　　接着,社工部陆主任、小儿血液科主任、医务社工等一行人走访小儿血液科每一个病房,为每一位因为各种原因没能参加此次小组活动的患儿送去节日的问候与礼物,让住院治疗的每一位患儿与家属都感受到了节日的温暖与积极的情绪支持(图1-9)。

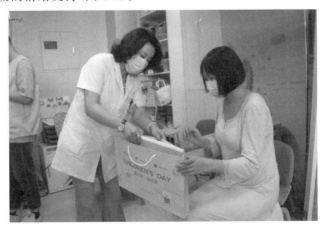

图1-9　医务社工送上节日礼物和祝福

（二）活动扩展

为了进一步扩展小儿血液科患儿与社会之间的情绪支持,内蒙古自治区人民医院医联体办公室/医务社工部还链接了媒体资源。首先,链接到"中国新闻网"记者,从社会媒体角度关注并报道小儿血液科患儿的生活状态,呼吁广大社会人士关注血液病患儿,帮助患儿及其家庭走出困境。"中国新闻网"记者参加此次活动后,刊载了题为"内蒙古儿血病房里的一堂音乐课:风雨中的一抹彩虹","探访医院里的'病房学校',为孩子带来快乐送去阳光"的两则报道,为进一步搭建小儿血液科患儿与社会成员之间的情绪支持、社会救助等方面作出了努力。其次,借助内蒙古自治区人民医院、内蒙古大学相关网络平台,报道小儿血液科患儿的生活境况,对建立血液病患儿与社区、社会成员之间的情绪支持产生了积极的影响。

六、小组评估

此次小组活动结束后,医务社工采用非结构式访谈、参与式观察等方法进行了成效评估。

（一）微观层面的成效评估

患儿们参加此次音乐小组活动后,医务社工发现患儿的负面情绪有所缓解。家长反应,患儿活动后,毫无缘由发脾气的次数有所减少,有时候还会哼唱在小组活动中播放过的歌曲;经过小组活动,有些小朋友成了"好朋友",经常会约在一起玩耍,缓解了由同伴缺失而产生的孤独、焦虑等情绪。

（二）中观层面的成效评估

在小组活动过程中,患儿们一开始不愿与医务社工交谈,表现出怯懦、抗拒的情绪状态,而活动结束时,变得愿意与社工相处,甚至活动后期还主动找到社工谈话、玩耍。另外,音乐小组活动不仅让患儿(及家属)相互之间产生了联系,也使得他们对其他科室的医生、护士、社工、社区成员抱有积极的情感态度。

（三）宏观层面的成效评估

小组活动结束后,医务社工了解到患儿家属彼此会分享申请救助款项的相关信息。由此,医务社工也积极地向家属链接筹款平台,缓解了患儿家庭由经济压力引起的负面情绪。

在活动扩展阶段,内蒙古自治区人民医院医联体办公室/医务社工部链接的"中国新闻网",内蒙古自治区人民医院、内蒙古大学等各级网络平台的相关宣传报道,在搭建患儿与社会成员之间的情绪支持、社会救助等方面也起到了积极的成效。

七、专业反思

(一)评估环节的专业性有待提高

此次小组活动在需求评估和小组评估环节主要采用了参与式观察、非结构式访谈等方法。但在评估资料的收集、处理等方面严谨性不足,需要进一步加强定量、定性等研究方法,提高评估环节的专业性与可信度。

(二)活动环节的细致性有待优化

由于小儿血液科患儿的特殊性,小组过程中有很多突发情况需要及时处理并做出相应的调整。例如,很多患儿在招募组员的时候报名参加此次小组活动。但活动当天因为出院或者需要去做一些检查,无法按照原定计划参加活动。还有的患儿在活动进行过程中出现身体不适或到了做治疗的时间,不得不中途离开。

针对以上情况,医务社工需要做到以下细节优化:首先,需要在场地布置、材料准备、活动环节等方面做出及时调整。其次,要考虑患儿身体状况,小组活动的时间不宜"拉长",每一环节做到精炼不"拖沓"。再次,患儿在制作手工作品时,需要手部精细动作(例如,两只手合作完成粘贴亮片,使用剪刀等)才能完成的环节,医务社工要即时给予"一对一"的帮助,以减少活动细节给患儿带来的不适感。

(三)艺术策略的推广性有待探讨

目前社会工作的各个实务领域已开始广泛使用音乐、戏剧、绘画、手工、舞动等多种艺术策略。但是,目前我国社会工作教育体系中没有关于提高社会工作专业学生艺术素养的课程设置,导致社会工作从业人员在实务过程中无法得心应手地使用艺术类的介入方法,在一定程度上影响介入成效。因此,如何提升社会工作者的艺术素养,推广艺术策略有待进一步深入探讨。

参 考 文 献

[1] 刘梦.小组工作[M].北京:高等教育出版社,2003.

[2] 伽达默尔.伽达默尔集[M].邓安庆等,译.上海:上海远东出版社,2003.

[3] 苏珊·朗格.感受与形式[M].高艳平,译.南京:江苏人民出版社,2013.

[4] 高梦冉,张薇,司纪剑,等.基于全方位心理健康评估的血液病患者心理模型图的构建[J].天津医科大学学报,2022,28(5):549-554.

[5] 董妍,王琦,邢采.积极情绪与身心健康关系研究的进展[J].心理科学,2012,35(2):487-493.

[6] 肖喜春.心理干预对恶性血液病患者抑郁及焦虑情绪的效果观察[J].中国实用医刊,2012(21):35.

[7] 马杰华,舒为平,王佳.西部城市全民健身组织网络与效能提升研究——以陕西省西安市为例[J].体育学刊,2021,28(1):85-90.

[8] 胡杰.心理护理干预对恶性血液病化疗患者负性情绪及生活质量的影响[J].辽宁医学杂志,2020,34(1):86-88.

[9] 张君可.强化心理护理对血液病患者不良情绪及治疗依从性的影响[J].首都食品与医药,2019,26(6):130.

[10] 窦卓.血液病患者焦虑情绪对免疫功能的影响及护理对策[J].中国医药指南,2016,14(32):237.

[11] 中共中央 国务院印发《"健康中国 2030"规划纲要》[EB/OL].(2016-10-25).http://www.gov.cn/zhengce/2016-10/25/content_5124174.htm.

[12] 中国每年新增约 4 万名白血病患 40％是儿童[EB/OL].(2016-06-01). http://world. people. com. cn/n1/2016/0601/c190973-28401954. html.

[13] 中国儿童血液病 2020 白皮书发布[EB/OL].(2021-12-29).http:// wsjkw. hebei. gov. cn/html/zwyw/20211229/385016. html.

[14] CAO N. Correlations between anxiety and depression, and mental elasticity in malignant hematopathy patients[J]. Med One, 2018, 3 (4).

[15] URIE B, STEPHEN C. Nature-nuture reconceptualized in developmental

perspective[J]. Psychological Review,1994,(4):568-586.

作者简介

陆俪平:内蒙古自治区人民医院医联体办公室/医务社工部主任,研究馆员,硕士研究生导师,政协委员。

赵美荣:内蒙古大学民族学与社会学学院社会工作系教师,中国音乐学院音乐与舞蹈学博士,硕士研究生导师。

杜桢:内蒙古自治区人民医院医联体办公室/医务社工部社工。

专家点评

该案例关注儿童群体的特殊性,聚焦儿童心理健康,邀请专业老师来提供音乐治疗,有效介入,为患儿提供情绪辅导。这个案例从微观、中观、宏观层面入手,以音乐治疗、音乐教育、社区文化为切入点,形成一种跨专业多学科的合作,了解服务对象的情绪认知需求,多层次地促进服务对象的人际交流、社会融入。音乐是无国界的语言,此案例在儿科,尤其对儿童群体,有较强的可复制性。

对此案例有以下建议,在介入服务对象之前,首先要注意了解案主的一般情况。进行需求评估时,要注意将患儿与其家庭视为一个整体,探求整个家庭的需求,比如评估患儿是否有救助资金申请方面的需求,了解患儿家长的情绪问题等。所以社工在前期进行需求评估时要对案主情况有一个整体性把控。

——山东第一医科大学附属省立医院对外合作与医务社会工作处副处长　尉真

专家简介

尉真,主任医师,助理社会工作师,美国伊利诺伊州立大学高级访问学者,山东第一医科大学附属省立医院对外合作与医务社会工作处副处长。社会兼职:中国医院协会医院社会工作暨志愿服务工作委员会常务委员兼副秘书长,中国社会工作教育协会医务社会工作专业委员会副主任委员,山东省医院协会医务社会工作暨志愿服务工作专业委员会副主任委员兼秘书长,山东省社会工作协会医务社会工作专业委员会主任委员,中国康复医学会社会康复工作专委会副主任委员,中国残疾人康复协会社会康复专业委员会副主任委员。曾获得民政部第九届"中华慈善奖"提名奖,被评为 2015 年度"中国十大社工人物",山东省人民政府第二届、第四届"齐鲁和谐使者"。

低龄烧伤儿童个案服务探索及反思

江丰霞　王　幸　王申媛

湖南省儿童医院

一、背景介绍

中国每年约有 2600 万人发生不同程度的烧烫伤,占总人口的 2%,死亡人数仅次于交通事故。烧烫伤在儿童意外伤害中危害尤为严重,数据显示,0~12 岁小儿烧烫伤占 30%~50%,且这一比例呈持续增长趋势。据统计,全球每年有 9.6 万儿童因烧烫伤死亡,大多数烧烫伤患者,PTSD 发病率在 8%~45%。他们不仅遭受身体上的伤痛,即使救治成功也可能终身伴随局部畸形、容貌损毁和心理创伤,所以往往还会表现出持续的心理和行为问题。同时,烧烫伤也将给家庭带来巨大经济负担和心理压力,由此造成的因病致贫、因病返贫等社会问题更是不容忽视。中国烧伤手术患者住院费用平均超过 7 万元/人,严重烧伤患者治疗费用高达数百万元。

(一)服务对象基本情况

服务对象是三岁龙凤胎(图 1-10),系面包车自燃所导致的特重度烧伤患者,在重症监护室隔离治疗,服务对象意识清醒后,护士希望社工为其提供专业服务。突发意外伤害给服务对象造成了心理阴影,导致其情绪低下、治疗配合度低,家庭面临巨大心理压力和经济压力。为解决服务对象及其家属面对的困难,促进服务对象健康出院,经科室转介、服务对象及其家属同意,社工介入开展个案服务。根据服务对象遭遇意外的情况、健康状况、治疗情况、年龄特点等,按照轻重缓急的程度,医务社工分析了服务对象生理、心理、经济、社会四个层面的问题以及短中长期的需求;并结合优势视角中抗逆力和社会支持理论进行深入分析,注重运用社会工作专业技巧与低龄服务对象建立良好专业关系,与医护合作提高其治疗依从性。同时,社工突破现有资源寻找社会资源,通过扩大支持网络系统,增强服务对象与其家人面对挫折的能力与解决问题的信心。

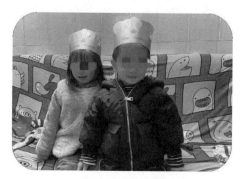

图 1-10　服务对象

姓名:新新(哥哥)、冰冰(妹妹)。

年龄:3 岁 2 个月。

疾病:特重度烧伤(深Ⅱ度、面积 23%)、低血容量性休克、呼吸衰竭、脓毒血症等 9 项诊断。

(二)个案来源

2021 年 2 月 20 日,面包车自燃导致服务对象特重度烧伤,由于病情危急,几经辗转,服务对象于 2 月 22 日从当地医院转诊至湖南省儿童医院重症医学二科治疗。服务对象年龄较小、病情危重、在无陪护病房救治等因素,导致服务对象治疗依从性不高,甚至可说是无法配合医护人员治疗。同时,服务对象的治疗费用为 3~4 万元/天,给这个普通家庭带来了较重的经济负担。为解决服务对象这两方面的问题,科室提交"医务社工个案服务申请表"至社工部,在服务对象病情较为稳定后,社会工作者于 3 月 2 日进入无菌病房开展服务。

(三)个案背景资料

1. 家庭情况

服务对象是年近 50 岁的父母在 2016 年经历 16 岁儿子溺水身亡的丧子之痛后,冒着高龄风险通过试管婴儿生下的龙凤胎。服务对象的母亲是家庭主妇,父亲是一名设备加工厂工人,收入不稳定,家中还有一个在江西某医院当临聘护士的 26 岁姐姐,每月除去开支后余钱较少。家庭关系图见图 1-11。五口之家生活在经济水平比较落后的湖南某偏远农村,虽不富裕但也不拮据,发生意外后,一家人都暂停工作全力照顾服务对象,高昂的医疗费用让这个家庭陷入了困境。

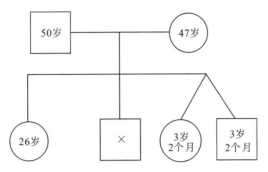

图 1-11　服务对象家庭关系图

2. 健康状况

服务对象因特重度烧伤在当地医院已做了气管切开术,转至湖南省儿童医院时服务对象入院评估为颜面、头颈及双手部烧伤,烧伤深度为深Ⅱ度至Ⅲ度,烧伤面积达到 23%,合并有低血容量性休克、喉梗阻,不同程度吸入性损伤及脓毒血症等,水肿十分严重,当即下达了病危通知书。在经过抗感染治疗、面部植皮和截指手术后,病情趋于稳定。

3. 情绪状况

(1)服务对象情绪:据家属表述,服务对象发生意外前性格开朗、活泼,喜欢与人交流,是人见人爱的开心果。当社会工作者第一次见到服务对象时,遭遇身心重创的两个人情绪都很低落,不愿与人交流,尤其是新新,即使一个眼神回应也不愿意表现出来。同时,由于疼痛和处在陌生环境等原因,在医生进行换药、处理伤口时,服务对象配合度不高,容易闹情绪。

(2)服务对象父母情绪:服务对象是其父母丧子之后的精神寄托,其父母把意外的发生归咎于自己,一直害怕与服务对象通话和见面,陷入了深深的自责当中;并因为服务对象病情、治疗费用以及对未来的担忧,产生了巨大的情绪压力,整日以泪洗面。

4. 支持网络

(1)家庭支持:服务对象的姐姐辞掉工作,成了整个家的主心骨,在网络众筹平台发起筹款进行自助,已筹集到 26 万余元(图 1-12)。

(2)医疗支持:临床科室为服务对象建立 MDT 多学科诊疗专家团队,实行特医特护,密切关注病情动态。

(3)社会支持:临床科室通过医院宣传部门联系主流媒体进行报道,多途径链接救助资金。

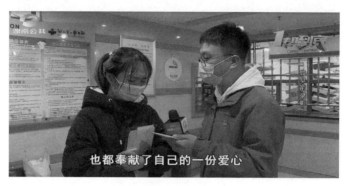

图 1-12　接受捐赠

二、需求预估

需求评估表如表 1-4 所示。

表 1-4　需求评估表

	服务对象问题	服务对象需求
生理问题	1.有特重度烧伤等 9 项疾病诊断,健康遭遇威胁; 2.每日长时间换药引发的疼痛	1.脱离生命危险; 2.转到普通病房治疗; 3.恢复正常人的生活
心理问题	1.面包车自燃意外带来的心理阴影; 2.对每日换药时疼痛的恐惧; 3.龙凤胎服务对象看见对方烧伤面容时的害怕心理; 4.隔离治疗无法获得亲情的慰藉	1.克服心理阴影障碍; 2.转移疼痛带来的不良情绪,以配合治疗; 3.调整心态,积极面对外界和未来的生活; 4.与家人建立联系,树立治疗的勇气
经济问题	1.重症监护室的治疗费用高,对于普通农村家庭来说,经济负担重; 2.烧伤患者的治疗周期长,经济问题是个长期伴随的问题	1.解决当下治疗费用是当务之急; 2.需寻找更多经济支持以保障后续治疗

续表

服务对象问题		服务对象需求
社会问题	1. 漫长的治疗过程以及高昂的治疗费用,让遭受重创之家因病致贫; 2. 服务对象年龄还小,成长过程中是否能面对社会大众的异样眼光	1. 实现自助,或获得民政部门最低生活保障支持; 2. 通过身边环境提供支持系统,在成长的道路上树立信心

三、服务计划

(一)服务目标

(1)构建服务对象与重症监护室外家人之间的沟通桥梁,建立情感支持系统,使服务对象获得亲人的鼓励。同时,让病房外的家人及时了解治疗情况,缓解情绪压力。

(2)分散服务对象换药、处理伤口时的注意力,引导其积极配合医护人员的治疗。

(3)积极帮助服务对象链接公益救助资源,减轻医疗费用压力。

(4)协助服务对象及其家人正视服务对象的疾病、成长过程中的问题,提供情感支持,树立起解决问题的信心。

(二)服务策略

(1)陪伴支持:每日进隔离病房开展陪伴服务,加强与服务对象的沟通交流,了解其想法与需求,让其感受到关心与温暖。

(2)情绪支持:建立服务对象与家人之间的沟通交流通道,通过亲情的力量增强全家人对治疗的信心与信念。

(3)经济支持:资源整合,鼓励服务对象父母搜索家庭的可用资源,同时也积极对接院外合适的救助资源。

(4)信息支持:及时向医护人员了解服务对象的病情进展,与家属澄清疾病认知和医疗理解程度,适时调整家属的认知偏差。

(三)服务程序

(1)总目标:缓解服务对象及家属的心理压力,链接救助资源缓解医疗费用负担,促进服务对象脱离生命危险并基本恢复健康。

(2)阶段目标:阶段目标见表1-5。

表 1-5　阶 段 目 标

阶段	目标	服务内容
第一阶段	适应住院环境,提高治疗依从性	通过绘本阅读、观看动画等陪伴式介入,转移服务对象在治疗过程中的注意力,提高治疗配合度
第二阶段	给予服务对象和家庭情绪支持	1.成为服务对象与其家人的沟通桥梁,通过视频电话、播放家人语音等传递关心与鼓励; 2.引导家庭正确认识和看待烧伤治疗过程和疾病预后; 3.帮助服务对象消除突发意外带来的心理阴影,树立面对未来生活的良好心态
第三阶段	争取社会支持	积极链接符合服务对象的救助资源,并协助其家人完成申请流程

(四)社会工作专业理论

1.优势视角理论

抗逆力作为优势视角的理论内核,是当家庭面对逆境时能够理性地做出建设性、正向的选择和处理方法。抗逆力是家庭的一种资源和资产,能够引领家庭在恶劣环境下懂得如何处理不利的条件,从而产生正面的结果。同时抗逆力也是一个过程,可以通过学习而获得并且不断增强。抗逆力高的家庭能够以健康的态度去面对逆境。在面对逆境的过程中,抗逆力能使家庭的心理健康回复至逆境发生前的状况,甚至展示出更理想的心理状态;而在克服逆境后能够拥有更高的抗逆能力。

2.社会支持理论

社会支持网络指的是一组个人之间的接触,通过这些接触,个人得以维持社会身份并且获得情绪支持、物质援助和服务、信息与新的社会接触。依据社会支持理论的观点,一个人所拥有的社会支持网络越强大,就能够越好地应对各种来自环境的挑战。以社会支持理论取向的社会工作,强调通过干预个人的社会网络来改变其在个人社会中的作用,特别对那些社会网络资源不足或者利用社会网络的能力不足的个体,社会工作者致力于给他们以必要的帮助,帮助他们扩大社会网络资源,提高其利用社会网络的能力。

结合优势视角理论和社会支持理论开展服务,帮助服务对象及其家人增强面对困难的能力,超越和克服严重意外事件带来的负面影响;扩大服务对象的支持网络系统,突破自身资源去寻找社会资源,增强服务对象与其家人面对挫折的能力与信心。

四、服务计划实施过程

(一)专业关系的建立:注入勇气能量

当社会工作者穿戴好隔离服进入病区时,医生正在给服务对象处理伤口创面,一阵阵哭声响彻病区,原本以为是两个孩子都在哭闹,走近一看,只有新新(哥哥)在闹情绪,而冰冰(妹妹)虽然情绪低落,但还算配合治疗。从医生那了解到,其实妹妹的病情比哥哥严重,但其治疗依从性反而高一些。于是,社会工作者决定从妹妹入手,在医生进行换药时开展陪伴式会谈,使妹妹分散注意力、减轻疼痛,同时为她注入勇气和能量,并通过妹妹的勇敢去影响哥哥也变得勇敢起来。

"冰冰,你看这是什么?"

"小猪佩奇。"

"你们今天表现怎么样呀?"

"我没有哭,哥哥总是哭,他不听话。"

"冰冰表现这么乖,给你看一集小猪佩奇好不好?"

"好。"(开心地回答)

"新新,你想不想看奥特曼?"

"想。"

"那你要向妹妹学习,变勇敢一点,只要你能配合医生换药,就会给你看哦。"

"哥哥,你以后不要哭了,社工姐姐也会给你看电视。"

新新点了点头,从他的眼中看到了一丝期待。

经过三次介入,哥哥从用点头和摇头与社会工作者进行交流,发展到慢慢开始主动与社会工作者说话,并且在受到妹妹的影响后,哭的次数减少。社会工作者联系服务对象的姐姐用 iPad 下载了"奥特曼"系列动漫和《小猪佩奇》,并与服务对象和医护人员商定,在治疗时表现勇敢的可以奖励其观看一集动画片。这个奖励方法让换药过程变得顺利,服务对象脸部烧伤创面的愈合速度也加快了。(图1-13)

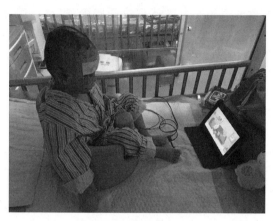

图1-13 服务过程1

(二)服务开展阶段:发挥爱的力量

第一节:在此个案中,服务对象情绪波动较为明显,社会工作者通过《情绪小怪兽》和《医院立体书》绘本阅读进行干预,让服务对象了解医院环境,减轻服务对象对医院的陌生感和恐惧感,让他们明白不同情绪所产生的影响。

"第一个小怪兽是黄色的,它的名字叫啦啦,大家知道啦啦代表什么吗?"

(妹妹)"不知道,她看起来好开心。"

"对啦,啦啦就是代表开心。我们一起寻找一下病房里黄色的元素,好吗?"

(哥哥)"我的衣服是黄色的,水杯还有床上也有一点黄色。"

(妹妹)"棒棒糖也有黄色的。"

"是的,其实病房里也有很多开心的元素。"

通过社会工作者每日的陪伴和关爱,服务对象逐渐敞开心扉。看到医生每天汗流浃背地站在那两三个小时给他们进行治疗,服务对象感受到了大家对他们的爱护,开始主动与医护人员、社会工作者聊天。

第二节:服务对象年龄小、亲情依赖性强,为不断鼓励其配合治疗,社会工作者与医护人员协商,在隔离区开展陪伴服务时可定期通过视频通话等协助服务对象与家人进行交流。

"冰冰、新新,你们还好吗? 我是姐姐。"

(妹妹)"姐姐,我好想你。"

"你们乖乖的,听护士阿姨的话,姐姐和妈妈在外面等你们,你们明天想吃什么? 姐姐给你们送。"

(妹妹)"胡萝卜和香蕉。"

"好的,姐姐明天给你们送。"

这是服务对象入院治疗半月后全家人第一次见面,一家人心理上都获得了极大的安慰。社会工作者发现随着家庭联系的增强,通过家人的关爱,服务对象越来越开朗,治疗情况也越来越好,慢慢地,在医护人员的搀扶下他们可以下床短暂走动了(图1-14)。同时,及时疏导服务对象父母的情绪,帮助他们驱散突发意外带来的心理阴影,树立面对未来生活的良好心态。

第三节:随着治疗周期的延长,服务对象家属担心现有筹款无法支持后续的治疗,向社会工作者寻求帮助。为此,社会工作者通过网络和身边的朋友,到处寻找相关救助资源,最终联系到"上海天使宝贝公益基金会"并提交救助申请。与此同时,前期住院科室通过媒体链接了救助款5.8万元,已打到服务对象住院账户里。

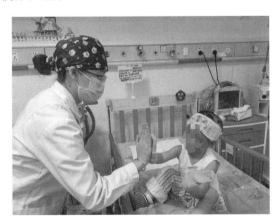

图1-14　服务过程2

(三)结案与随访:带上爱与勇气继续前行

经过医护人员与社会工作者近1个月的治疗和照顾,服务对象病情稳定,均能下地玩耍了。社会工作者链接的慈善救助项目通过审核,上海天使宝贝公益基金会同意资助服务对象 10 万元,并在服务对象出院前将救助款拨入其住院账户(见图 1-15)。

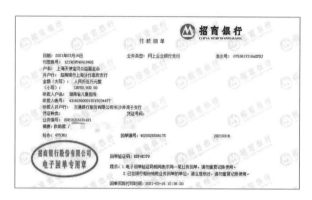

图 1-15　救助款到账

回顾整个服务过程,服务对象从一开始不理睬社会工作者到与社会工作者建立深厚的关系,在获得爱和勇气的力量后,情绪得到极大的改善,病情也快速好转,还获得了社会各界人士的大爱。在得知服务对象达到出院标准后,社会工作者决定结案,并在最后一次介入服务中和服务对象进行了道别。经过长时间的陪伴服务,服务对象表示舍不得社会工作者,在道别的时候,社会工作者答应会与他们保持联系,一起见证他们勇敢地对抗疾病。社会工作者向服务对象赠送了出院礼物,服务对象与社会工作者拉钩承诺,会勇敢地面对后续治疗。

为了解服务对象出院后的变化,社会工作者通过微信回访服务对象的姐姐,得知他们现在都能勇敢地面对治疗,全家人都积极乐观地面对治疗过程。社会工作者嘱咐服务对象的姐姐:在孩子的成长过程中,要注意他们的心理变化,告诉孩子,他们在任何时候都是最美的,时刻帮助他们建立自信。至此,本个案正式结束。

五、服务评估

为检验社会工作介入服务的总体效果,在服务结束后一般会进行评估。本次服务评估包括目标达成情况、服务成效,以及社会工作者本人的评估。

(一)目标达成情况评估

个案辅导服务开启初期,服务对象的情绪与状态都十分低落,躺在床上沉默不语,不愿意与陌生人交流。社会工作者主动接触服务对象并倾听其心声与诉求后,服务对象感觉到关爱和接纳,慢慢地放下戒备,与社会工作者建立专业关系。接案的初期,服务对象的情绪不稳定,社会支持网络相对薄弱,家庭功能弱化,再加上治疗过程中反复换药所引发的身体上的疼痛,导致服务对象感到无奈与绝望。经过三个阶段的服务介入,服务对象和社会工作者、医护人员建立了良好的沟通关系。通过奖励观看动画片、让服务对象得到家人的情感支持等,为服务对象注入勇气和爱的力量,提高了其治疗依从性,增强了服务对象的家庭支持系统,提升了家庭抗逆力。通过筹款自助、媒体报道引起社会关注,以及社会工作者的资源链接,此次服务对象家庭共筹集到40余万元治疗费用,在很大程度上减轻了家庭经济负担。

(二)服务成效评估

医护人员对于社会工作者在服务中提高服务对象治疗依从性予以高度肯定,同时,服务对象的家长向社会工作者赠送了感谢锦旗,肯定了服务成效(图1-16)。在离别时,服务对象送了社会工作者一个大大的拥抱后才依依不舍地离开。

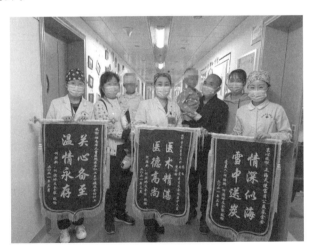

图1-16　服务对象致谢

(三)社会工作者本人评估

儿童烧伤患者的个案辅导对社会工作者来说是个挑战。首先,挑战的是社会工作者的心理接受程度;其次,服务对象因汽车自燃被严重烧伤,且年纪尚小,有心理阴影,表达不清晰,对陌生环境有戒备心理,建立专业关系具有挑战;最后,社会工作者需要突破现有资源去寻找有效的救助信息,如大海捞针。

是挑战,也是机遇。社会工作者以优势视角为出发点,注重运用社会工作辅导技巧,与服务对象建立了良好的专业关系,播种爱与勇气,让他们能积极面对治疗中遇到的问题。通过这个个案,社会工作者第一次挖掘链接资源的能力,鼓舞了服务对象的治疗信心,社会工作者与服务对象一起获得了成长。

六、专业反思

(一)强调家庭支持

儿童遭受意外烧伤,需要经过长久的治疗与康复过程。其间高额的治疗费用与烧伤留下的疤痕,让整个家庭陷入焦虑与不安之中,失去动力与信心,容易崩溃,情绪极度不稳定。这时候社会工作者需要帮助这个家庭树立起克服困难的信心,使家人之间相互支持,家庭纽带所起到的鼓励作用胜过他人的语言与动作。社会工作者在本案例中帮助重症监护室内外的服务对象和家人建立起互动平台,家人能给重症监护室里的服务对象灌输勇气与积极的心态,服务对象的日益好转也给外面的家人提供了强大的信念支持。

(二)注重多角度寻求资源

烧伤患儿最主要的需求就是经济援助,而社会上对于烧伤患儿的专项救助是少之又少,社会工作者在寻找救助资源时应结合病种、特殊情况、家庭条件等,从多个角度出发。例如,本案例的服务对象是面包车意外自燃所导致的特重度烧伤患儿,因此可以从意外的角度去链接资源,服务对象最终获得了10万元救助款。

(三)注重绘本故事的力量

一般烧伤患儿在治疗前期都会出现情绪问题,社会工作者需要注重引导服务对象走出阴影或是说出自己内心的想法,将害怕与恐惧的情绪转变成勇气与力量。这时候可以根据服务对象的实际经历与状态,选一些合适的励志绘本,带领服务对象将自己的情况代入进去,提高服务对象的自我效能感,使服务对象相信自己也可以和绘本里的主人公一样有能力去面对困难与解决问题。儿童对情绪的理解程度不高,但是对卡通人物有着敏感的认识。在本次服务案例中,社工用到的绘本是《情绪小怪兽》和《医院的立体书》,分别引导服务对象说出哪一种颜色和自己现在的感觉最像,当小怪兽遇到困难的时候是怎样面对的,帮助服务对象了解医院是个什么样的地方,缓解服务对象在医院的焦虑与不安。

(四)"社工＋医护"的重要性

在医院这个特殊的场域下开展社会工作的人员简称医务社工,在中部地区,算是一种新职业,患儿与家属对其职能都不太了解,且信任度也不高。因此社会工作者进入临床科室开展服务时,首先需要得到医护人员的认可与支持,由医护人员将其介绍给服务对象与其家属,澄清服务内容,提高服务对象的信任感。除此之外,医护人员是 24 小时与服务对象接触的人,儿童情绪变化快、心性不稳定,有可能经历了一个晚上,情绪与身体状况都会发生改变。因此社会工作者想要更好、更及时地了解服务对象的情况,就非常有必要加强与医护人员的沟通与配合。例如本案例中社会工作者给服务对象制订的每日完成治疗的奖励计划,就需要与医护人员配合开展。

总体来说,本次服务案例成效较为显著。虽然服务对象在出院时身上的烧伤还没有痊愈,但状态与情绪都恢复到了以前的样子,与社会工作者也建立起了深厚的情谊。该案例的成效获得了众多媒体的报道,使得社会工作者在医院场域的职能被更多的人了解。

参 考 文 献

[1] 吴军,唐丹,李曾慧平. 烧伤康复治疗学[M].北京:人民卫生出版社,2015.

[2] 世界卫生组织. 世界预防儿童伤害报告[M].段蕾蕾,译.北京:人民军医出版社,2012.

[3] 付京,程秀华. 烧伤患者各阶段心理状况调查分析及对策[C]//第五届全国烧伤救治专题研讨会烧伤后脏器损害的临床救治论文汇编,2007.

[4] 程文凤. 中国烧伤流行病学研究现状及多中心大面积烧伤患者流行病学调查分析[D].北京:中国人民解放军医学院,2017.

作者简介

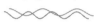

江丰霞，社工部慈善专干，助理社会工作师，湖南省医院协会医院志愿者与社会工作管理专业委员会委员，曾荣获"2020年度最美医务社工"称号。

王幸，湖南省儿童医院社工部主任。

王申媛，医务社工，助理社会工作师。

专家点评

该案例有以下三个方面的亮点：一是案例描述完整，各个阶段的背景分析、需求评估、设计路径比较完整，实施效果明显；二是服务实施计划和过程比较细腻，体现了社会工作的专业性；三是针对与医护人员合作方面的反思，进行了较好的讨论。

对此案例有以下三个方面的服务建议：一是在服务对象的界定上可将烧伤患儿的父母等亲属纳入服务对象体系中，给予家庭照顾方面更多关注；二是应进一步关注烧伤疤痕对儿童心理的不良影响和病耻感的影响，并对儿童成长过程中的社会功能恢复与社会融合度给予重视；三是家庭系统的需求征集不够充分、深入，仍需进一步挖掘以服务对象为核心的家庭系统的需求。

——中国医院协会医院社会工作暨志愿服务专业委员会副主任委员王高伟

专家简介

王高伟，国家癌症区域医疗中心——云南省肿瘤医院自贸医院副院长、副主任医师。社会兼职：中国医院协会医院社会工作暨志愿服务工作委员会副主任委员、云南省医院协会医院社会工作暨志愿服务工作委员会主任委员、云南省社会工作联合会医务社会工作委员会主任委员、云南孔子学术研究会书画艺术专业委员会主任委员、云南省书法家协会会员。曾荣获"2018年度优质医疗服务示范个人""2020年度十大医务社工"等荣誉称号。

唇腭裂患儿照顾者支持小组的实践与思考

孙振军　蔡小芳　刘　隽　朱　敏　王旭东

上海交通大学医学院附属第九人民医院

一、背景介绍

唇腭裂是口腔颌面部最常见的一种先天性发育畸形。在发病率方面，唇腭裂因地区、环境和社会经济状况的不同而存在较大差异，全世界大约每800个活产儿中就有一个患此病[①]。根据《中国出生缺陷防治报告（2012）》公布的数据，先天性唇腭裂在我国围产期出生缺陷疾病中发病率排第三，发病率约为1.143‰[②]。以上数据表明唇腭裂患者是一个需要被关注的特殊群体。唇腭裂的危害不仅表现为牙颌系统的畸形、语音功能障碍、患者容貌受损等，还表现为这种畸形及修复会影响患者的心理和行为。随着年龄的增长，患儿逐渐具备自尊心和与同辈比较的能力，与社会的接触面也随之扩大。他们逐渐发现，自己与其他儿童存在着容貌和语音上的不同，并且时常会受到正常儿童的取笑和模仿。在比较中，他们会认为自己是"不正常的我""不如他人的我"。作为唇腭裂患儿生命中的重要人物，患儿家属在患儿出生及治疗过程中也面临着巨大的心理压力。唇腭裂患儿的出生会给其父母带来震惊、悲伤、沮丧等心理，对他们而言是个严重的心理打击。随之而来的是喂养困难、对疾病不了解的担忧、治疗费用的负担、周围人的议论、对孩子的内疚、以及对孩子未来的担心等[③]。

唇腭裂疾病在生理、心理和社会方面给患儿及家属带来很多问题，近些

---

① RAHIMOV F, JUGESSUR A，MURRAY J C. Genetics of nonsyndromic orofacial clefts [J]. Cleft Palate Craniofacial Journal，2012，49(1)：73-91.

② 凌寒. 卫生部发布《中国出生缺陷防治报告（2012）》[J]. 中国药房，2012，23(39)：3693.

③ 孙振军，杜勤，梁爽，陈利琴，王国民. 序列治疗理念下唇腭裂患儿家庭社会工作服务探究 [J]. 中国医学伦理学，2020，33(02)：219-222.

年来,也有诸多社会爱心力量关注到唇腭裂群体,其中一些给予贫困唇腭裂患儿家庭经济支持或公益手术的慈善救助,如"微笑列车"行动、嫣然天使基金会、中国出生缺陷干预基金实施的先天性结构畸形救助项目等;还有一些不仅提供慈善手术,还关注唇腭裂患儿家庭心理社会需求的公益项目,如"重生行动"——全国贫困家庭唇腭裂儿童手术康复计划。

帮助唇腭裂患儿及其家属度过心理危机,构建患儿家庭支持系统,不仅有助于提升家属的照顾能力、减轻家属压力,对患儿的身心健康成长也会带来极大帮助。目前针对唇腭裂患儿家属的心理问题调查及评估已有比较丰富的研究,但主要集中在护理学之中,从社会工作角度出发的研究较少且多集中在社会性别层面的分析,具有普适性和推广性的干预实践成果有限。

口腔颅颌面科是上海交通大学医学院附属第九人民医院特色科室之一,拥有1个唇腭裂研究中心,下设唇腭裂等疾病诊治专业组,长期从事唇腭裂序列矫治等领域的临床和基础研究,患者来自全国各地,患儿及家属潜在的心理与社会需求不容小觑。医务社会工作者希望可以借助专业力量,整合医护与社会爱心资源,共同为唇腭裂患儿家庭带来帮助。然而,随着医疗技术提升及医疗压力增加,患者住院时间减少,床位周转率加快,2019年我院患者平均住院日为5.79天,住院期间病患及家属大多忙于检查及治疗工作。在这种实践场域具有一定特点的情况下,常规小组的活动开展受限,而单次小组的优点逐渐凸显。当前国际学界针对单次小组开展了实证研究,并认为其是一种有效的方法,适用于医院场域里的病患及照顾者服务,因此本小组计划以唇腭裂患儿家属为对象,以单次小组的形式开展活动。

二、需求评估与分析

(一)需求评估

组前的需求评估主体为临床社会工作者,评估对象主要是在我院接受唇裂治疗的唇腭裂患儿家属,同时通过临床医务人员及查阅以往服务资料获得辅助评估资料。主要采用质性访谈法和参与式观察法进行需求评估,借助病房探访、个案服务、门诊跟诊等形式近距离接触唇腭裂患儿家属。组前共收集了27户唇腭裂家庭的需求资料,观察近50户唇腭裂患儿家庭并撰写观察报告,借助这些资料所收集到的需求包括以下方面。

1. 情绪疏导
疏导患儿家属因患儿确诊疾病、术前紧张、术后照料等事件引发的焦虑、担忧、愧疚、不知所措等情绪。

2. 提供信息

提供唇腭裂病情、病因分析、患儿照料、家庭教育、家庭沟通等方面的信息，缓解信息支持不足所造成的问题。

3. 家庭沟通

促进家庭成员间的沟通，缓解疾病对亲子关系、夫妻关系的影响。

4. 同伴支持

寻找"同行人"，与其他唇腭裂患儿家庭交流经验，改善患儿家属"为什么偏偏是我""只有我受到惩罚"的认知。

（二）需求分析

医务社工经过对本院住院唇腭裂患儿照顾者开展调研发现，部分家长易出现情绪崩溃往往源于自身对唇腭裂疾病的认知出现偏差，继而影响自身心态的调整以及对患儿心理困惑与成长的正确引导，而其对疾病的认知可通过医务社工、医护人员甚至同质群体的引导及时进行有效转变。部分家庭因患儿疾病使得亲子关系、夫妻关系受到影响，原因在于家庭内部没有找到沟通的出口，家属之间无法互相给予心理安慰与精神支持，这些原因基于各个家庭对减压技巧、沟通技巧的学习可以得到比较有效的控制。部分家庭对患儿未来的心理健康产生焦虑，可控原因包括自身缺乏信心、不清楚正确的教育引导方法，通过对教育方式的学习，如积极鼓励孩子进行社交活动、教育孩子在交流时面对对方并保持微笑等，可以化解家长的焦虑情绪。

三、服务计划

（一）服务目标

小组目的：缓解照顾者的焦虑情绪，提升唇腭裂患儿家属的照顾能力，促进唇腭裂患儿健康成长。

小组目标：①每位照顾者参与"冥想"环节，在"表情包"环节绘画并讲解2～3个表情；②每位照顾者在"共话心声"环节进行至少1个照顾与教育技巧分享；③照顾者通过"手指有什么"环节发现并填写自身优势及资源3～5个。

（二）理论依据

1. 社会支持理论

社会支持理论的核心在于对社会支持网络的理解与运用。社会支持网络指的是一组个人之间的接触，通过这些接触，个人得以维持社会身份并且获得情绪支持、物质援助和服务、信息与新的社会接触。依据社会支持理论的观点，一个人所拥有的社会支持网络越强大，就能够越好地应对各种来自环境的挑战。个人所拥有的资源又可以分为个人资源和社会资源。个人资源包括个人的自我功能和应对能力，后者是指个人社会网络中的广度和网络中的人所能提供的社会支持功能的程度。在社会支持的分类界定上，黄庭希从社会资源作用出发，将社会支持界定为情绪支持，如共鸣、情爱、信赖；手段支持，如援助；情报支持，提供应对情报；评价支持，提供关于自我评价的情报[①]。据此，唇腭裂患儿家属支持小组从情绪支持切入，并提供健康教育等信息支持。

在支持小组中，组员的关系构建、相互交流与相互支持都无比重要，而社会工作者的任务正是在组员交流的过程中进行指导和协调，使小组成员之间建立相互理解的关系，以达到相互支持的目的。在唇腭裂患儿妈妈支持小组中，我们通过搭建同质群体的交流平台，使患儿妈妈通过分享照顾技巧及教育心得，互相支持并给予力量。同时，医务社工整理并提供家庭沟通、患儿教育等建议，医护人员提供护理知识等信息支持。所以社会支持理论运用在该小组服务中体现为，为组员提供情感支持，提供表达及舒缓压力情绪的机会；为组员提供信息支持，包括疾病治疗、护理及家庭教育相关信息；引导组员发现自身可以使用的正式及非正式支持系统。

2. 优势视角

优势视角是一种关注人的潜能和优势资源的视角。不同于以往研究和实践中社会工作者们大多关注服务对象所面临的困难和问题，优势视角强调关注服务对象自身及其周围环境的潜能和优势，使服务对象在痛苦和创伤中看到优势的存在，注重培养服务对象的自我纠正能力，使其充分发挥自身优势，走出困境，实现个人心理以及社会功能方面的恢复和发展。在临床

---

① 童敏. 社会工作理论［M］. 北京：社会科学文献出版社，2019.

介入过程中,医务社工运用优势视角,可以看到患儿和家庭自身拥有的优势,并且通过沟通充分发挥患者的潜在优势,鼓励患儿和家属运用优势自我发展。

在小组工作中,社会工作者应积极引导服务对象发现自身优势,使其增加信心,以达到摆脱自身困境的目的。相信每个患儿和家庭都有优势,都存在自我发展的潜能。在临床社工与患儿和家属沟通的过程中,对患儿和家属的人生历程需要保持尊重,发掘患儿的潜在优势,鼓励其运用优势自我发展。在唇腭裂患儿妈妈支持小组中,通过"手指有什么"环节,我们引导患儿妈妈思考自身在患儿照顾方面的优势,例如有耐心、脾气好、有家人的帮辅等,使其认识到自身的资源及潜能所在,鼓励其走出困境并自我发展。

四、服务计划实施过程

本项目工作以小组工作模式为主,对小组中发现并评估后需要深入干预的家属采取个案跟进模式。在支持小组中通过单次性小组的方式,为患儿家属提供一个倾诉发泄、缓解心理压力的平台,并且家属间交换患儿照料与教育的经验与技巧,通过社工引导来挖掘彼此解决问题的潜力,学习减压、沟通、教育技巧,成员间互相鼓励与支持。针对支持小组中发现的焦虑和抑郁情绪严重,并且抵触在小组中分享交流的家属,开展个案服务,进行跟踪介入。干预方法包括对家属提供支持性的心理治疗,传授相关的疾病认知、治疗方式、护理、饮食营养等方面的知识;通过运用相关心理学的咨询技巧和方法,改善家属的心理行为。

本项目在开展过程中,逐步总结服务经验,改善服务流程,以促进服务对象的参与、小组动力的形成以及服务成效的达成。下述方案为最新版单次小组设计(表1-6)。

表 1-6　单次小组设计

时间	内容	目标
小组活动前2天	组员招募:通过病房走访、医护人员转介的方法,介绍小组活动,招募小组组员	招募组员,介绍活动目的,建立信任关系
2分钟	开场:1.自我介绍;2.活动目的与流程基本介绍;3.活动规范介绍	帮助组员了解活动目的和内容,并明晰规范,有助于小组活动顺利进行

时间	内容	目标
3分钟	放松训练:冥想及肢体放松	使组员放松身心,适应小组氛围,舒缓压力情绪
15分钟	我的表情包:1.每位组员在表情包里选择1到3个表情,画于纸上,表示自己近期的情绪状态;2.组员针对自己画的表情进行解释	鼓励组员表达内心情绪,宣泄压力
20分钟	共话心声:社工澄清组员们关注的照顾压力或问题,引导组员之间互动交流	形成照顾者互助支持系统,促进照顾者发现自身及环境资源
10分钟	社工与护理人员建议:护理人员结合护理经验,社工结合之前照顾者分享的经验与自己的观点,针对相关问题与组员交流	社工与护理人员从不同角度给予照顾者建议与支持
10分钟	分享与总结:1.每位组员分享参与小组活动的感受与收获(比如用三个词描述自己的感受);2.社工总结	1.组员反馈参与小组活动的感受,作为小组评估方式之一; 2.社工与组员一起回顾小组活动内容,巩固小组成果
5分钟	布置家庭作业与跟进计划安排:1.布置家庭作业,组员在纸上画出一只手的五指,并利用小组后时间思考照顾患儿过程中自身存在的优势;2.告知组员第二天回收家庭作业,并进行小组回访;3.告知组员1个月后社工将进行电话回访;4.邀请有意愿的组员加入"微笑健康俱乐部"微信群	1.鼓励组员发现自身及环境中的优势及资源; 2.让组员了解后续跟进及安排; 3.为组员链接小组后照顾者支持平台
小组活动后1天	组后回访:1.回收家庭作业;2.进行小组回访;3.有需要的家庭转为个案持续跟进	完成组后回访工作,收集组后补充评估资料

64

续表

时间	内容	目标
小组活动后1个月	组后跟进:通过微信或电话的形式进行组员跟进,了解患儿出院后的身心状况,及小组经验的运用	完成组后跟进

五、总结评估

(一)评估对象

小组组员、医务社工、护理人员。

(二)评估方法

定性评估与定量评估相结合的方式。

(三)评估工具

焦点小组访谈、半结构式访谈、量表自评(医院焦虑抑郁量表(HADS)中的焦虑(A)问题)。

(四)评估结果

1. 定量评估发现

单次小组活动使组员的焦虑情绪得到有效改善,缓解了照顾者对患儿的愧疚感,组员对小组活动的整体满意度较高。

(1)情绪改善:为尽量保证测量结果不受其他因素影响,社工在小组活动开始2小时前使用医院焦虑抑郁量表对小组成员进行前测,并在小组活动结束后对组员进行后测。排除因特殊情况未能全程参与小组活动的组员,共收集完整的前后测数据21份。医院焦虑抑郁量表(HADS)中的焦虑(A)问题共有7个题目,得分0～7分属无症状,8～10分属可能存在,11～21分属肯定存在,得分越高表示焦虑症状越严重。前后测结果显示,小组活动开展前3人肯定存在焦虑问题,7人可能存在焦虑问题。小组活动开展后共16人的焦虑分值有所下降,3人分值持平,肯定存在焦虑问题0人,可能存在焦虑问题3人,照顾者焦虑改善的条目主要为紧张感、害怕、烦恼等。(表1-7)

表 1-7　部分组员焦虑（A）问题前后测分数及改善条目

组员序号	患儿情况	前测分数	后测分数	分差	改善条目
1	腭裂术前	11	4	7	①②③④⑤
2	腭裂术前	8	2	6	①②③⑥
3	唇腭裂术后	11	5	6	①②③⑤
4	唇腭裂术后	10	5	5	①③④⑤⑥
5	唇裂术前	11	6	5	①②④⑤
6	唇裂术后	10	6	4	②⑥

注：医院焦虑抑郁量表（HADS）中的焦虑（A）问题：①我感到紧张（或痛苦）；②我感到有点害怕，好像预感到有什么可怕的事情要发生；③我的心中充满烦恼；④我能够安闲而轻松地坐着；⑤我有点坐立不安，好像感到非要活动不可；⑥我突然有恐慌感；⑦我感到有点害怕，好像某个内脏器官有了变化。

（2）愧疚感缓解：在照顾者关于孩子患病的愧疚感方面，共有 12 人通过在小组中获取对疾病的正确认知得到有效缓解。通过李克特评分法对"我对孩子感到愧疚"问题进行小组前后自评。照顾者从确实有非常多的愧疚感转变为并没有很多、根本没有等，从而能够更加正面地对患儿进行家庭教育。

2. 定性评估发现

（1）单次小组活动促使组员习得更多应对问题（面对疾病的态度、培养患儿心理健康与社会交往、家庭教育等）的经验与方法；

（2）让组员对自我身心及情绪状态有更多了解；

（3）帮助组员宣泄情绪，获得身心放松；

（4）让组员获得其他照顾者的支持力量，促进照顾者之间互助；

（5）间接照顾者通过参与活动，对直接照顾者有了更多理解与支持，能够增进家庭沟通。

六、专业反思

（一）医护人员参加小组的利弊

社工早期在病房开展小组服务时邀请医护人员参加，因医护人员和组员对小组不熟悉，组员向医护人员咨询较多医疗问题，将小组演变成健康教育小组，随着社工与医护人员的磨合，医护人员了解到自身在小组中扮演的角色以及社工的主要作用。在适当的时间,社工会邀请医护人员在小组中分享相关内容。

(二)单次小组是对当前常规医疗工作及 MDT 工作的补充

以唇腭裂治疗为例,虽然对患儿心理障碍的预防和治疗已成为唇腭裂序列治疗的重要组成部分,但常规医疗工作仍无法深入顾及及专业干预患儿家庭的心理、社会状况。社工通过对患者及其照顾者进行心理社会需求的综合评估,提供有针对性的情绪、信息支持等,争取帮助患者实现"身心社灵"全方位康复,是对当前常规医疗及 MDT 工作的补充。

(三)单次小组对医务社工专业素养提出更高要求

单次小组与多节次小组不同,服务次数只有一次,服务时间较为短暂,需要医务社工更加快速地与服务对象建立专业关系、评估及回应需求。医务社工可以运用参与医疗查房、医护人员转介、主动回应服务对象需求等方式,与服务对象较快建立专业关系,优先处理服务对象紧急、社工能力可及的需求,这些要求对医务社工的专业能力提出更高挑战。

(四)单次小组是发现个案服务对象的重要来源

在小组服务中,服务对象对医务社工身份与角色有了基本认识,同时在小组支持动力下,服务对象表达了自身或家庭存在的困扰与需求。针对小组中难以处理的需求,社工在小组结束后及时跟进,从而发展成为潜在个案服务对象。

七、评估反馈

(一)小组活动过程中组员评估

A 妈妈表示她这是第一次说这么多话,从来没有机会,也没有人听她说这么多,她说出来后觉得痛快多了,哭出来就好了。她也表示自己平时整天发脾气,现在也知道有时候也许是真的累了,需要休息一下,才能更好地去照顾宝宝。

B 妈妈表示之前一直很担心宝宝的容貌问题,怕女儿长大后不漂亮,会自卑。通过社工讲述的 35 岁妈妈自身是唇裂,却那么自信、乐观、爱笑的例子,她知道自己该怎么做了,也很有信心把女儿培养成那样的人。

C妈妈在小组活动中问了我们很多问题,有的的确让人很难回答,但我们通过引导大家,引导C妈妈自己去想办法,一一解决了这些问题。比如,我们应该把孩子送回老家吗?以后我们要不要告诉他这是唇裂,还是骗他说这是感冒?很多妈妈会针对她的这些问题说出自己的见解,社工也会摆出利弊,让C妈妈自己去寻找自己想要的答案。

(二)组后跟进评估

A:"昨天和你说了那些话后就好多了,现在就等着出院,然后再去做个检查,如果没事就放心了,如果有问题的话,我相信我自己也会积极应对的。"

B:"孩子输液,又闹人,所以那个(家庭作业)也没来得及写,我把昨天的收获也给我老婆说了,谢谢你们,这些对我们也很有帮助。"

C:"昨天小组活动回来,我就带着女儿去8号床了,两个小朋友在一块的确比和我们大人在一块话多,我出院后也会多带她去玩,她就是太内向了。"

(三)护理人员反馈

我觉得挺好的,比如我们小组的那位妈妈,她不识字,不会预约,这时候你们给她提供了预约方面的信息,真的是实实在在帮到她了。我们平时都很忙,在这方面也帮不了他们,确切地说是没空帮他们。你们这时候真的帮了我们很多,而且给了他们心理支持,他们变得开心乐观,我们做起工作来也就方便很多了。

参 考 文 献

[1] 孙振军,杜勤,梁爽,等.序列治疗理念下唇腭裂患儿家庭社会工作服务探究[J].中国医学伦理学,2020,33(02):219-222.

[2] 童敏.社会工作理论[M].北京:社会科学文献出版社,2019.

[3] 凌寒.卫生部发布《中国出生缺陷防治报告(2012)》[J].中国药房,2012,23(39):3693.

[4] RAHIMOV F, JUGESSUR A, MURRAY J C. Genetics of

nonsyndromic orofacial clefts［J］. Cleft Palate Craniofacial Journal，2012，49（1）：73-91.

作者简介

孙振军：上海交通大学医学院附属第九人民医院医务社工、高级社会工作师，社会工作专业博士在读。

蔡小芳：上海交通大学医学院附属第九人民医院医务社工、助理社会工作师，社会工作专业硕士。

刘隽：上海交通大学医学院附属第九人民医院门急诊管理处处长、副主任医师。

朱敏：上海交通大学医学院附属第九人民医院口腔颅颌面科副主任、主任医师，硕士生导师。

王旭东：上海交通大学医学院附属第九人民医院副院长、教授、主任医师，博士生导师。

专家点评

医务社会工作实务案例的专业典范，体现社会工作专业性，发现水面下的"冰山"，深度解决潜在问题。本案例的实施过程体现了社会工作实务过程中的专业性与艺术性，值得医务社会工作者学习和借鉴。

对本案例提出如下几点建议：在实务开展中要充分应用优势视角，患儿家庭正面支持需要进一步挖掘。单次服务小组的服务效果有限，可根据实际工作情况尝试对固定的小组成员开展多次连续小组工作，小组服务对象应以 8 人为最低限制，这样更能发挥小组工作的作用。

——武汉大学社会学院教授　慈勤英

专家简介

慈勤英，博士、武汉大学教授、博士生导师、武汉大学"珞珈特聘教授"、教育部社会学类专业学位教学指导委员会委员、中国社会学会理事，曾任武汉大学社会学系副主任。研究方向为社会工作与社会政策、人口研究、社会性别研究。

社会支持视角下肢体功能障碍儿童家庭的社会工作干预

闫鹏飞　朱修明　林　怡

复旦大学附属华山医院

一、背景介绍

肢体功能障碍是指人体运动系统的结构、功能损伤造成的四肢残缺或四肢、躯干麻痹（瘫痪）、畸形等，导致人体运动功能不同程度的丧失，以及活动受限或参与的局限。肢体功能障碍包括：上肢或下肢因伤、病或发育异常所致的缺失、畸形或功能障碍；脊柱因伤、病或发育异常所致的畸形或功能障碍；中枢、周围神经因伤、病或发育异常造成躯干或四肢的功能障碍。目前，在复旦大学附属华山医院就诊的肢体功能障碍儿童中，脑瘫与产瘫患儿占大部分。脑瘫属于多重残疾，是脑部在未发育成熟时受到损伤而导致的智力、语言、视力、肢体等方面的多重功能障碍，可以发生在婴儿出生前、出生后或生产过程中。产瘫是胎儿出生时臂丛神经损伤所致的上肢瘫痪，主要表现为上臂伸展无力、垂腕垂指等功能障碍。长期以来，这群特殊患儿面临就学教育、临床康复等各种问题的困扰。当家庭成员中有肢体障碍患儿时，家庭成员往往承受着身体、心理与经济负担的多重压力，使家庭陷入困境之中。

有研究指出，康复治疗对于肢体功能障碍儿童及家庭的影响在于提供及时的社会支持，为患儿提供详细的康复治疗方案，为家庭提供照顾的机会[①]。患儿母亲不得不面对生活质量下降的现实，有的被迫放弃或者暂停自己原来的工作，患儿突发病情的强烈冲击可引发患儿母亲剧烈的情绪反应，

---

① FIRAT T, OSKAY D, AKEL B S, et al. Impact of obstetrical brachial plexus injury on parents[J]. Pediatrics International, 2012, 54(6): 881-884.

自我感觉被社会隔离①。鼓励肢体功能障碍儿童及家庭参与更多有意义的社会活动,如写作、器乐演奏、体育运动和休闲活动,有利于提高其社会支持与生命质量②。复旦大学附属华山医院主办的"童心愿"儿童康复成长营结合了医院优质重点科室(康复医学科、骨科、神经外科、神经内科、医务社工部等),以多学科融合、全面关爱为理念,为患儿提供多元化的康复、心理教育指导及日常生活自理引导服务。

二、理论基础

社会支持是指一定社会网络运用一定的物质和精神手段对社会弱势群体进行无偿帮助的行为的总和,一般是来自个人之外的各种支持的总称,是与弱势群体的存在相伴随的社会行为。社会支持对个体心理健康的保护机制通过直接效应促进个体心理适应,或通过减缓压力带来的负面作用的间接效应,对个体心理产生影响。社会支持理论认为,个体需要足够资源来应对环境的挑战,包括个人资源和社会资源。以社会支持理论为取向的社会工作,强调通过干预个人的社会网络来改变其在个人生活中的作用。

三、需求评估

研究表明,OBPP 患儿母亲更容易出现抑郁状况,罹患其他心理问题的风险也会增加③。根据 2021 年对华山医院 102 名肢体功能障碍儿童照顾者的问卷调查发现,34%的家长存在轻度焦虑,15%的家长存在中度焦虑,12%的家长存在重度焦虑,共计 61%的家长存在轻度以上焦虑情况;25%的家长存在轻度抑郁,33%的家长存在中度抑郁,17%的家长存在重度抑郁,共计 75%的家长存在轻度以上抑郁情况(见表 1-8)。这明显高于国外研究中 52.74%的焦虑及抑郁比例。

---

① OSKAY D, OKSUZ C, AKEL S, et al. Quality of life in mothers of children with obstetrical brachial plexus palsy[J]. Pediatrics International,2012,54(1):117-122.

② SPAARGAREN E, AHMED J, OUWERKERK W J, et al. Aspects of activities and participation of 7-8 year-old children with an obstetric brachial plexus injury[J]. European Journal Paediatric Neurology,2011,15(4):345-352.

③ KARADAVUT K I, UNERI S O. Burnout, depression and anxiety levels in mothers of infants with brachial plexus injury and the effects of recovery on mothers' mental health[J]. European Journal Obstetrics and Gynecology Reproductive Biology,2011,157(1):43-47.

表 1-8　2021 年华山医院 102 组肢体功能障碍儿童照顾者焦虑抑郁情况

项目	无	轻度	中度	重度
焦虑情况	39%	34%	15%	12%
抑郁情况	25%	25%	33%	17%

通过对 18 组康复家庭的半结构访谈了解到,康复家庭面对多重困境,下面从生理层面、心理层面和社会层面进行陈述。

(一)生理层面

(1)疾病的复杂性。肢体功能障碍的诊断过程比较复杂,很多儿童可能经历了多家医院、多个医生诊断才最终确诊。

(2)治疗的长期性与康复的不确定性。儿童的治疗过程是随着儿童年龄的增长而改变的,多数儿童的治疗过程是周期性康复加阶段性手术,具有长期性及复杂性。

(二)心理层面

不少父母会因孩子生病而产生愧疚感,可能会归因为自己怀孕时的某些行为,或者对产科医院的选择等。在长期的治疗过程中,在是否治疗、选择哪种治疗方式等问题中,父母会产生多重的焦虑抑郁情绪;而面对亲人朋友的询问,父母会羞于告知他们孩子真实的疾病,有病耻感。

(三)社会层面

孩子的治疗是长期的、高费用的,且治疗效果是不确定的,家庭成员在治疗方案的选择上会起争执;外地患者需要长期往返于居住地与上海的医院之间;治疗及治疗相关产生的费用比较大,家庭的经济负担比较重。

要解决康复儿童家庭的多元化问题,需要从多元化视角开展服务。我院从社会支持角度出发,建立儿童及家庭间的支持与照顾体系,以线上线下联动的方式开展成长营服务。

四、服务过程

(一)服务目标

(1)医院康复与家庭康复联动,提升肢体功能障碍儿童的康复能力和水平；

(2)以成长营为媒介,促进家庭成员之间的互动与支持;

(3)链接资源,提高康复家庭的社会支持水平。

(二)服务策略

可将社会支持大致分为两类:①客观实际的支持,即实际社会支持,包括物质上的援助和直接服务;②主观体验或情绪上的支持,即领悟社会支持,领悟社会支持通过对支持的主观感知这一心理现实影响着人的行为和发展,更可能表现出对个体心理健康的增益性功能。社会支持能够缓解个体心理压力、消除个体心理障碍,在促进个体的心理健康方面起着重要作用。

康复家庭多来自外地,而每个手术与康复周期需要持续一个月到一年不等,许多家庭选择父母中的一方(多为母亲)在医院周边租房居住,以手术结合康复帮助患儿提高肢体功能能力,另外一方则在老家工作。患儿主要照顾者面临着治疗的不确定性与巨大的心理压力。"童心愿"公益团队除了提供医疗指导、心理支持外,更多地注重家庭间的互助、社会的支持(表1-9)。

表1-9　社会支持情况

对象	实际社会支持	领悟社会支持
儿童	多学科诊疗、儿童诊室装修、手功能康复玩具	儿童成长营、儿童工作坊、儿童心理发展指导
家庭	康复器械互助、手术及康复资助、陪诊志愿者	公益科普讲座、个案服务、家庭互助支持小组

(三)服务程序

在患儿家庭来院就诊后,会由痉挛状态MDT团队进行多学科的联合会诊,给予治疗建议。患者有社工服务需求时,医护团队会转介社工,社工通过评估发现患者不同层面的需求后给予协助。

(四)服务计划实施过程

图1-17为整个项目实施过程,主要为家庭提供以下服务内容:

(1)成长营/工作坊:围绕肢体功能障碍儿童功能康复问题,开展成长营/工作坊活动,一般活动设计为医学相关科普讲座、心理健康发展讲座、主题工作坊等。现已开展绘画工作坊、音乐治疗工作坊、感觉统合训练工作

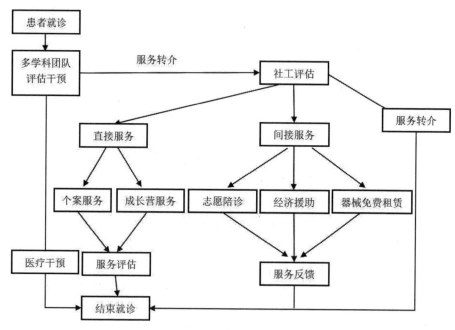

图 1-17　华山医院肢体功能障碍儿童干预程序

坊、手功能工作坊等内容。

（2）公益科普讲座：神经外科、神经内科、骨科、康复医学科、医务社工部等科室会定期在成长营活动中开展科普讲座，内容涉及医学前沿介绍、治疗手段介绍、康复知识讲座、儿童心理发展知识讲座、营养指导、日常生活指导等内容。

（3）多学科诊疗服务：针对有需求的患者，在经过多学科评估后，会由专家发起由神经外科、神经内科、骨科、康复医学科、放射科等组成的多学科会诊，为家庭提供最权威、最专业的诊疗意见。

（4）康复器械互助：购买适用于不同康复阶段儿童的不同康复器械，免费租借给家庭贫困儿童，到期后再次租借给其他家庭，减少家庭负担并增加器械的使用率。

（5）手术/康复费用资助：针对家庭贫困的儿童，由康复师提出申请，经过家庭所在社区、医师及医院的认定后，可资助单周期康复费用；经过医生评定可进行 SDR 手术的贫困患者，可资助手术费用。

（6）开辟儿童专用诊室：美化装修，贴壁纸、挂柜子，由职工捐赠图书来构建图书角，增加儿童康复过程的趣味性。

（7）志愿陪诊：部分儿童在就诊过程中，只有父母一方陪同，儿童对环境不熟悉、易哭闹，因此在康复科安排专门的志愿者，为不便的家长提供陪诊服务。

（8）个案服务：个案服务来源有两方面，康复师转介和患者主动寻找，针对有儿童教育指导、家庭关系调和、情绪舒缓等需求的家庭，进行个案服务。

活动开展情况及服务内容见表1-10。

表1-10　活动整体开展情况及服务内容

活动时间	活动名称	活动内容	参与人数
2019年6月	"童心愿"关爱肢体功能障碍儿童康复成长营启动仪式	1.院领导致辞 2.项目介绍 3.捐赠仪式 4.开营仪式 5.领导致辞 6.康复演讲 7.大手牵小手 8.义诊	50组家庭
2019年7月	"童心愿——清心一夏"手功能工作坊	1.破冰活动 2.组队 3.杯子舞演示学习 4.协同绘画	10组康复家庭 15名职工子女志愿者
2019年7月	"童心愿"康复儿童暑期夏令营	1.破冰及自我介绍 2.康复讲座 3.游戏环节	10组康复家庭
2019年12月	"童心愿"康复儿童迎新成长营	1.嘉宾致欢迎词 2.儿童康复诊室揭幕仪式 3.康复器械捐赠仪式 4.家庭康复器械使用指导 5.交流互动 6.节目表演 7.小小心愿 8.互赠礼物	12组康复家庭

活动时间	活动名称	活动内容	参与人数
2020年6月	"童心愿"六一儿童成长营暨康复家庭沙龙	1.致欢迎辞 2.暖场游戏:逛三园 3.第二批康复器械免费租借仪式 4.儿童康复指导手册正式颁布 5.康复知识小讲座 6.童声交响乐:小型乐器演奏 7.儿童节礼物发放及合影留念	12组康复家庭
2020年10月	童心愿康复儿童成长营婴幼儿手功能工作坊	1.康复知识讲座 2.家长放松训练 3.任务导向性作业治疗——手指画	10组康复家庭
2020年12月	"童心愿"迎新成长营暨结项仪式	1."童心愿"康复儿童成长营项目总结 2.捐赠儿童家庭代表发言 3.康复儿童表演琵琶独奏 4.康复器械捐赠仪式 5.儿童健康基金会领导发言 6.星光能源代表发言 7.感谢状颁发 8."童心愿"康复指导手册及康复视频发布 9.手功能康复工作坊:儿童康复成长树 10.结营仪式:赠送礼物、合影	12组康复家庭

续表

活动时间	活动名称	活动内容	参与人数
2020 年 12 月	"童心愿"迎新成长营暨结项仪式（线上）	1.医院领导致辞 2.迎新成长营活动介绍 3.肢体功能障碍儿童康复成长营项目总结回顾 4.愿公益讲座:神经外科张海石教授 5.愿公益讲座:骨科黄加张教授 6.愿公益讲座:康复医学科朱俞岚康复师	50 组康复家庭
2021 年 3 月	"童心愿"康复儿童成长营团体游戏工作坊	1.嘉宾致辞 2.家庭康复小贴士 3.康复辅具在儿童康复中的应用 4.团体游戏 5.互赠礼物、合影	10 组康复家庭
2021 年 6 月	华山医院"童心愿"康复儿童成长营暨第二季启动仪式	1.嘉宾致辞 2."童心愿"肢体功能障碍儿童康复成长营第二季开营仪式 3.热身游戏:爱就抱一抱 4.儿童感觉统合训练 5.儿童康复带操 6.竞技游戏:一往无前: 7.竞技游戏:彩虹伞 8.竞技游戏:袋鼠蹦蹦跳 9.竞技游戏:无敌风火轮 10.薰衣草公园导览及游玩	20 组康复家庭

五、总结评估

(一)项目完成情况

①开展成长营活动 12 期,参与活动家庭超过 200 组,直接惠及 600 余人。

②项目资助 10 名儿童单周期康复、1 名儿童开展 SDR 手术;购买儿童专用康复器械 12 台,免费租借给 16 户家庭使用;开辟儿童专用康复诊室一间,添置一个儿童读书角。

③制作康复指导手册 1 本,发放 200 余本,制作康复指导视频 3 部。

④线上、线下多学科义诊 4 次,志愿陪诊 500 小时以上,个案服务 8 人次;"复旦大学附属华山医院"公众号推送康复指导 4 篇,阅读量均过万。

⑤活动受到中国新闻网、文汇报、上观新闻、看看新闻等媒体报道,入围2019 年"公益之申"之十佳公益项目并收获人气奖。

(二)项目效果评估

过程评估使用自编问卷进行活动的评价,包括"总体评价"、"活动设计"、"提高信心"、"增强支持"及"意见建议"五个题目,前四个题目使用"非常不同意""不同意""一般""同意""非常同意"进行 1～5 分赋值。在每次成长营活动后填写问卷,共 192 人填写。活动总体满意度达 4.88 分,其中"增强支持"项 4.96 分,得分最高(表 1-11)。说明参与活动成员对活动的满意程度较高,活动对肢体功能障碍儿童与家庭在提高康复信心和增强社会支持方面起到了良好效果。

表 1-11 线上成长营满意度情况

项目	Mean	Std. Err	95% Conf. Interval
总体评价	4.88	0.02	[4.83,4.92]
活动设计	4.86	0.02	[4.83,4.92]
提高信心	4.85	0.03	[4.80,4.90]
增强支持	4.96	0.01	[4.93,4.99]

结果评估使用 PHQ-9 和 GAD-7 对照顾者进行焦虑抑郁情况的对比。通过前后测对比可知,干预后 PHQ-9 得分减少 2.09,GAD-7 得分减

少 1.62,重度抑郁减少 6 人,中重度和中度焦虑减少 8 人,说明通过成长营的干预,研究对象的抑郁和焦虑情况得到改善(见表 1-12、表 1-13)。

表 1-12　焦虑抑郁情况前后测对比

		Mean	Std. Err	95% Conf. Interval
PHQ-9	前测	9.61	1.11	[7.38,11.84]
	后测	7.52	0.94	[5.63,9.40]
GAD-7	前测	8.73	0.98	[6.76,10.70]
	后测	7.11	0.85	[5.39,8.82]

表 1-13　焦虑抑郁分布情况对比

变量		前测		后测	
		频数	占比	频数	占比
抑郁	无	16	28.57%	23	41.07%
	轻度抑郁	16	28.57%	16	28.57%
	中度抑郁	11	19.64%	6	10.71%
	中重度抑郁	3	5.36%	7	12.50%
	重度抑郁	10	17.86%	4	7.14%
焦虑	无	20	35.71%	27	48.21%
	轻度焦虑	14	25.00%	12	21.43%
	中度焦虑	5	8.93%	8	14.29%
	中重度焦虑	8	14.29%	5	8.93%
	重度焦虑	9	16.07%	4	7.14%

六、专业反思

(一)团队的一致性与服务的有效性

在整合服务的过程中,社工在多学科团队中的定位、功能与作用伴随着团队合作不断加深一直在发生变化。社工在服务中的团队决策、识别与评估、社会心理与行为健康需求、整合服务等方面发挥着重要作用,但社工在跨学科团队中的角色地位却常常没有得到足够的重视,在功能及角色定位上需要进一步明确。

在服务有效性评估方面,起初对患者服务成效的评估并未引起人们的重视,而社会支持感的评估也是一个较为长期的过程,所以定量评估缺乏较为科学的数据支持,这是在后续服务中需要进一步加强的。

(二)服务的可复制性和推广性

医务社工协同多学科团队共同设计服务,针对肢体功能障碍儿童的多方位关爱模式,是项目设计的成果。在之后的工作中要进一步总结服务经验、制定服务标准,形成规范化的服务模式及服务流程,开发肢体功能障碍儿童的干预手册,为服务内容提供理论和实证研究的支持,同时也有利于项目内容的复制和推广。

(三)社会政策倡导及服务延展

项目在社区资源链接的拓展方面还有待提升,儿童居家康复与医院康复的衔接非常影响康复效果及预后,所以提高患儿的依从性,使其在社区也能得到康复指导非常重要。

此外,慕名至上海求医的外省市患儿较多,为了保证康复的效果和连续性,很多家长带着孩子长期在上海居住。协助患儿家庭建立良好的社会支持系统,使其最大限度地获得社会支持力量,有利于儿童治疗及康复,也是医学人文关怀和践行社会主义核心价值观的有力体现。

参 考 文 献

[1] 顾东辉. 社会工作概论[M]. 上海:上海译文出版社,2005.

[2] PAYNC M. 现代社会工作理论[M]. 何雪松,张宇莲,程福财,等译. 华东理工大学出版社,2005.

[3] FIRAT T, OSKAY D, AKEL B S, et al. Impact of obstetrical brachial plexus injury on parents[J]. Pediatrics International,2012,54(6):881-884.

[4] OSKAY D, OKSUZ C, AKEL S, et al. Quality of life in mothers of children with obstetrical brachial plexus palsy [J]. Pediatrics International,2012,54(1):117-122.

［5］SPAARGAREN E，AHMED J，OUWERKERK W J，et al. Aspects of activities and participation of 7-8 year-old children with an obstetric brachial plexus injury［J］. European Journal Paediatric Neurology，2011，15(4):345-352.

［6］KARADAVUT K I，UNERI S O. Burnout，depression and anxiety levels in mothers of infants with brachial plexus injury and the effects of recovery on mothers' mental health［J］. European Journal Obstetrics and Gynecology and Reproductive Biology，2011，157(1):43-47.

［7］BENJAMIN K. Part 1. Injuries to the brachial plexus: mechanisms of injury and identification of risk factors［J］. Advances in Neonatal Care，2005，5(4):181-189.

［8］ANDERSON L，KINSMAN S，OBERLANDER M. Postoperative Compliance and Return to Work After Rotator Cuff Repair: Value of an Interactive Online Rehabilitation Program Among Patients Treated Under Workers' Compensation ［J］. Orthopedics，2021，44（2）:e197-e202.

［9］LIGHTSEY H M，KANTROWITZ D E，SWINDELL H W，et al. Variability of United States Online Rehabilitation Protocols for Proximal Hamstring Tendon Repair［J］. Orthopaedic Journal of Sports Medicine，2018，6(2).

［10］HANSEN H，BIELER T，BEYER N，et al. COPD online-rehabilitation versus conventional COPD rehabilitation-rationale and design for a multicenter randomized controlled trial study protocol (CORe trial)［J］. BMC Pulmonary Medicine，2017，17(1):140.

作者简介

闫鹏飞，复旦大学附属华山医院医务社工，中级社会工作师，社会工作专业硕士。

朱修明，复旦大学附属华山医院医务社工，中级社会工作师。

林怡，复旦大学附属华山医院医务社工部主任。

专家点评

　　该案例具有专业特色,体现在以下三个方面:服务领域的开创性体现在以肢体障碍照顾者及家庭系统为服务对象;服务过程系统性与延伸性主要体现在多学科团队评估、直接服务与间接服务相结合、服务评估与反馈的强化;服务效果的量化评估体现在通过相关量表的前测与后测进一步量化服务成效,服务具有可复制性和推广性。有待完善和发展的方面在未来发展中会得以解决。医务社会工作者的实践为医务社会工作发展提供了素材,夯实了发展基础。

华中科技大学社会学院教授　向德平

专家简介

　　向德平,男,博士,教授,博士生导师,华中师范大学社会学院院长,湖北省人文社会科学重点研究基地"社会发展与社会政策研究中心"主任。2007年10月入选教育部"新世纪优秀人才支持计划",2009年入选"新世纪百千万人才工程"国家级人选,享受国务院政府特殊津贴。

乳腺癌患者认知偏差的介入研究与实践反思

顾丽琪　杜　珺　杨怡静

云南省肿瘤医院

一、案例背景

(一)政策背景

健康中国行动推进委员会制定的《健康中国行动(2019—2030 年)》指出:牢固树立"大卫生、大健康"理念,坚持预防为主、防治结合的原则,针对重大疾病和一些突出问题,聚焦重点人群,促进以治病为中心向以健康为中心转变,提高人民健康水平。以健康为中心强调"全人照护",医务社会工作者作为医疗团队的一员,能够帮助患者及其家庭成员应对由疾病和治疗引发的社会与心理问题,因此医务社会工作在提升优质医疗服务能力方面具有重要意义。

(二)乳腺癌现状

1.乳腺癌发病率不断增高,严重威胁女性的生命健康

近日,世界卫生组织国际癌症研究机构(IARC)发布全球癌症数据,其中乳腺癌已经成为 2020 年新发病例最高的癌种。2020 年,全球癌症死亡病例 996 万例,其中 68 万人因为乳腺癌不幸去世[①]。我国乳腺癌的发病年龄在 45 岁至 50 岁之间,而对于这个年龄段的女性来说,事业和家庭正处于稳定阶段,乳腺癌的发生打破了她们原有的稳定生活,给患者及家人都带来了不同程度的心理困扰,甚至还会危及患者生命,给家庭带来更加沉重的打击。

---

① 王守满.女性须知道的防乳腺癌常识[N].人民政协报,2021-07-21(07).

2.外科手术治疗给女性乳腺癌患者带来新的问题

乳房是女性独有的特征之一,而乳腺癌治疗中大多数患者要经历乳房切除的过程,这意味着女性一个重要性征的缺失。乳腺癌的独特之处还在于,疾病直接威胁患者的生理、心理健康,给女性的生活带来不便,使他们的自我接纳水平降低。在传统的性别分工和角色期待的影响下,很多女性适应了以家庭为中心的生活目标,当这种生活目标因疾病而难以完成时就容易产生自责、内疚等心理,严重影响患者的心理和社会功能康复。除此之外,很多妇女认为患了癌症会给家庭带来巨大的经济负担,加大家人的压力,自己感到更加难过。

(三)案例介绍

1.服务对象来源

服务对象来自医生转介。

2.来访原因

2021年3月14日,服务对象因高烧不退住院,根据各项检查结果和医生会诊,提示是乳腺假体导致服务对象发生细菌感染,高烧不退。由于服务对象的感染比较严重,医生们建议其将假体取出,但服务对象拒绝此治疗方案。由于病人拥有自决权,且暂时不会危及生命,医生们尊重她的决定,采取注射抗生素控制感染的保守治疗方法,到个案访谈前,服务对象已连续一个周进行抗生素治疗。在这段时间内,医生一直同其沟通取出假体的治疗方案,但服务对象一直坚持否定此方案,因此将其转介给医务社会工作者。

3.服务对象基本资料

L女士,41岁,长居云南省某市。于2019年发现肿块,不久后确诊右乳腺癌,术中行肿块切除保乳术,尊重病患自决权,放入假体。手术后进行化疗8次,放疗25次,术后一年无异常。直到2021年3月14日,服务对象在家中出现发热症状,全身乏力,右乳皮肤发红,主动联系医生后,医生提示需尽快到我院进行诊治。服务对象入院时,感染情况严重,在控制住服务对象病情后,医生同服务对象沟通取出假体,但服务对象始终不同意,因此医生采取保守治疗,使用抗生素先稳定感染情况,待服务对象做出决定,再采取下一步的治疗方案。

（四）小结：开展医务社会工作服务对促进乳腺癌患者康复具有重要作用

乳房的缺失带来的不仅是生理上的病痛，伴随而来的心理问题也在困扰着乳腺癌患者及其家属，这给患者做决定带来了很多阻碍，使患者难以正确看待自己。医务社会工作者在实际工作中注意到了此问题并由此开展了一系列的研究和服务。彭燕楠等人帮助受到主流文化影响的乳腺癌患者梳理了针对疾病及其影响的"残缺"叙事，并以此为依据，通过"问题外化"协助乳腺癌患者修正自身与疾病的关系并重构自我故事，从而改善乳腺癌患者的焦虑抑郁情绪[①]。

本案例基于对一位中年乳腺癌患者的叙事治疗干预，探索医务社会工作如何帮助患者减低因疾病和治疗导致的焦虑抑郁、内疚和自责等情绪和病耻感，发现患者存在的非理性认知，帮助患者梳理生命故事，挖掘患者以往的成功经验、对未来的期待以及拥有的能力和资源，促进患者通过具体行动去改变现有状况。

二、问题分析

（一）负面情绪强烈

1. 失望："乳房"的失而复得

服务对象在接受保留皮肤和乳头的手术之后，通过植入假体让自己的乳房看起来"完好无损"，但不久后假体感染，威胁生命，医生建议立刻取出假体，起起伏伏的治疗经历让服务对象保留乳房的愿望破灭，给她带来了沉重打击。

2. 烦躁：住院半个月迟迟决定不了治疗方案的煎熬

服务对象自发热住院以来，迟迟未决定是否接受取假体手术，因此一直采用抗生素治疗，病房里面不停出院、不断更换的病友，自己没有得到根治的病情，让服务对象整个人很烦躁，拒绝和其他人沟通。

3. 愧疚：不能生育和不能哺乳——没有机会承担起来的家庭责任

服务对象因身体原因没有实现怀孕生子，检查报告上"乳腺癌"的结果让她及其家庭备受打击。不能生育、失去乳房，让服务对象认为自己"不再

① 彭雁楠,孟馥,吴晓慧.从残缺到重塑：社会工作介入乳腺癌患者的研究——叙事治疗的视角[J].中国社会工作,2017(09):23-27.

是一个完整的女性""对不起老公和家人",没有承担起作为妻子、母亲的家庭责任,从而心生愧疚。

4.自卑:病耻感强烈

一方面,服务对象在进行第一次手术时,在全切和假体植入术中毫不犹豫地选择了后者,之后假体出现了排异反应,服务对象也曾多次询问"有没有可能再放入一个假体",可见她是非常在意乳房的外形的;另一方面,和服务对象同病房的患者,大多是全切和保乳,没有因为假体来进行治疗的病人,这让服务对象觉得自己是因为"假的东西"而住院,感到羞耻,不愿意同病友交谈,经常独自一人面对墙壁发呆。

(二)逃避行为突出

每天早上查房时,只有主治医师帮她查看感染控制情况或问及是否手术时,服务对象才会回答和做出反应,其他时候服务对象都是独自一人坐在床上,不与他人沟通交流;当医务社会工作者尝试跟服务对象进行沟通时,服务对象会装作正在睡觉的样子,躲避谈话。

(三)影响因素分析

首先,坎坷的抗癌经历让服务对象在生理上多次体会了痛苦,在心理上遭受了多次打击,这两方面的不适让其陷入困境,"取出假体"成为"最后一根稻草",让服务对象崩溃,从而导致了负面情绪的产生。

其次,服务对象的人生经历——生育失败,即将失去假体,这两件事叠加起来的冲击是服务对象难以承受的,为人妻子,没有机会承担起"母亲"这个角色所要承担的家庭责任,让服务对象对整个家庭产生愧疚感,所以服务对象冒着生命危险也要坚持保住假体。

最后,社会文化、周围环境对女性价值的建构偏重于社会性别角色,"母亲""妻子""女儿"等角色表现成为评判一个女性是否有价值的标准,让服务对象将自我价值倾注到性别上,产生"宁可失去生命,也要保住乳房"、"一个有乳房、可以生育的女人才是真正意义上的女人"的认知。

三、理论基础

(一)认知行为理论

认知行为理论是认知理论和行为理论的整合,该理论认为在认知、情绪和行为这三者中,认知扮演着非常重要的角色,是情绪与行为的中介;情绪和行为的困扰主要归因于不合理的认知方式。该理论强调认知在解决问题中的重要性,认为要通过察觉和改变不合理认知来改善负性情绪,修正不良行为,再通过情绪和行为的改善来巩固正确的认知方式。本案例在治疗方式上,侧重改变不合理的认知方式,同时也重视对行为的改变,帮助服务对象达到认知、情感和行为的和谐统一①。

有文献显示,认知行为理论已在女性青少年抑郁、围生期抑郁干预以及乳腺癌、卵巢癌等恶性肿瘤患者的介入等领域广泛应用,且效果显著②。应用该理论要注意以下几个原则:一是服务对象的问题并不是固有的,而是后天习得并形成的,因而可以通过学习来改变和解决;二是要注重专业关系的建立,良好的专业关系有助于促进专业服务的开展;三是要承认服务对象的独特性,将服务对象的问题放在具体的环境中分析,并重视环境对服务对象的影响。

(二)叙事治疗视角

叙事治疗由社会建构主义者——迈克尔·怀特和大卫·艾普斯顿创建,是基于后现代主义思想和社会建构主义而发展起来的一整套心理治疗和个案社会工作实践的新模式。叙事治疗通过故事叙说、问题外化与解构、故事重构几大步骤,帮助服务对象对自我的经验进行挖掘和对故事进行再创造,支持服务对象为自己创造解释性故事来理解生命的意义。通过谈话的方式将服务对象所处文化背景下的问题外化,使其发现偏差故事来源于主观语言的建构,而非自己本身的问题。在解构偏差故事的过程中,发现服务对象的积极认知,帮助其建构新的生命故事。出于去中心化思想,叙事治疗认为个体的经验都是独一无二的③。

具体来说,首先,医务社会工作者要引导服务对象叙述生命故事。由于受原生家庭、媒体、主流文化等影响,服务对象倾向于忽视违背其生活目标的信息。这些被忽视的信息会影响服务对象的情绪、思想和行为。其次,医

---

① 张晶.浅析认知行为理论在社会工作实务中的运用[C]//"决策论坛——企业精细化管理与决策研究学术研讨会"论文集(上、下),2015.

② 富洁,庄婕,陈洁.基于认知行为理论对女性全生命周期健康管理模式的探讨[J].中国社会工作,2020(9):20-23.

③ 李晓芳.叙事治疗在医务社会工作中的应用——以北京市S医院一例癌症患者为例[J].中国社会工作,2021(18):32-34.

务社会工作者以尊重和乐观的态度,并通过好奇心、坚持和不批判为服务对象创造安全的空间,为其重新创作被边缘化的故事提供支持。在此期间,医务社会工作者致力于让服务对象成为生活的专家,使其专注于充满问题的故事,从中努力感知自己的优势和能力。最后,医务社会工作者使用历史和现实的证据来增强服务对象面对压迫的能力,使其得出新观点。

在帮助癌症患者走出思维困境、澄清被疾病扭曲的认知、重构积极的身份和生命价值体系、改善患病后的生存质量等方面,叙事治疗模式提供了一种新的思路。在此视角下,服务对象站在旁观者的角度与事件对话,由医务社会工作者将其与问题剥离,并在充满问题的故事中找到被忽视的应对难题的能量和能力,发现并建立新的有积极意义的故事,提升服务对象的自我效能感和抗逆力,使其在面对疾病时更加坚强也更为主动[①]。

四、服务计划

(一)服务目标

1. 总目标

疏解服务对象的负面情绪,了解其行为背后的原因,协助其同医生建立良好的沟通关系,澄清不同选择会带来的后果,协助服务对象在理性的情况下做出选择。

2. 具体目标

(1)了解服务对象拒绝医生建议,坚持保住假体行为背后的深层次的原因;

(2)让服务对象意识到并接受自己治疗过程的不容易,从而帮助其发泄情绪;

(3)帮助服务对象正确认识乳腺癌相关知识、治疗方式以及愈后效果,让其更加理性地面对疾病;

(4)通过谈话来确定服务对象是否存在非理性信念,若确实存在,则协助服务对象尝试推翻非理性信念,为新的思维方式的产生争取机会;

(5)通过叙事疗法让服务对象清楚产生困扰的原因和所拥有的资源,帮助服务对象拓展思路,跳出固定的社会性别框架而寻找自己的人生价值,借

---

① 张晓静,梅竹.社会工作介入血液肿瘤患儿生命的实践:叙事治疗视角[J].中国医学伦理学,2020,33(1):92-95.

助其成功经验,帮助其跳脱困境。

(二)服务策略

本次医务社会工作介入主要以 CBT 认知行为疗法和叙事疗法作为理论指导,采用个案访谈、疾病知识教授及病友支持相结合的方式开展服务。

运用 CBT 认知行为疗法分析服务对象所持有的非理性信念,寻找负面情绪产生的原因;运用叙事疗法帮助服务对象全面重述自己的故事,引导其意识到非理性信念的存在,理清各种事件产生的前因后果,并发现自己身边的资源。

服务对象行为分析如图 1-18 所示,服务对象信念系统如图 1-19 所示。

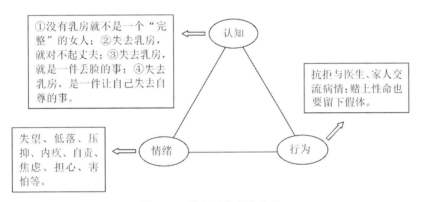

图 1-18　服务对象行为分析

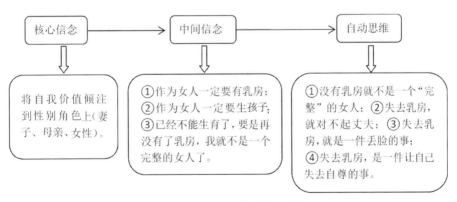

图 1-19　服务对象信念系统

五、服务实施过程

服务实施过程思路如图 1-20 所示。

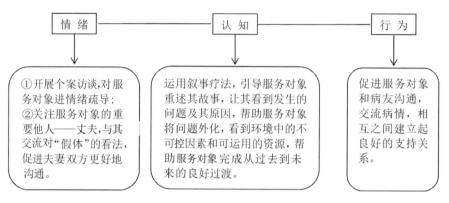

图 1-20　干预思路图

(一)同服务对象建立良好的专业关系

在接触服务对象之前,了解其家庭情况、既往病历、就诊过程等基本信息;将服务对象带离病房,创造一个安静、有安全感的环境,让其拥有发泄情绪的空间;引导服务对象自己表达故事,不要直接提及其治疗方式,避免其产生抵触心理。

(二)情绪疏导

起伏的就诊过程、艰难的保乳经历,让服务对象一次次遭受打击,"取出假体"的手术建议对于她来说是一个创伤事件。服务对象正处于创伤应激期,所有的行为和情绪都是其面对这个创伤性事件所做出的回应,由此产生的各种情绪,需要抒发和宣泄。

(三)引导服务对象重述自己的故事

叙事治疗强调社会工作者站在服务对象的角度叙述故事,让服务对象在重述故事的过程中看到问题和结果,追溯产生变化的原因,从而理清楚故事的因果逻辑,发现自身所要解决的问题和拥有的资源。在访谈中,服务对象曾提及对假体产生排异反应的看法。

服务对象:"我回家以后,什么都没有做,天天就练练瑜伽、跳跳舞,带着这个(假体),人家也看不出来我得了乳腺癌,但是要是有人问,我也不忌讳同她讲。我什么重活都没有做过,治疗的时候也用的是最好的药,咋个就发炎了? 我样样都很注意,我也想不通为什么这种事情就发生在我的身上。"

医务社会工作者:"好不容易做完治疗,受了那么多的苦,又因为假体产生不适而重新住院,这个事情发生在哪个人的身上都会很失望、难过。我知道你已经很努力了,但是假体产生排异反应的原因有很多,并不是说我们自己做到面面俱到就能百分之百地抑制排异反应的产生。我们先了解一下假体排异反应产生的原因好不好?"

运用叙事治疗,让服务对象意识到假体出现排异反应并不是自己的原因,补充乳腺癌相关知识、治疗方式以及愈后效果,让服务对象正确认识排异反应的产生,能够更加理性地面对疾病。

(四)帮助服务对象意识到非理性信念的存在

目前可以明确服务对象主要面临以下几个问题:

①在明知道是假体产生的排异反应让自己再次入院,并且不取出假体可能会有生命危险时,依旧坚持采用保守治疗,想要保住假体;

②在医生、家人们都建议其取出假体时,服务对象产生"要是取出假体,宁愿死在手术台上"、"取出这个坏的假体后,可不可以再放一个进去"的念头;

③拒绝同任何人沟通自己的治疗方案,始终坚持留住假体,并产生非理性信念。

在访谈中有以下对话:

服务对象:嗯……我觉得它没有了,我的自尊就没有了。

医务社会工作者:所以对你来说,假体和自尊是捆绑在一起的,是吗?

服务对象:是的,我认为是这样的。

医务社会工作者:这个想法是什么时候产生的呢?

服务对象:已经很久了。

在经历了辗转就诊后,"假体"成了服务对象自尊的象征,在服务对象的认知里,假体没有了,自己也就不是一个完整的女性了,自尊也就消失了。服务对象将"自尊"和"假体"捆绑在一起,解释自己舍命保假体的行为,非理性信念开始展露。

（五）引导服务对象发现自身资源

服务对象正处在创伤应激期，各种各样的负面情绪和抗拒行为是其应对"取出假体"这个创伤性事件的方式。服务对象目前沉浸在非理性信念所带来的困扰当中，无法看到自身所拥有的资源和优势。医务社会工作者通过同其丈夫进一步沟通，了解到服务对象具有非常有力的社会支持网络，在运用叙事疗法对服务对象的故事进行梳理时，强调其家庭对服务对象的支持和关心，让服务对象意识到自身资源的存在，慢慢建立起继续同疾病抗争的信心。

（六）对"女性"角色树立合理认知

服务对象将自身的价值放到了"一个有乳房、可以生育的女人才是真正意义上的女人"，即社会性别角色所应该承担的责任上，"完整的女性""母亲""妻子"这些角色成了服务对象最想要追寻的东西。通过回溯服务对象以往的人生，回顾其成功经验，让其在自己的过往中寻找自我，帮助服务对象拓展解决问题的思路，拓宽自我价值的赋值范围，从而跳脱角色困境。

六、服务成效评估

（一）服务对象行为上的改变

服务对象愿意同医生交流，了解手术和不手术的后果；开始主动尝试和其他乳腺癌患者交流，讨论病情；愿意向医务社会工作者表达自己的想法。通过和家人的商讨，服务对象最终同意取出假体的手术方案，并在手术同意书上签字。

（二）服务对象情绪上的改变

一方面，服务对象的情绪慢慢稳定下来，能够冷静地和医生沟通治疗方案，清楚地表达自己的想法和疑惑；另一方面，服务对象开始尝试同丈夫沟通，将自己的想法告诉丈夫，在表达自己的真实感受的同时了解丈夫的想法，夫妻双方的互动方式得到了有效改善。

（三）服务对象认知上的改变

首先，服务对象接受了取出假体的事实，意识到假体出现排异反应的原因是多种多样的,并不局限于自身原因;其次,服务对象开始将关注重点放到配合治疗上,注意到除了"母亲"和"妻子",还有很多值得自己去探索和获取的角色,并且愿意开始尝试先做好自己,再探索其他的人生角色。

七、专业反思:找准服务对象自决和医生专业建议之间的平衡点

在医院这个特殊的场域里,医务社会工作者在为患者提供专业服务的同时,也有义务配合医护人员的工作,这就容易面临两难抉择:

一方面,医生从"生命至上"的原则出发,根据患者不同的个体情况提供最佳治疗方案,以求最好的愈后效果;另一方面,拥有不同人生经历的患者对"疾病"的认知不同,相同的病情出现在不同的病患身上也会引发不同的决定,造成不同的结果,病患所考虑的不仅仅是"生命",还有许多因素在影响其做出决定。医务社会工作者遵循"案主自决"的原则,认为在服务对象具有清醒意识且不危害他人财产和生命的情况下,有权利做出是否接受治疗的决定。所以找准服务对象自决和医生专业建议之间的平衡点是非常重要的,医务社会工作者应遵循"案主自决"的专业实践原则,不当医生的说客,服务目的是帮助服务对象理清楚自己正在遭遇的事情,鼓励她们接受且面对,同时根据医生建议同服务对象一起详细分析每一个决定可能带来的后果,并让服务对象自己在冷静、理性的情况下做出选择。

参 考 文 献

[1] 王守满.女性须知道的防乳腺癌常识[N].人民政协报,2021-07-21(07).

[2] 彭雁楠,孟馥,吴晓慧.从残缺到重塑:社会工作介入乳腺癌患者的研究——叙事治疗的视角[J].中国社会工作,2017(09):23-27.

[3] 张晶.浅析认知行为理论在社会工作实务中的运用[C]//"决策论坛——企业精细化管理与决策研究学术研讨会"论文集(上、下),2015.

[4] 富洁、庄婕、陈洁.基于认知行为理论对女性全生命周期健康管理模式的探讨[J].中国社会工作,2020(9):20-23.

[5] 李晓芳.叙事治疗在医务社会工作中的应用——以北京市S医院一例癌症患者为例[J].中国社会工作,2021(18):32-34.

[6] 张晓静、梅竹.社会工作介入血液肿瘤患儿生命的实践：叙事治疗视角[J].中国医学伦理学,2020,33(1):92-95.

作者简介

顾丽琪,社会工作硕士,中共党员,社会工作师,现在昆明医科大学第三附属医院乳腺外一科从事医务社工工作。擅长于肿瘤患者的心理疏导和人文关怀。担任云南省医院协会医院社会工作暨志愿服务工作委员会、云南省社会工作联合会医务社会工作委员会秘书长,荣获"2020年度最美医务社工"称号。

专家点评

乳腺癌案例是非常有代表性的,乳腺对于女性患者来说,不仅仅是一个器官,还代表了一个女性的魅力,包括她做母亲的权利,甚至包括人身的完整性。所以作为医生来讲,可能更多的是从理性的层面去考虑案主最后的治疗效果,但是对于案主来说,去接受这样一个方案,会有很多的顾虑。这个时候社工通过叙事疗法,帮助案主去梳理故事,给予案主充分的表达空间,逐步引导她去改变她的非理性认知是非常重要的。

这个社工服务案例充分体现了助人自助的理念。我们总是说,医生在拿出治疗方案的时候,他是非常理性的,他不太会考虑到患者的个体感受,但是对于患者本人来说,在选择治疗方案时往往是感性的,这种感性是符合人物特点,符合人物角色的。而社工往往站在医生和患者之间。医务社工是摆渡人,不能只站在医生的视角跟随他去做一些决策,应遵循案主自决的原则。在案主面对艰难抉择的时候,通过倾听共情,积极提供信息,现身说法,来逐步改变其认知,帮助其慢慢回归到理性角色的层面。

——湖北省医院协会医院社会工作和志愿服务管理专业委员会主任委员　肖燕

专家简介

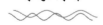

肖燕,管理学博士,主任技师,华中科技大学兼职教授,硕士研究生导

师,湖北省肿瘤医院纪委书记,中国医院协会医院社会工作暨志愿服务工作委员会副主任委员,湖北省医院协会医院社会工作和志愿服务管理专业委员会主任委员,中国康复医学会社会康复工作委员会副主任委员。

支持性小组在孕后期女性选择自然分娩意愿的实践

富　洁　张君丽　陈　洁
复旦大学附属妇产科医院

一、背景与意义

妊娠对于妇女来说是非常特殊的时期,而孕后期更是最后冲刺的阶段。处于孕后期的准妈妈们在生理、心理等方面都会遇到一些困扰和问题,如果不能很好地缓解情绪和解决面临的问题,在后期选择分娩方式时就可能会走入误区。因此,医务社工介入孕后期准妈妈群体显得尤为重要。

(一)项目背景

1. 研究背景

妊娠与分娩是人类繁衍后代的正常生理过程,大多数女性都通过自然分娩产下健康的婴儿。然而,随着医疗技术的日益革新、人类物质水平需求的不断提升,自然分娩率开始逐年下降,而原本只应用于处理难产、妊娠合并症或并发症的剖宫产术的比例却不断上升。二十一世纪之初,在我国大部分城市的产科领域中,非手术指征的剖宫产率达 40%～60%,远远超过WHO 提出的将剖宫产率降到 15%以下的标准[1]。事实上,与自然分娩方式相比,大范围地运用剖宫产,非但不会降低围生儿的病死率,反而会使得产妇死亡的相对危险性回升,对产妇自身及围产儿的后续影响更大,同时无形中增加了卫生资源的消耗,成为我国当下又一个严峻的公共卫生问题。

2. 需求评估

近年来,我院为不断改善医疗服务质量、降低非医学指征剖宫产率,先

---

[1]　World Health Organization. Appropriate technology for birth[J]. Lancet,1985,2(8452): 436-437.

后开展了如"导乐陪伴分娩""分娩镇痛""助产士门诊"等一系列促进自然分娩的利好举措,这些举措的实施着实减轻了孕妇的分娩之痛。但是,随着"二孩"政策的全面开放,屡破新高的分娩量以及医护人员的相对紧缺,导致部分孕妇未能享受到医院的服务举措。

另外,在前来医院建卡的孕妇中,坚定选择自然分娩的孕妇比例在 40% 左右,和内心排斥自然分娩、剖宫产欲望强烈的孕妇基本持平,还有 20% 的产妇在自然分娩和剖宫产的选择上犹豫不定。医务社工在产科门诊针对来院产检的百位孕妇的前期需求调查中发现,当代女性"怕痛""图方便",以及"家人的过分忧虑及不看好的态度"等成为她们在分娩时放弃自然分娩的主要因素。数据显示,实际上非常了解自然分娩知识的孕妇只有 2%,其余的孕妇基本通过新媒体等途径获取知识,这些非正规途径所传递的知识也就造成了无谓的"顺产恐慌"。同时数据指出,近 9 成的孕妇表示希望自己的丈夫可以一起参与学习,这反映出丈夫及家人的支持是孕妇选择自然分娩的又一重要因素。然而,对孕妇伴侣进行调查的报告显示,绝大多数伴侣对自然分娩只是一知半解。

（二）研究意义

医务社工将社会工作中的"社会支持理论"与医学中的"group care"这一独特理念相结合,开展名为"顺产 GO GO GO"的活动。运用社会工作中的"支持性小组"实务工作模式,对孕后期妇女进行分娩知识的强化指导,干预孕产妇及其家人的情感社会支持,为那些害怕自然分娩的孕妇提供持续的生理、心理、社会等方面的个性化优质服务,在提高医院产科自然分娩率的同时,进一步填补医护团队的空缺,形成医生、护士、医务社工、待产父母、新父母志愿者五位一体的支持网络,开创医院优质的医疗服务新模式。

二、干预设计

查阅相关文献时,笔者发现针对孕后期女性,大多研究以医学干预为主,医务社工介入较少。因此,根据在院建卡孕产妇需求调查结果,以孕后期女性为研究对象,借助社会支持理论,开展多学科合作下的支持性小组,使得孕后期女性对自然分娩的适应性有所提升。

（一）研究目标

不断提高组员们的健康教育水平和意识,通过知识宣讲和现场答疑解决组员们的疑惑和困扰。

通过小组活动,逐渐减轻组员们的心理压力和心理负担,让组员们能够在积极健康的心理和生理状态下度过孕后期。

不断完善组员们的社会支持网络,提升社会支持能力,由配偶、亲友、医护人员、医务社工等多层次、多角度地进行社会支持。

(二)研究思路

医务社工在产科门诊选择孕后期女性 5～6 位(一般每次小组活动都要求其丈夫共同参与)。所录取的对象均为 34 周后(即距分娩 5～6 周时间)的孕后期女性,医务社工利用距分娩 5～6 周的产检日安排每节小组活动。为保证小组活动效果,对被选孕妇年龄、骨盆条件等做了限定,并在挑选组员时注意录取一位上胎为顺产的二胎女性。同时,为了具有可比性,排除具有剖宫产指征的孕后期女性。

根据前期门诊调研的数据分析,医务社工整合院内优势资源,组建包含产科医生、营养师、国际母乳喂养师、产后盆底康复医生以及助产士、麻醉师等多名医务人员的医疗团队,将自然分娩的知识普及和信心的建立融入小组课程的设置,以此不断强化入组组员选择自然分娩的意愿,解决组员对自然分娩所存在的困惑与误区,削弱组员自身的心理压力及负担,同时完善组员的社会支持网络体系,由丈夫、亲友、医务人员、社工等组成社会支持网络,多方位提升其社会支持能力。

(三)理论依据

社会支持作为一个多维体系,于 20 世纪 70 年代在精神病学文献中首次提出。国际上具有代表性的 Caplan 认为社会支持是持续的社会集合,组成该集合的拥有支持性的他人能在个体有需要时,为其提供信息、认知指导或给予实际的帮助和情感上的支持[①]。

依据社会支持理论的特点来看,人与人之间是通过一些直接或者间接的联系,形成了家庭、朋友、同事、邻里等关系,而这些纽带统称为具有社会支持功能的社会网络。个人所拥有的资源可以分为个人资源及社会资源。个人资源包含了自我功能和应对能力,社会资源则是指个人社会网络的广

---

① CAPLAN G. The family as a support system[M]//CAPLAN G, KILLILEA M. Support system and mutual help: Multidisciplinary explorations. New York: Grune&Stratton,1974:19.

度以及网络中的人所能提供的社会支持功能的程度。换句话说，一个人所具有的社会支持网络越是强大，他便能越快地适应各种外来环境的挑战。以社会支持理论为基础的社会工作，强调通过干预个人的社会网络来改变其在个人生活中的作用。特别对于那些社会网络资源不足或利用社会网络的能力不足的个体，社会工作者致力于给他们以必要的帮助，帮助他们扩大社会网络资源，提高其利用社会网络的能力。

项目运作模式见图 1-21。

三、干预内容

经过小组招募、挑选组员、确定小组时间、拟定干预策略，以及思考可能遇到的困难和临时处理计划后，我们为小组成员设计了丰富多彩的小组活动。五次小组活动的顺利开展，每次活动结束后的过程分析，都是一个不断反思和进步的过程。

（一）小组的设计与实施

1. 小组开始期（第一节）

1）初期设计与目标

主要安排了促进医务社工与组员、组员与组员之间的关系，认识小组意义的内容，如医务社工介绍小组情况及目标等，并由组员自己讨论制定小组契约。

2）过程分析

在小组工作的破冰环节——第一节活动中，医务社工首先进行自我介绍，让小组成员了解医务社工以及活动目的，同时让小组成员之间相互认识，并通过前期已设计好的游戏等方式，使得小组成员们一步步地熟悉起来，从陌生人变成伙伴。

虽然小组的破冰环节整体气氛比较和谐、活跃，也可以看出小组各成员之间、组员与医务社工之间建立起了初步的信任与支持，但是，活动中还是存在一些需要注意和处理的问题。比如在破冰游戏主题的选择上要考虑场地的限制、组员的年龄及施展的方便度，而整个游戏进程也应当有一定的层次和递进。在"别人眼里你的表情"这个环节中，可以看出准妈妈们之间的互动以及参与度相较之前的"自我介绍""订立小组契约"环节有明显提升。但在游戏总结时，医务社工发现准爸爸们的参与度仍然不高，有些准爸爸甚至觉得游戏过于幼稚，自己无法融入。因此，在设计破冰环节

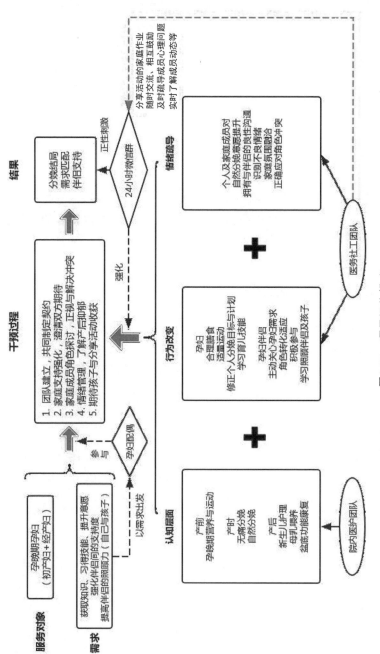

图1-21 项目运作模式

时应当考虑组员的年龄、文化背景等社会因素,同时注意设置一些能够让组员们进一步相互了解的活动,提升准爸爸们的参与度与热情度,让准妈妈们建立起更值得依靠的支持网络,使小组组员既能在"准妈妈"角色的角度上相互支持,又能在自身人格的角度上获得力量。如果这部分内容得以补充,会对后期小组工作的开展起到非常好的促进作用。

2. 小组中期(第二节至第四节)

1)中期设计与目标

主要根据距离分娩的时间远近安排了有针对性的科普知识宣讲,如邀请院内资深产科医生、麻醉师、助产士、母乳喂养师、产后盆底康复医生进行专业介绍和现场答疑;同时为丰富小组活动和缓解陌生氛围,加入减压游戏;不仅如此,为增强孕后期女性的家庭支持,特意设计需要丈夫本人参与的各项互动,如包尿布比赛、产科知识竞猜。

2)过程分析

这一阶段的小组活动内容安排比较丰富。首先,医务社工根据每一节中组员所提出的问题及对课程的疑问制作了"顺产记事本"送给每一位组员,并进行了集中解释,为准妈妈以及准爸爸们提供了一个巩固和加深对分娩的认识的机会。其次,基于这些信息支持,让组员们在进一步了解顺产过程以及注意事项之后,将自身的一些感受分享出来,使组员能够感受到自己一步步接纳顺产的过程,并在这个过程中获取支持和力量。

这一阶段中一系列的知识讲授活动都举办得比较顺利,都能够保证在将信息传递给组员的同时,组员能够以一些必要的互动作为回应。然而,需要讨论和思考的一个环节是小组中期所增加的"准爸爸"的角色这一部分,虽然为准爸爸设置了知识竞赛的活动,比赛的实际效果也反映出准爸爸们重视和认真的态度,但是很明显他们还需要更多的互动来进行经验交流与分享。在我们的活动设计中,缺少了一些让准爸爸们之间交流互动的环节。事实上,准爸爸们同样需要更多的机会去适应自己新的身份,去学习如何更好地帮助准妈妈们调节状态,成为她们强有力的依靠。

3. 小组后期(第五节)

1)后期设计与目标

由于自然分娩的不确定性,此环节重点强调的是新生儿护理技能的培养以及二胎妈妈的经验分享,若有组员提前分娩,则此节小组活动将在新妈妈组员病区开展,用亲身经验来强化组员们对自然分娩的决心。

2)过程分析

最后一节的小组活动侧重于自然分娩的亲身经验分享,让准妈妈们在之前的知识性铺垫之后,结合小组中第一个分娩的新妈妈成员的实际经验分享,能有一次更真实的体验,为即将到来的分娩做最后的心理准备。医务社工们更愿意将这部分活动作为一剂强心针,希望其对组员们起到鼓励和支持的作用。

在这部分活动中,有关于新生儿护理的部分内容,医务社工也希望能够通过新生儿的形象激发出各位准妈妈组员心中的强大力量,促使在小组中形成一个有生命力和希望的正向循环,让组员们在面对自然分娩时更有信心和把握。

小组活动内容如表 1-14 所示。

表 1-14　小组活动内容一览表

节次	名称	目标	内容
第一节	爱相随,一路有你	1.让组员之间互相认识 2.使组员对小组活动有充分的了解和认识 3.共同制定小组契约 4.提高组员对社工的信任度,建立专业关系	1.医务社工自我介绍 2.小组情况及目标的介绍 3.订立小组契约书 4.游戏:别人眼里你的表情 5.小组活动体验分享及期待 6.组建微信群,制作相册并第一次合照 7.布置回家作业 8.满意度调查:你对活动课程安排的评价
第二节	产科知识知多少	1.学习孕后期产检方面以及营养学的知识,获得全面的知识储备 2.获得产科医生的知识信息和精神上的支持 3.准爸爸为准妈妈提供更多的家庭支持 4.组员间分享感受,获得同辈之间的支持	1.上节回顾及作业分享 2.准爸爸知识竞赛 3.产科医生讲课及答疑 4.小组活动体验分享及期待 5.第二次合照并放入相册内 6.布置回家作业 7.满意度调查:你对活动课程安排的评价

续表

节次	名称	目标	内容
第三节	我的压力小屋	1.组员及家属间解读烦恼和压力,形成组内以及家庭间的相互支持 2.组员间分享感受,获得同辈之间的支持 3.通过冥想活动,忘记烦忧,一起深呼吸,使组员舒缓压力,更好地放松心情 4.学习生产前的准备知识,了解生产程序和地点,缓解信息未知造成的压力	1.上节回顾 2.游戏:我的压力小屋 3.冥想 4.集中问题解读,如待产包的准备、产后修养的环境要求等 5.小组活动体验分享及期待 6.第三次合照并放入相册内 7.布置回家作业 8.满意度调查:你对活动课程安排的评价
第四节	顺产助力你一定行	1.发掘自身优势,增加信心 2.理清麻醉的作用及效果,正确认识无痛分娩 3.通过助产士的分享,提前了解生产流程及环境 4.组员间分享感受,获得同辈之间的支持	1.上节回顾 2.游戏:优点大风暴 3.麻醉师讲解无痛分娩的利与弊 4.助产士揭秘产房 5.小组活动体验分享及期待 6.第四次合照并放入相册内 7.布置回家作业 8.满意度调查:你对活动课程安排的评价
第五节	辣妈向前冲	1.发掘自身优势,增加信心 2.通过国际母乳喂养师的知识宣讲,让组员获得更科学的母乳喂养知识 3.学习照顾宝宝日常生活的基本技能,如给宝宝包尿布、泡奶粉 4.讲解产后形体恢复的知识,让组员能够更轻松从容地应对顺产	1.上节回顾 2.以家庭为单位进行包尿布比赛 3.母乳喂养的优点 4.盆底功能小讲座 5.走进已分娩组员病房,与待产组员面对面交流,并请二胎组员分享经验 6.医务社工总结与寄语 7.第五次合照并放入相册内 8.活动反馈

（二）小组的过程干预

医务社工根据距离预产期的时间远近,循序渐进地安排了不同内容的课程,如第一节课以破冰为小组目标,让组员与医务社工相互认识,对小组的目的及意义有一定的了解,通过游戏"别人眼里你的表情"让组员有了"互动"的印象,这也强调了"互动"在小组活动中的意义所在。

医务社工从第二节活动开始便将医疗团队引入小组,通过不同医务人员的讲解,让组员全方位了解自然分娩的知识,清楚获悉自然分娩的好处与优势所在,逐步建立自身的知识储备体系,解决组员对自然分娩所存在的困惑与误区。在第三节活动,医务社工加入冥想减压环节,教会组员及其家人自我放松的技巧以及在分娩过程中如何应对突发事件。

小组最后一节课,医务社工直接将小组活动地点改在了已分娩组员的病区,让其他未分娩的组员近距离感受自然分娩的优势。已分娩组员的经验分享从互动角度来看起到了很好的效果。还未分娩的组员听到与自己共同奋战5周的同伴的分享后,不仅在情感上获得了一定的依靠和心理安慰,同时更好地树立了自然分娩的信心。而新爸爸的分享更是坚定了其他组员的丈夫对自己妻子选择自然分娩的支持,不少准爸爸当即表示一定全力支持并鼓励自己的妻子。

可以说,通过5节互动式体验小组活动,入组组员从相对沉默到积极参与,从对自然分娩知识的一知半解到充分认识自然分娩的优势及好处,从过分担忧是否可以自然分娩到树立了自然分娩的信心,此外,组员之间的互帮互助、相互鼓励,丈夫的支持等方面都有了显著的变化。

四、结果与讨论

为及时了解小组活动效果,医务社工在每一节小组活动后均采用访谈法、问卷调查法以及观察法来获取小组组员的反馈,及时改善并调整小组活动的内容。同时笔者提出可行性建议,便于不断地改进项目方案。

（一）效果评估方法

1. 访谈法

每个小组的组成与实际情况各不相同,组员均是独特的个体,有自己独特的想法与需求。考虑到每位组员的实际情况,医务社工在每节活动中都以"活动中分享"与"个别访谈"相结合的方法来获取组员的需求,以此有针对性地调整、设计新的方案。如第二节小组活动的"分享及期待"环节中,不少组员想了解医院产后休养室、待产包等问题,故第三节小组活动开始前,医务社工深入产后休养区逐一做了了解,并在活动中集中告知。医务社工也从"个别访谈"中发现组员对孕期检查项目与营养指导、自然分娩的好处、无痛分娩的优势等有了新的认识,同时组员之间相互交流的过程也在一定程度上促进了组员间的关系。

2. 问卷调查法

医务社工在整个小组活动开始前对所有组员进行前期测评,在小组活动结束时又做了后期测评,以此量化每节预设方案的效果,更好地实现小组既定的预期目标(见表1-15)。

表1-15　"顺产 GO GO GO"小组前后测评对比(满分10分)

问题	前测平均分	后测平均分
您觉得您目前对顺产知识的了解程度	5	8.8
您目前对顺产的信心程度	6.8	9.6
您觉得您现在的焦虑程度	4.2	1.6
您觉得您的先生对做爸爸的准备程度	6.8	8
您觉得现在跟您先生的沟通程度	7.8	9.4
您愿意与其他人分享的程度	8.8	9.6

分析前后测数据可知,通过医务社工一系列有目的的活动,所有组员对顺产的认知度大幅度上升,而对自然分娩的信心提升了41.2%。同时通过设计提高准爸爸在整个孕期参与度及支持度的环节,准妈妈对准爸爸的认可度也有了明显上升。

3. 观察法

医务社工通过观察每一位组员在接收小组支持性干预前、后的心理、认知、社会支持上的变化,来判断小组目标是否实现。比如从小组第一节课只有2位准爸爸参与,到小组中期(即第三节)开始,组员的丈夫均全程参与小组活动,积极参与活动分享,与准妈妈一起学习包尿布等。

(二)结果

入组组员的试产率达到100%,顺产成功率达到90%以上。相对入组之前对分娩知识的一知半解,组员在活动后不仅自身对顺产持有坚定态度,还会将自己所学知识传授给其他孕后期女性,所试行的医生、护士、医务社工、待产父母、新父母志愿者五位一体的支持网络也初步形成了长效、常态的服务机制。与此同时,活动大大加强了医患之间的联系,使产科满意度得到了显著提升,真正做到了"服务无门槛,医患无距离"的医疗服务新局面。

"顺产 GO GO GO"支持性小组活动是一次促进医患沟通的有效尝试。医务社工整合资源、链接服务,达到医患信息对称,建立沟通桥梁,同时设计了一系列有目的的互动活动,不仅使孕后期女性树立了自然分娩的信心、增加了其家庭的情感支持,也让入组家庭与医护工作者之间建立了充分的信任度,使得双方学会了换位思考,相互体谅。

五、专业反思

1. 欠缺专业医学知识,不断学习及探讨

医务社工不同于志愿者,他们以一种特殊的身份存在于医院内,不仅要求具有专业的社会工作理念,同时需要具有一定的医学知识背景。在小组活动过程中,许多的孕期疑问都是由专业的医疗团队进行解答,而面对一些突发的问题或困惑时,社工却张口结舌,整个活动陷入僵局。如果社工拥有全面而系统的医学知识网,这种尴尬的局面就不会发生,也不会引起组员的质疑。

因此,医务社工不能故步自封,局限于自己的医学知识网络,应"走出去",继续深入学习医学相关知识,参与医学论坛,了解最新的知识体系以及熟悉医院各项流程。

2. 社工的角色定位,尊重案主自决

知情同意与案主自决都是以"以人为本"为出发点,强调人有改变自己的本能,有能力做出选择,同时有权知道自己的情况和所有的资源。作为医务社工,起到的是鼓励、支持、引导的作用,切记不能替案主做决定。而在小组活动中,医务社工往往忘记了"案主自决"的初衷,削弱了案主自身的地位,成为整场活动的主导者,从自己的角度去思考组员可能会发生的问题,而忽视了组员本身,这反而让组员无法融入并存在顾虑。由于每个组员的社会背景、家庭结构、所面对的问题都不一样,因此,医务社工应时刻察觉自己的这种权威角色的倾向,在活动过程中起到支持与引导的作用,坚持个性化原则,以互动与交流为主,让组员意识到自己的焦虑与不安是一种正常现象,敢于说出自己的困惑与希望,这样才能与小组组员一同找到解决方法与途径。

参 考 文 献

[1] World Health Organization. Appropriate technology for birth[J]. Lancet,1985,2(8452):436-437.

[2] APLAN G. The family as a support system[C] // CAPLAN G, KILLILEA M. Support system and mutual help: Multidisciplinary explorations. New York: Grune&Stratton,1974:19.

作者简介

富洁,女,就职于复旦大学附属妇产科医院党办社工部,中级社会工作师,主要从事医务社会工作的实务与研究。

张君丽,女,就职于复旦大学附属妇产科医院党办社工部,主要从事志愿服务和医务社工管理。

陈洁,就职于复旦大学附属妇产科医院党委办公室,副研究员,主要从事党建工作及志愿服务的研究。

专家点评

案例体现多学科跨领域视角,采用线上线下相结合的服务模式是该案例的特点。根据案例分享和案例报告展示,有两点值得进一步探讨:

一是,在案例中将小组定义为支持性小组,但服务目的是改变案主及其家属对顺产的认知,更符合教育性小组的目标,因此对小组性质的定位需要进一步明确。

二是,社会工作反思中讨论案主自决,涉及社会工作伦理困境问题,社会工作者的作用是扩大案主的自决范围,激发其自决意识。在医院场域中,医务社会工作应反思案主自决与理性认知改变的张力与界限。

——华中师范大学社会学院副院长　郑广怀

专家简介

郑广怀,华中师范大学社会工作系教授、主任,曾任教于中山大学社会学与社会工作系和南京大学社会工作与社会政策系,兼任中山大学中国公益慈善研究中心研究员,担任中大社工服务中心、龙祥社工服务中心、益先社会工作研究院等社会服务机构的理事或顾问,主要从事劳工、工业社会工作和社会政策研究。

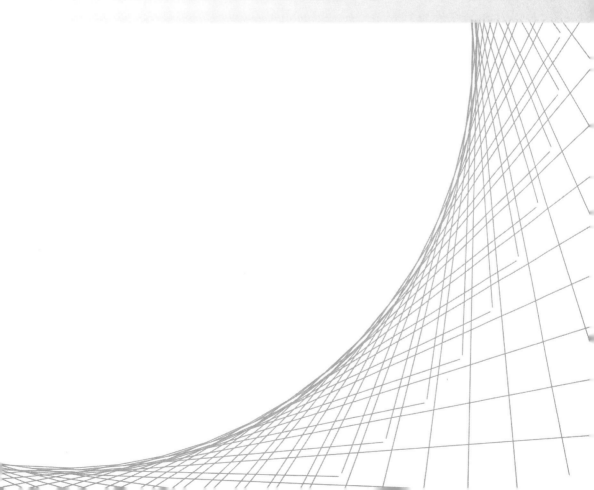

第二篇 慢病管理与创伤康复医务社会工作

综合性医院孤寡老人住院支持与出院安置个案服务

刘春英　胡　红
武汉大学人民医院

孤寡老人是老年群体中的弱势群体,缺乏足够的支持资源。对于医务社会工作者而言,在面对因病陷入困境的服务对象时,可尝试运用社会支持理论为服务对象提供全面专业的社会工作服务。本案例中医务社工联合医护人员、社区、近亲属、专业养老机构,构建患者从住院到居家的照顾支持体系,协助其解决照料缺失问题。

一、个案资料

(一)基本情况

C,男性,61岁,未婚,武汉某国企退休职工,现一人居住在某老旧小区,系独居孤寡老人。服务对象大便流质超20年,身材严重消瘦,营养健康状况较差,曾辗转武汉多家医院看病治疗,但未见疗效。来院时腹腔积液明显,医生在其腹部插入引流导管,使积液排出,临床认为该疾病特殊,怀疑可能是淋巴管瘤,但无检查仪器确诊。

(二)接案原因

2021年3月,服务对象经熟人介绍前往某三甲医院消化内科就诊,经门诊收治住院。住院护士长留意到,服务对象是孤寡老人,无亲属看望,于是转介给医务社工部,希望为其提供精神慰藉和心理关怀服务,同时协助医患沟通。经过评估,社会工作者决定开展介入服务。

二、分析预估

社会支持网络是个人生命过程的组成部分,支持系统对个人应对困境有着重要的支持作用,可以在行动上和情感上给予服务对象一些支持,协助服务对象解决面临的危机事件,恢复服务对象在社会功能中的重要作用。一个人面对环境能否适应,最重要的是看个人拥有资源的多少和发挥功能的程度。

在生态系统理论和社会支持理论的指导下,社会工作者通过跟科室医护人员了解情况、与服务对象多次面谈,评估出服务对象的资源网络情况和具体的困难与需求。

(一)生态系统图

患者的生态系统图如图 2-1 所示。在微观系统层面,来自家庭、亲戚、朋友、邻居的支持力量较薄弱。服务对象一直是独居生活,与亲友互动频率低,偶尔会寻求侄子的帮助。据医生反馈,服务对象的侄子在医院只出现过一次,病情严重时医生都是直接与服务对象谈论及确定治疗方案。在中观系统层面,退休单位与服务对象无情感支持;社区居委会因服务对象有退休金且年龄未达到 80 周岁,拒绝为其提供独居老人上门关照服务,服务对象因此与社区发生冲突;但医疗服务机构能够给服务对象提供较强的生命安全感,来自医护人员的关心和支持较多,护士长会叮嘱护士们给予服务对象多些关注与照顾,并主动联系医务社工定期提供床边陪伴和协助就诊服务。服务对象曾表达自己更喜欢住在医院里,因为有护工照顾,也有医护人员的诊疗护理。在宏观层面,服务对象有比较完善的基本医疗保险,可保障疾病治疗;有退休金,可以满足日常生活需要。

(二)问题分析

1. 生理方面

服务对象入院时被诊断为乳糜性腹腔积液、反流性食管炎、胸腔积液、肺部阴影、低蛋白血症、低钾血症、轻度贫血,怀疑淋巴管瘤。其身体状况和自理能力较好,饮食睡眠正常,且能自由下床行动。

2. 经济方面

武汉本地人,享受职工医保,有一定退休工资和房屋拆迁赔付款,经济状况能负担个人的日常生活和医疗费用。

3. 居住环境方面

服务对象有固定住所,位于某老旧小区,基础配套设施落后。小区内 70 岁以上的高龄老人众多,但无相关的便民食堂和养老服务机构。

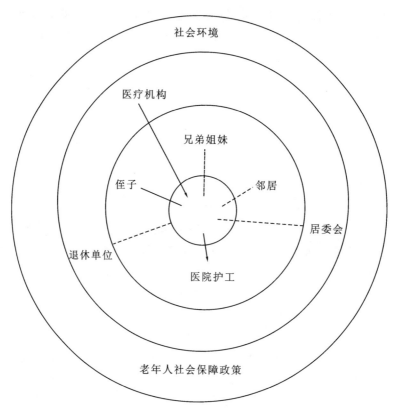

图 2-1　患者的生态系统图

4. 心理方面

服务对象多次向社会工作者倾诉自己关于疾病的感受和想法,表示自己与医生或其他人员交流不被理解,渴望有人明白自己的感受,并想获得医疗健康方面的知识。

5. 家庭关系方面

父辈共有七子(四女三男),服务对象排行老幺,现仍在世的还有一个亲姐姐(70多岁)。年轻时多名家庭成员患病,服务对象主动承担起照顾者的角色。服务对象终生未婚,无子女,长期独居,鲜少与亲友联系,必要时会主动联系侄子寻求帮助。服务对象与姑嫂之间因矛盾而生嫌隙,关系不合,平时少联系。

6. 社会支持方面

服务对象获得的支持来源数量较少,资源网络未被充分开发、有效联结和动员使用。在正式的资源网络中,医院能满足服务对象的生存需求,医护人员和社会工作者为服务对象提供关怀服务,单位和社区未能发挥居家情感支持作用。在非正式的资源网络中,来自家庭、朋友、同事、亲戚的支持力量较薄弱。

（三）需求预估

针对上述服务对象呈现的问题,可以总结出其有以下需求:

1. 医疗信息了解与医疗决策辅助需求

服务对象身体素质差,一直怀疑是自己的呼吸方式不正确,想学习科学的呼吸方式,这件事情给其带来了严重的情绪困扰。因此需为服务对象科普相关的医学信息知识,以协助其更好地完成医疗决策。

2. 出院后居家照护需求

服务对象独居,由于疾病加重,料理家务已力不从心,这让服务对象的基本生理需求得不到很好的满足。可以为服务对象提供武汉市相关居家照顾便民服务信息,供其参考选择。

3. 后续疾病治疗与生活安排协助需求

服务对象年事已高,且身体机能逐渐下降,但其亲属对服务对象的现状不甚了解。社会工作者可以尝试联系社区、邻里和相关亲属,使主要支持系统成员了解服务对象的现状和想法,支持其走完余生之路。

三、服务计划

（一）服务目标

1. 总目标

社会工作者为服务对象提供全人照顾服务,协助其发展社会支持系统,提高服务对象的生命质量。

2. 具体目标

（1）提供相关医学信息,促进服务对象完成医疗决策。

（2）提供相关居家照顾信息,解决服务对象出院安置和居家养老难题。

（3）构建社会支持网络,加强服务对象的非正式支持网络,改善其孤单无依靠的处境。

（二）服务策略

（1）社会工作者定期进行病房探访、床边陪伴以及就诊协助,与服务对象逐渐建立信任关系。

（2）在生态系统理论和社会支持理论的指导下，了解及评估服务对象的基本情况和需求。协助服务对象解决表达性需求，获取更多更全面的医疗信息和出院居家养老信息资源来完成行动决策。

（3）在与服务对象沟通和面谈时，社会工作者为其提供精神上的支持和鼓励，适当讨论生死话题，引导服务对象正向面对疾病和生命末期。

（4）调动多方力量，积极联系服务对象的所在社区、亲属等支持资源，帮助其建立社会支持网络。

（三）服务程序

（1）建立关系；

（2）评估；

（3）计划；

（4）获取资源；

（5）整合；

（6）结束关系。

四、服务过程

（一）舒缓情绪，建立关系，问题评估

服务对象情况：独自办理住院，聘请专业护工照顾饮食起居。服务对象已从医生那了解到自己的疾病情况，对结果不敢相信，求生欲强烈，希望找到其他恢复健康的办法，认为医生不理解自己的感受。

服务行动：社会工作者运用专注、倾听、同理心、鼓励等支持性会谈技巧鼓励服务对象多表达个人故事，对服务对象不被他人理解的难受心情进行情绪疏导。同时，运用澄清、对焦、摘要等引领性技巧，了解到服务对象对疾病的认知。最后，与服务对象进行探讨，对其问题和需求进行优先级排序。

服务成效：社会工作者真诚的陪伴和倾听，让服务对象感受到被理解和被尊重。服务对象告诉社会工作者："难得遇上你这样懂我在说什么的人，我把这些事情跟医生还有其他人说，他们都觉得我思想有问题。医生他们确实很忙，现在你可以帮助我和医生更好地沟通了。"社会工作者定期进行病房探访、床边陪伴，协助服务对象就诊检查，经过多次接触和共同探讨，以学习科学的呼吸方式为切入点，让服务对象与主管医生进行交流互动，缓解

其焦虑情绪,最终与服务对象之间建立了良好的专业关系。

(二)增能服务对象,完成医疗决策

服务对象情况:服务对象在当地只能维持治疗,可以建议其到北京专科医院检查治疗一下。服务对象想尝试治疗,但对出远门、对未知的医疗过程特别担心。

服务行动:社会工作者首先向主治医生了解了医院转介患者的原因和对接医生的联络信息,可以协助医患进行信息沟通。在与服务对象的面谈中,服务对象很高兴得知有新的治疗办法可以尝试,开始思考就医计划。社会工作者与服务对象就医院背景、检查治疗风险、出行安排等话题进行了讨论。在北京求医期间,社会工作者持续关注,与服务对象进行电话沟通,了解治疗进度,并疏导服务对象着急不安的心情。

服务成效:社会工作者担当信息提供者、使能者的角色,架起医生和服务对象之间沟通的桥梁,为服务对象提供相关信息,帮助其进行决策,支持服务对象做出北上求医计划的决定。

(三)解决突发的身体和心理危机事件

服务对象情况:在北京一个多星期,服务对象陆续完成一部分检查,但因脚内植入钢钉无法进行核磁共振检查,于是服务对象决定先回武汉取出钢钉,把身体养护好后再去北京进行检查和治疗。回汉途中,服务对象的腹部导管发炎脱落,遂入医院消炎并更换新的导管。出院回家2天后,液体无法顺畅排出,服务对象腹部肿胀难受,一个人在家特别着急害怕,给社会工作者打电话求救。

服务行动:社会工作者在周末接到服务对象的电话求救,评估此刻服务对象安全受到威胁,一个人孤立无援。社会工作者首先电联社区居委会工作人员,请他们上门看望并提供相应协助。接下来联系科室,护士长酌情考虑,建议服务对象先做核酸检测,尽快安排收入病房。社会工作者陪伴服务对象在医院完成核酸检测,陪伴过程中服务对象情绪失控,哭着对社会工作者诉说自己生活的艰苦和疾病的痛苦,感叹老天对自己不公。社会工作者同理服务对象的委屈情绪,并进行劝慰和鼓励。

服务成效:社会工作者通过对紧急事件的介入,在居委会工作人员、医护人员的关照和支持下,协助服务对象尽快入院治疗,让服务对象感受到了来自社会的关怀。护士帮助其排出腹腔积液、释放腹部压力,并告诉服务对

象新的引流方法,服务对象掌握操作方法后安全出院回家。

(四)联系社区和亲属,提升关注度

服务对象情况:服务对象疾病恶化,导致腹腔排液困难。长期饮食较少(原因:积液上抵),身材暴瘦,容易头晕无力,下床行动困难。医护们估计该病治疗希望不大,服务对象可能已进入生命末期阶段,建议亲属多加陪伴。

服务行动:社会工作者从医护人员那了解到服务对象的疾病走向,评估出院后居家的照顾陪伴必不可少。社会工作者在医院见到服务对象的姐姐(70多岁),协助姐姐与主治医生沟通,使其了解服务对象的真实处境,争取获得姐姐及其他亲属的支持。同时,社会工作者主动联系社区人员,表达服务对象及亲属们的期待,希望能获得来自社区的定时上门探望和关心支持。

服务成效:社会工作者积极向社区、亲属寻求支持,初步达成近亲属对服务对象的关注(例如,姐姐因为身体年龄大无法近身陪护,主动为服务对象联系家政人员照顾吃饭,每日打电话关心服务对象),但社区未能为服务对象提供适当的关怀服务。

(五)解决养护照顾难题

服务对象情况:服务对象疾病严重恶化,身体多器官逐渐衰竭,无法下床行动,需要24小时看护。腹部引流管因为身体代谢能力下降多次出现引流不畅,服务对象频繁往返医院消毒更换。

服务行动:社会工作者向服务对象及其亲属建议,聘用家政人员居家照顾服务对象的饮食起居,服务对象的姐姐帮其聘请家政人员,但服务对象对服务效果表示不满意。之后,社会工作者向其介绍医养结合医院信息,服务对象及其亲属评估后决定购买服务。因服务对象身体护理的特殊性,社会工作者和护士为养老院医生提供护理培训,方便其更好地照顾服务对象。

服务成效:社会工作者有效链接到养老资源,解决了服务对象及其亲属的陪护难题。服务对象最终接受自己的疾病无法得到治疗的事实,认识到自己身体非常痛苦但无有效的改善办法,亲属们也因年龄大无力照顾自己,只能入住专门的养老护理机构。在姐姐、侄子的共同陪同下,服务对象入住某医养结合医院。

五、总结评估

经过观察和访谈,本个案取得以下成效。

（一）对服务对象的整体评估

病情方面：无有效治疗手段，继续维持生命。

情绪方面：正视疾病并接受疾病的不可治疗性，对接下来在养老机构中的生活期待和忐忑并存。

支持网络方面：感受到来自医院和亲属的支持力量，会主动利用自己现有的网络资源。

（二）目标达成情况

为服务对象提供了相关医疗信息，协助服务对象做好医疗决策；支持服务对象及其亲属解决出院后的养护照顾难题，协助服务对象入住专业养老护理机构；整合服务对象的正式和非正式支持网络，联合医院内和医院外（居家）关照陪伴服务对象。

（三）结案原因

服务对象出院，问题解决，目标达成，自然结案。

（四）结案处理方式及建议

社会工作者向服务对象送上道别祝福书信。建议结案后进行不定期电话回访，以巩固工作效果。

六、专业反思

（一）社会工作者要善于发现资源并进行有效运用

从服务过程中可以看到，社会工作者在社会支持理论的指导下，尝试梳理和构建服务对象的社会支持网络，支持服务对象更好地适应危机和变化，让服务对象的处境得以改变或改善。社会工作者在处理个案的过程中，充分发挥了服务提供者、资源链接者、协调者、使能者的角色作用，通过"社会工作者＋医院＋N"的联动模式，为服务对象争取社区、亲属、机构等资源，整合了有利于服务对象的社会资讯，最后协助服务对象积极出院。

（二）在接触服务对象时要善于挖掘找准重要信息

服务对象因情绪、身体、心理活动等各方面的原因，给到社会工作者的

117

信息会十分凌乱且会有些许隐瞒。社会工作者要多方循证,挖掘事实真相,不能只听取单方面的说法。在工作经验尚少的情况下,社会工作者要适时运用聚焦、澄清、对质等专业技巧,抓住服务对象所讲述的问题重点以及需求,必要时咨询专业督导师,寻求专业支持。

(三)提升服务对象解决问题的能力,避免移情的产生

服务对象的社会支持网络比较薄弱,社会工作者积极参与解决服务对象的问题,容易导致服务对象对社会工作者产生移情,认为社会工作者是可靠的、万能的、有特权的,从而过度依赖社会工作者。这在一定程度上阻碍了服务对象自身潜能的发挥。在这种情况下,社会工作者首先需要做好工作职责和服务能力的澄清介绍,不向服务对象随意许诺;其次在实际问题中善于发现服务对象的优势能力并进行鼓励,避免替其做决定。

(四)对生死话题的讨论不足

本案例中,服务对象一直在寻找治疗疾病的方法,在希望逐渐变成失望时,服务对象曾向社会工作者发出"老天待我不公"的感慨。这本是一次比较好的讨论生死话题的机会,但社会工作者只停留在情绪疏导方面,未抓住时机深入讨论。

作者简介

刘春英,女,武汉大学人民医院病房管理服务部副主任,硕士,副主任护师,助理社会工作师。

胡红,女,北京枫林社会工作发展中心项目主管,硕士,助理社会工作师。

专家点评

该案例关注对孤寡老人住院患者的陪伴,在案例呈现方面,通过生态系统图详细地反馈了老人整个社会关系背景。在整个服务中最突出的是社工发挥了链接社会资源的作用,链接社区居委会工作人员、养老院的护理人员,以及所在医院的医护团队。医务社工不仅要在案主住院期间帮助其回归社会,在保障异地就医方面也要提供一些支持,还需要为其提供精神上和

心理上的支持。另外,老人在出院以后入住养老院的过程中,有专门的医护人员和养老院的护理人员进行交接,是医疗团队在提供医疗服务之外的社会性的延伸,也是医院都在推行的全病程管理服务。

——中山大学附属第六医院医务社工部主任　张媛

专家简介

张媛,中级经济师,研究生,中山大学附属第六医院医务社工部主任,中国医院协会医院社会工作暨志愿服务工作委员会常委兼副秘书长,广东省医院协会医院社会工作暨志愿服务工作委员会常委兼秘书,广东省医师协会人文医学工作委员会常务委员,广东省社会工作师联合会医务社会工作专业委员会副主任委员。在相关协会任职期间,积极推动医疗卫生行业社工、志愿者工作的发展,搭建平台,促进委员单位间的沟通与联系,助推医务社会工作广东模式在全国范围内的经验推广。荣获"2020年度十大医务社工"称号。

医务社工介入恶性肿瘤截肢患者心理行为个案研究探析

纪伟伟　刘　英　袁　丽

天津市肿瘤医院

一、案例背景

(一)政策背景

为进一步提升天津市医疗机构服务水平,增加人文关怀,落实医疗机构的功能定位,着力改善患者就医体验,按照《进一步改善医疗服务行动计划(2018—2020年)》(国卫医发〔2017〕73号)要求,更好地在天津市卫生健康行业推动医务社会工作和志愿服务,天津市卫生健康委组织制定了《天津市推动医务社会工作和志愿服务的指导意见》,助力全方位、全周期维护和保障人民群众的身心健康。

天津市肿瘤医院为进一步落实《进一步改善医疗服务行动计划(2018—2020年)》(国卫医发〔2017〕73号)文件精神,深入开展医务社会工作,打造"有态度、有高度、有深度、有广度、有温度"的"五有"人文临床病房,2018年成立了社会工作部,以临床为实践点,延伸医疗服务,用医务社工专业的理论和方法弥合医患之间的嫌隙。2019年,为了进一步落实《天津市推动医务社会工作和志愿服务的指导意见》文件精神,成立了以"社工、医生、护士、心理师、营养师、管理组长"为一体的MDT介入小组,从优势视角出发,挖掘服务对象自身潜能,从而提高其主观幸福感,同时医务社工也扮演资源链接者角色,通过寻求、整合社会资源,改善服务对象社会经济状况,使服务对象能够安心接受治疗,早日恢复健康。

(二)服务对象背景

滑膜肉瘤是一种比较少见的恶性肿瘤,占全部软组织肉瘤的8%～10%。由于其发病率低,恶性程度高,在没有出现转移的情况下,还是以手术治疗为主,手术治疗主要采取扩大手术治疗或截肢手术治疗。对于已经出现转移的滑膜肉瘤,采取放化疗综合治疗。

服务对象,男,52 岁,已婚,育有一女,银行职员,异地城镇职工医保。服务对象 2019 年偶然发现足部有黄豆大小圆形肿物,后肿物逐渐增大,无明显压痛、红肿、破溃,未予重视,未就诊治疗;2020 年 11 月于黑龙江省体检,发现双肺多发结节;2021 年 3 月随诊发现结节增大,进行 PET-CT 检查,影像结果显示:不排除双肺转移或右肺下叶较大者为原发恶性伴转移;4 月 9 日病理考虑滑膜肉瘤,服务对象遂前往天津市准备治疗;4 月 14 日住院完善各项检查。评定结果显示:肿物大小 7 cm×6 cm,诊断右足滑膜肉瘤双肺多发转移,IV 期,Caprini 评分 3 分,高危。服务对象在得知治疗需要截肢后情绪急躁,每日发牢骚、焦虑、失眠,对医护人员产生抗拒心理,有求死的想法,不愿进行治疗。科室根据情况转介医务社工联合小组进行介入。

二、服务对象的问题及需求评估

(一)服务对象的主要问题

滑膜肉瘤是一种比较少见的恶性肿瘤,发生转移后,情况严重,对患者生存期影响大,截肢后生存质量也会受到较大影响。服务对象发现疾病较早,但前期的不重视造成疾病进一步发展,在黑龙江省的各种检查诊断过程中,患者承受巨大压力,经历了否认期、愤怒期、妥协期、忧郁期、接受期几个典型的癌症患者心理历程,并自主选择来到天津就医。在天津就诊过程中,服务对象情绪相对稳定,但得知截肢治疗方案后,服务对象出现懊恼、不甘心、难以接受等应激情绪,产生了"已经没救了,还要截肢,别人会怎么看,还不如死了"的想法,开始了新一轮的心理变化。同时因为外地就医和疫情防控要求,生活上存在一定不便之处,需要一直待在病房。服务对象最主要的问题是心理方面的问题,已经影响治疗和护理工作的进行,也会进一步影响疾病预后。

(二)服务对象需求分析

生理方面:身体基本情况良好,但因为心理问题,出现了进食不规律、食欲差、经常不吃饭等情况。同时其睡眠质量差,不定期失眠。但能够自由行动,生活可以自理。

心理方面:情绪崩溃、抗拒治疗,因为早期忽视使得疾病进一步发展,面对截肢治疗方案,服务对象有严重懊恼、不甘、难以接受的情绪,消极对待病情,出现过死亡的念头,并对自身的疾病存在错误认知。

家庭支持方面:服务对象家庭条件良好,可以支持治疗,家庭关系融洽,主要联系人为两位姐姐和爱人,但因疫情防控要求,只能由一位家属陪伴。陪伴家属为服务对象姐姐,两者关系虽然非常好,但姐姐容易受到服务对象情绪影响,看到弟弟拒绝治疗,经常哭泣,进一步影响服务对象心理,给服务对象增加了一定压力。

三、服务计划

(一)总目标

舒缓服务对象的愤怒、抗拒情绪,为服务对象提供更专业化、亲情化的帮助;通过社会陪伴、情绪支持、小组活动等,改变服务对象非理性信念;通过链接资源等方式,尽快帮助服务对象适应医院生活,提高诊疗依从性,树立治疗信心,使其积极投入到抗癌治疗的持久战中。

(二)短期目标

帮助服务对象正确认识疾病,学会调节自己的情绪,积极与医护人员沟通、配合治疗;转变服务对象因为截肢带来的自卑、苦恼、轻生等非理性认识,避免其将延误治疗归因于自身,使其重拾生活信心;帮助服务对象链接社会资源,以抗癌明星的亲身经历感染服务对象;疏导家属情绪,帮助其做好正确陪伴的知识储备和心理准备。

(三)理论基础

1. 情绪 ABC 理论

情绪 ABC 理论是从埃利斯的理性情绪治疗中提炼出来的,是认知理论的重要组成部分,它认为诱发性事件 A 并不必然导致情绪反应 C,个体关于 A 的信念 B 在很大程度上导致了情绪反应 C,若进行干预,就会产生质疑不合理的信念 D,进而会产生新的信念 E,这样就会产生新的情感或结果。本服务案例中,服务对象存在许多不合理的信念,从而影响了其行为,表现为愤怒、抗拒、不配合治疗。医务社工应帮助服务对象以合理的思维方式和信念代替不合理的思维方式和信念,从而最大限度地减少不合理的信念给情绪带来的不良影响。大部分癌症患者对癌症没有形成良好的认知,即存在不合理信念,从而导致自身在治疗过程中容易产生焦虑、抑郁等情绪,因此医务社工应当帮助服务对象改变对癌症及其治疗的负向认知,产生对生活的热情,从而更好地应对疾病的治疗过程。

2. 社会支持理论

社会支持理论认为,人类在生命发展历程中都会遭遇一些可预期和不可预期的生活事件,引发生存危机。在压力事件下,社会支持作为一种维系人们持续交流的平台,不仅可以为个体在高压下提供一定的保护,还可以维持个体一般的良好情绪体验,为他人提供有形和无形的支持。服务对象在得知化疗后需要进行截肢手术后,产生了一系列应激反应,一定程度上也是因为缺少多方面的支持。社会支持可以分为工具性支持和表达性支持,医务社工从这两方面介入,链接心理咨询师、护理康复师、抗癌明星等支持性力量,帮助服务对象提升信心。

(四)服务策略

第一阶段:结案和预估阶段。

了解服务对象基本情况,包括个体病情、治疗方案、基础情况、家庭情况、经济状况、社会关系情况、心理情绪状况,通过多种方式逐步拉近距离,建立信任关系。

第二阶段:为服务对象提供工具性支持。

根据服务对象入院、检查及相关治疗情况提供必要物品、信息、减压物品的工具性支持。

第三阶段:心理疏导阶段。

服务对象对疾病现状、治疗手段和疾病预后有不理性的认知,影响了他的情绪,产生了非理性认知,通过采取情绪 ABC 疗法以及对家属进行情绪疏导,形成良好的心理疏导机制。

第四阶段:构建良好的社会支持系统。

为了帮助服务对象更加积极地配合治疗和生活,强化治疗信心,增加对未来生活的期望值,我们与陪伴家属共同构建更加理性、健康、有效的家庭、社会支持系统。使家庭成员进一步树立抗癌理念,掌握情绪疏导方法,同时链接抗癌明星等外界资源,为服务对象战胜现有心理危机助力。

四、服务实施过程

(一)了解服务对象背景资料,初步建立关系

医务社工在跟随科室查房时就发现服务对象情绪不好,家属也比较消极,科室主任和主管护士向医务社工介绍了服务对象的基本情况以及近几天的情绪变化,同时科室主任建议医务社工介入。医务社工通过查看服务对象病历,了解部分背景资料。由于服务对象最近偶有愤怒情绪,医务社工决定先同服务对象家属建立关系,了解服务需求。在建立关系阶段,家属非常配合,为了进一步与服务对象建立信任关系,医务社工陪同他做检查,并通过陪伴和聊天,逐步与服务对象建立信任关系,接纳和理解服务对象目前的状况和心理,协助服务对象更多地了解自身疾病及科学规范的治疗手段。为筑牢医患沟通的桥梁,医务社工详细了解服务对象的疑问并进行反馈,有针对性地对服务对象进行解释和劝导,阐明手术的必要性和预后情况,同时,全力做好家属的工作,取得他们的配合,共同完成对服务对象的安抚工作。

(二)为服务对象提供工具性支持

1. 提供减压工具

在疫情防控政策要求患者和家属非必要不得离开病房的条件下,医务社工协助他们购买生活必需品,同时根据服务对象的阅读爱好,为他带来喜欢的书籍。此外,根据医务社工部整体安排,为服务对象安排风筝涂鸦等减压活动。

2. 提供信息支持

由于医院各检查科室布局比较分散,加之服务对象为外地就医人员,对医院整体环境不熟悉,因此医务社工简单地向其介绍了医院的环境以及医务社工部目前可以提供的资源。因为服务对象自行了解过科室情况,所以医务社工在此基础上介绍了科室治疗患者的部分案例,通过提供信息支持,缓解服务对象的恐惧和愤怒情绪。

(三)改变服务对象非理性信念,为服务对象提供心理疏导

运用情绪 ABC 理论,鼓励服务对象积极配合治疗。医务社工判断问题主要在于服务对象对疾病现状及治疗手段和预后有不理性的情绪,影响了

他的认知。因此,医务社工首先指出了服务对象目前存在的不合理认知。

1. 截肢治疗带来残疾并不代表残废

医务社工告诉服务对象,以目前的医疗技术水平,配合治疗可延长生存期,效果很好,如果不治疗病情会发展得更快。同时医务社工和护理人员一起帮助服务对象消除截肢后可能产生的不确定感,避免这种不良情绪影响机体康复以及今后的生活,再次明确截肢的必要性,以及不截肢可能会出现的危险。帮助服务对象树立正确的人生观,重新认识自我,认识到自己的价值。

2. 病情延误认知改善

服务对象内心一直对一年前就发现脚上长东西却没有及时就医感到非常懊恼,觉得命运不公。他告诉医务社工,如果当初及时治疗,也许现在根本不用截肢,肿瘤也不会转移。他非常后悔和懊恼,有时候觉得反正也不能痊愈,还不如不治了,死了算了。医务社工告诉服务对象,首先滑膜肉瘤是一种发生概率很低的疾病,一般情况下,非专业人士很难联想到这方面,另外您也没有皮温升高及静脉怒张、运动受限、很强的压痛等现象,就更难想到就医了。这种疾病早期诊断还是有困难的。而我们现在与其懊恼,不如面对现实,手术是去除病灶的,化疗是改善预后的,加上靶向治疗,有很大的概率延长生存期。在医务社工的反复开导下,服务对象不再过于自责了。

3. 服务对象的陪护家属情绪舒缓

陪伴家属为服务对象的姐姐,两人关系非常好,姐姐比较容易受到弟弟情绪影响,经常在服务对象面前哭泣,进一步影响服务对象心理,给服务对象增加了一定压力。医务社工和家属明确了其消极情绪对服务对象的影响——如果想弟弟把心态调整好,家属的配合也至关重要;鼓励家属调整自身心理状态,从而更好地照顾服务对象,使其积极配合治疗。

(四)提供表达性支持

1. 病友经验分享

鼓励服务对象向癌症康复患者学习战胜癌症的经验,同时掌握必要的抗癌知识,以增强服务对象战胜癌症的信心。一期化疗后、手术治疗前,医务社工联系一名癌症患者讲述自己的心路历程和抗癌经验,并告诉服务对象:"当初我跟你一样,觉得天塌了。为什么得病的是我?得花这么多钱治疗,还不知道最后治疗结果怎么样。但是后来家里人特别支持我,我也觉得多活一天就能多陪伴家里人一天,也知足了。想多了,除了害怕、烦心,什么用都没有。好好治、好好养。"癌友的话,让服务对象深有感触,也表达了自己会坚持对抗疾病的意愿,并积极主动地询问关于术后康复的一些基本知识。

2.家庭支持构建

医务社工经过前期了解服务对象的基本资料,发现其家庭经济能力较好,家庭支持系统也比较好,家里两位姐姐和爱人都能陪伴服务对象,但由于疫情防控要求,只能由一名家属陪伴,因此大部分时间姐姐陪床,爱人照顾家里。医务社工了解到服务对象家属对治疗的态度积极、家庭经济状况良好后,做好相关的健康宣教和心理安慰,详细介绍治疗的原理和预后可能出现的状况及治疗效果,介绍一些典型的成功病例,并指导家属学会自我调节情绪,坚持与服务对象沟通交流,减轻其心理压力和精神负担。服务对象的家庭支持功能良好,可以给予他足够的支持。

(五)巩固已有成效,链接专业心理疏导

医务社工为了让服务对象及其家属做好打持久战的心理准备,链接心理治疗师,为服务对象定期进行评估疏导。

2021年4月17日首次介入服务对象,进行 PHQ-9、GAD-7 评估。服务对象 PHQ-9 得分 9,可能有轻度抑郁;GAD-7 得分 16,可能有中重度焦虑症。给予服务对象支持性心理治疗,并采用认知行为疗法来改变其不良认知,使其正确看待疾病。

2021年4月28日第二次介入服务对象,再次进行 PHQ-9、GAD-7 评估。服务对象 PHQ-9 得分 7,可能有轻度抑郁;GAD-7 得分 13,可能有中度焦虑症。给予服务对象支持性心理治疗,并采用冥想放松疗法帮助服务对象缓解术前的心理压力。

2021年4月30日第三次介入服务对象,进行 PHQ-9、GAD-7 评估。服务对象 PHQ-9 得分 5,可能有轻度抑郁;GAD-7 得分 9,可能有轻微焦虑症。给予服务对象支持性心理治疗,了解其术后的心理状态。

2021年5月5日第四次介入服务对象及其家属,进行 PHQ-9、GAD-7 评估。服务对象 PHQ-9 得分 4,无抑郁;GAD-7 得分 6,可能有轻微焦虑症。给予服务对象及其家属支持性心理治疗,了解服务对象安上假肢后的心理状态,帮助服务对象重建对生活的信心。

2021年7月7日第五次介入服务对象及其家属,进行 PHQ-9、GAD-7 评估。服务对象 PHQ-9 得分 1,无抑郁;GAD-7 得分 4,没有焦虑症。给予

服务对象及其家属支持性心理治疗。

服务对象已进行四次化疗,定期对服务对象进行 PHQ-9 抑郁症筛查量表、GAD-7 焦虑测评量表评估,了解服务对象的心理状况。

五、总结评估

(一)评估方法

评估方法主要用到了观察法。医务社工小组从介入开始到结案,对整个服务过程进行观察评估,通过面谈了解服务对象及家属的心理变化。在此过程中,医务社工通过在自然条件下有目的、有计划地观察服务对象,重点收集非言语信息的神情、动作、语言、行为、治疗状态、在交往中表现出的兴趣爱好、对人对己的态度、音调的抑扬顿挫、语速变化特征、在困难情境中的应对方式等,来研究其心理和情绪的变化。经过面谈与服务,服务对象可以积极配合各项治疗,能够接受截肢手术方案。经过持续跟进,服务对象心理变化显著。

(二)评估结果

1. 治疗结果

2021 年 4 月 17 日给予多柔比星脂质体＋IFO-Mesna 方案化疗一周期,过程顺利。

2021 年 4 月 29 日实施右足冰冻＋右小腿截肢手术,手术过程顺利。

2021 年 5 月 13 日为化疗入院,给予多柔比星脂质体＋IFO-Mesna 方案化疗一周期,同时给予靶向药物治疗,其间给予对症支持治疗,过程顺利。

2021 年 6 月 7 日再次入院,进行化疗治疗,过程顺利。

2021 年 7 月 5 日再次入院,进行化疗治疗,过程顺利。

2. 认知评估

服务对象一开始消极对待病情,存在想死的念头,并对自身的疾病存在错误认知;现在已改变错误认知,能够正确看待自身的疾病,并树立起对生活的信心,重塑对生活的希望,积极配合治疗。

3. 行为评估

服务对象一开始的行为表现为每日生气、发牢骚、失眠、焦虑、不爱说话;现在服务对象睡眠质量好,身体状况有大幅度的改善,同时服务对象安上假肢后已可以自由行走,并已熟练掌握了使用假肢的技巧,可以上下楼梯等。

4. 心理评估

服务对象一开始悲观、崩溃、绝望,每日抱怨命运的不公平;现在心态变得正面、积极,开始放眼外部世界,而不是困于自身情境,表示会配合医护人员的治疗,对医疗团队表示感谢。

5. 社会支持评估

家庭、朋辈、医护、信息支持完备。一开始服务对象几近绝望,服务对象姐姐情绪崩溃,愿意替弟弟去死;现在服务对象变得乐观积极、自信满满,家属在心理上也有很大的转变,能够提供更好的家庭支持。

6. 量表评估结果

第五次为服务对象进行 PHQ-9、GAD-7 评估。服务对象 PHQ-9 得分1,无抑郁;GAD-7 得分4,没有焦虑症,心理状况达标。

7. 结案

结案原因:个案服务目标达到,服务对象顺利完成手术,并在术后与家属共同积极调整心态,正确面对肢体残疾状态,并高度配合后续治疗。通过观察计量表评估和检视,医务社工介入小组提出结案,服务对象同意。

六、专业反思

在本个案中,医务社工及时给予服务对象关注和支持,在服务对象最脆弱的时候提供帮助,通过社会陪伴、情绪支持、改变其非理性信念、链接资源等方式,帮助服务对象尽快了解和接纳治疗方案,适应术后肢体不全带来的不便,进行持续性治疗,树立生存信念,以家庭支持的温暖,带动服务对象感悟生活的美好。

(一)医务社工个案管理小组介入癌症患者的必要性

服务对象在外地确诊时已经经历癌症患者心理变化的一个周期。虽然准备接受治疗,但在人生地不熟、家人陪伴受限、另行补充检查等因素的干扰下,服务对象面对需要化疗还要截肢的治疗方案,出现强烈应激反应,再次出现恐慌、怀疑、崩溃、轻生等负面情绪。医务社工的快速介入,能够很好地发挥支持者、资源协调者、信息提供者、医患沟通"翻译"等角色的作用,加上小组团队中心理治疗师的评估,为改善服务对象心理状态打下了良好基础。

（二）个案服务关系建立技巧的应用

由于服务对象得知具体治疗方案后非常抵触，对医护人员有抗拒心理，因此在关系建立方面，医务社工首先通过病历、查房跟随、护理人员反馈了解服务对象的基本情况，得知服务对象家庭关系非常融洽，于是先同服务对象家属建立关系，随后通过与服务对象沟通交流、陪伴服务对象进行手工制作等，与服务对象建立基础信任。在建立关系的过程中，需要耐心、细心，找到最适宜的切入点，提供陪伴服务。

（三）医务社工要密切关注服务对象家庭支持情况

癌症患者家属的心理变化和外在反应会直接影响服务对象的心理状态，医务社工要帮助他们共同适应诊疗阶段，帮助他们树立长时间抗癌的信心与决心。家属要理解和体谅服务对象，但不能盲目跟从服务对象的消极思想，更不要在服务对象面前哭诉。医务社工也要及时跟进家属的心理变化，在家属脆弱的时候给予支持、提前干预，以便家属做好治疗的物质准备和心理准备。

（四）癌症患者"身-心-社-灵"照护的必要性

癌症患者不仅要承受身体上的痛苦，心理上也倍受折磨，非常容易产生强烈的负向情绪，而负向情绪又会进一步对治疗效果、康复周期、生活质量等产生影响。医务社会工作者所提供的服务是以健康为中心的"身-心-社-灵"全方位、全周期的专业服务。在具体实践中，我们往往容易忽视灵性层面的照顾，然而灵性照顾可促进癌症患者心理抗压力的提升，增强其内心的满足感，提高其对生活的期待与生命意义的关注，能够更好地帮助癌症患者树立长期治疗的信心。

参 考 文 献

[1] 吴冬青. ABC 合理情绪疗法在癌症患者家属抑郁焦虑情绪中的应用和研究[J]. 中西医结合心血管病杂志(电子版),2018,06(19):101.

[2] 黄雷晶. 社会支持理论研究初探[J]. 心理月刊,2020,15(16):238-239.

作者简介

纪伟伟,女,天津市肿瘤医院社会工作部部长、中国社会工作联合会医务社会工作专业委员会常委、天津市医院协会医务社会工作与志愿服务专业委员会秘书长、社会医学与卫生事业管理硕士。研究方向:医院管理、医务社工与志愿者管理。

刘英,女,就职于天津市肿瘤医院骨及软组织科,护师,心理治疗师。

袁丽,女,就职于天津市肿瘤医院社会工作部,社会工作硕士研究生。研究方向:医务社会工作。

专家点评

该案例使用情绪 ABC 理论,通过情绪 ABC 理论识别出案主非理性的信念,引导案主认识到自己的价值,努力提升自己。天津医科大学肿瘤医院这个案例的亮点体现在精准助困上。在开展医务社会工作的过程中要注意以下两点。第一,医务社工自身应具备一定的专业知识。第二,医务社工要用精准助困的理念去帮助患者,比如在陪检陪送的过程中,通过跟患者的交流来拉近彼此的距离。作为一名医务社工,我们并不是把轮椅送到检查点或者诊断科室就完成任务了,而是要借助陪检陪送这个过程来拉近与患者的距离,然后慢慢走进患者的心扉,慢慢地去倾听,去同理,去得到患者的认同,再来打开他的心结。

在此案例中,服务对象因为存在非理性认知,对于医生提出的理性的治疗方案,一时间不能接受,那么在这个过程中,医务社工用专业的手法,通过ABC理论,通过评估,不断地去了解服务对象当前存在的一些问题,包括心理层面的问题、情绪方面的问题。在分析问题的时候,天津市肿瘤医院扎实开展评估工作,在每个阶段都有评估。在评估过程中,通过观察法、面谈法、量表法,对案主的实际需求进行精准评估,然后根据相应对策进行服务,而这种精准的评估手段,本身就是医务社工专业性的体现。此外,医务社工在每一次评估完成后对服务计划和服务方案进行动态调整,从而使服务的实施更加精准、更加有效。医务社工也在积极打造社会支持系统,通过联系病友现身说法、争取家人的支持等,促成患者改变非理性的认知。

针对此案例有以下建议:残疾患者,特别是刚刚截肢的患者,一般都有一些特殊需求,比如生理层面的患肢疼痛问题、社会层面的社会融入问题,以及灵性层面的照顾缺失问题,这些方面需要进一步跟进。

——湖北省医院协会医院社会工作和志愿服务管理专业委员会主任委员　肖燕

专家简介

　　肖燕,管理学博士,主任技师,华中科技大学兼职教授,硕士研究生导师,湖北省肿瘤医院纪委书记,中国医院协会医院社会工作暨志愿服务工作委员会副主任委员,湖北省医院协会医院社会工作和志愿服务管理专业委员会主任委员,中国康复医学会社会康复工作委员会副主任委员。

老年认知障碍患者照顾者小组服务的实践探索

杜　今　张红宇　乔雨晨

首都医科大学宣武医院

一、服务背景

21 世纪以来,我国老龄化问题凸显,而以阿尔茨海默病(Alzheimer's disease)为代表的认知障碍症作为老年生活的重要"杀手"也得到了社会各界的关注。阿尔茨海默病是一种进行性发展的致死性神经退行性疾病,发病突然,起病潜隐,病程缓慢且不可逆,常伴随有各项功能退化及精神行为障碍,不仅严重威胁到老年人的健康生活,同时也影响到照顾者的生活状况。据世界卫生组织估计,每 100 位 60 岁及以上人口中就有 2~8 名阿尔茨海默病患者。据预测,"全球阿尔茨海默病患者总数大约每 20 年翻一番,到 2030 年将达到 7800 万,到 2050 年达 1.39 亿"。阿尔茨海默病的直接医疗成本、直接社会成本和非正式护理成本巨大,严重影响着社会经济的发展。

在我国,绝大多数认知障碍患者仍由其直系亲属直接照顾或雇人进行照顾。现有的社会福利机构如养老院,没有能力接纳认知障碍患者,所以除少部分条件较优越的家庭可支付高昂的医疗费用,将患者送至医疗机构或专门社会福利机构外,大部分患者由其家庭成员自行照顾。照顾人员面临严重的生理压力、心理压力,以及社会交往缩减、疾病专业知识匮乏、照护技巧缺失等问题,成为名副其实的隐形受害者。

老年认知障碍患者的家庭照顾者主要包括配偶、子女、子女的配偶、孙子女和其他亲属等。相对其他疾病而言,老年认知障碍患者照顾者压力更大,心理消耗更为严重,这是由疾病的特征造成的。不同程度的老年认知障碍患者,表现出的状况也不尽相同。早期患者主要表现为近期记忆力衰退,认知能力下降。中期患者主要表现为情绪不稳,容易动怒、猜疑,日夜颠倒,四处游走,日常生活需要家人协助。晚期患者则会无法认出家人,大小便失禁,完全丧失自我照顾能力。

面对得了认知障碍症的亲人,家属们需要承担照顾的责任,面临多种压力,生活、情绪都会受到影响,并不得不面对生理、心理及社会健康等问题。这些家庭照顾者的健康、生活状况直接决定着老年认知障碍患者的生活质量。因此,认知障碍患者照顾者群体值得社会注意及关怀。

二、理论架构

(一)服务对象需求评估

1. 需求评估方法及量表

在大量查阅有关老年认知障碍患者照顾者需求研究的文献的基础上,为更好地了解我院认知障碍患者照顾者的情况以及主要需求,医务社会工作部社工利用两周时间,针对在我院痴呆病房住院治疗的患者家属进行半结构访谈,并利用 Zarit 照顾者负担量表(Zarit caregiver burden interview, ZBI)针对潜在服务对象的照顾负担进行了评估(见表 2-1)。Zarit 照顾者负担量表是 Zarit 等在 20 世纪 80 年代在负担测量理论的基础上结合临床开发的,最初用于对老年痴呆症患者照顾者的负担评估。该量表有 4 个维度,包括照顾者健康情况、精神状态、经济、社会生活,共 22 个条目,不仅涉及照顾者的身体和社交负担,还涉及经济负担,全面评估照顾者的负担。

表 2-1 访谈对象基本资料

序号	性别	年龄	与患者关系	照顾时间/月	ZBI 得分
1	女	51	子女	24	68
2	女	66	配偶	46	76
3	男	31	子女	36	51
4	男	65	配偶	22	55
5	女	51	子女	78	53
6	女	31	子女	23	59
7	男	56	配偶	7	69
8	女	74	配偶	13	52
9	女	56	子女	86	77
10	女	66	配偶	15	60

2.需求简述

1)生理压力

照顾老年认知障碍患者的工作繁重琐碎,常会影响照顾者的身体健康。国外研究发现,长期的照料工作将导致照顾者的健康退化。此外,老年认知障碍症不同于其他疾病,以最常见的阿尔茨海默病为例,其患者起居常日夜颠倒,行为异常,有时还会猜忌、攻击家人。照顾者往往日复一日地拖着疲累之躯,长期操劳。

2)心理压力

许多研究显示,长期照顾痴呆老人会对照顾者的心理状态产生比较大的影响。美国专家对痴呆病人家庭照顾者的调查显示,76%的照顾者出现焦虑,42%出现抑郁症状。由于老年认知障碍患者认知功能的异常,照顾者与患者之间的沟通变得十分困难,照顾者得不到患者的情感支持,内心承受着巨大的痛苦。

3)社会交往缩减

照顾者终因身心受到影响而社交生活缩小、交友机会减少、社会活动缺乏,此时更无法满足人际需求或培养兴趣爱好。照顾认知障碍患者是一条漫长而坎坷的路,照顾者社交圈的退缩几乎是一种必然。照顾者角色的变换将导致家庭生活的改变,长期照顾的压力还可能影响到照顾者的家庭关系,造成家庭关系紧张的问题。研究还发现,长期的照顾工作还会使照顾者出现焦躁、愤怒等不良情绪,影响其与他人的和睦相处等。

4)经济社会资源匮乏

长期照顾,对于经济一般的家庭无疑是沉重的负担,尤其在医疗和照顾费用方面的开支必不可少,如果没有积蓄,对照顾者而言,更是雪上加霜。病患的住院医疗费用、保姆费,全家生活费用等都可能成为沉重的经济负担。对于农村或者城市里没有医疗保障的家庭,更是苦不堪言。

5)疾病知识、照顾技巧缺乏

大量照顾者的身心压力来源于对疾病的不了解,面对患者情绪和行为方式的变化,以及疾病的不断发展,照顾者不知道应该采用何种方式与患者进行良性沟通,也不知道应该使用什么方法对患者进行家庭照护。这在一定程度上造成了照顾者的情绪焦虑和紧张,也对患者与照顾者之间的正常交流产生影响。

（二）服务方法

由于大量老年认知障碍患者照顾者均表达了上述需求,因此本次服务拟采用小组工作的形式进行。在小组服务过程中,将根据不同的主题设置加入艺术元素,并设置资源链接、情景模拟、冥想放松等环节。

三、小组服务细节

（一）小组名称

小组名称为"智·爱同行"——认知障碍护老者支援计划。

（二）小组服务目的

通过常态化的小组服务,协助老年认知障碍症照顾者舒缓情绪、减轻照顾压力,并提供疾病相关信息,提升照顾者的照顾能力及技巧。

（三）小组服务目标

（1）帮助照顾者减轻因长期照顾而产生的消极情绪和压力困扰;
（2）提升照顾者的照顾技巧及与患者的沟通技巧;
（3）引导照顾者更加关注自我状态,学会自我照顾;
（4）增加照顾者对疾病专业知识和照护方式的了解;
（5）协助照顾者链接社会资源,以减轻照顾者的社会和经济负担。

（四）小组性质

小组性质为互助、教育小组。

（五）小组容量

为了保证小组内成员的良好沟通和互动,小组成员控制在 10 人左右较为合适。

（六）小组成员固定

鉴于本服务项目主要在我院认知障碍病房内开展,服务对象主要为住院病人家属及部分门诊病人家属,因此原则上要求小组为封闭式小组,即参与小组的成员需要固定,但不排除在特殊情况下进行小幅度的人员调整。

（七）小组框架

小组节数：5 节。

小组周期：每周一次。

小组时间：2019 年 8 月至 12 月。

小组地点：神经内科认知障碍病房活动室/社区活动室。

四、活动宣传和招募

（1）医务社工部就该服务项目设计宣传页和易拉宝，公布于首都医科大学宣武医院微信公众号、认知障碍病房护士站、认知障碍干预护理门诊、住院办理处等较易被患者及家属发现的地方。

（2）服务项目报名表将放置于认知障碍病房护士站、认知障碍干预门诊，以方便潜在服务对象随时报名参与服务。

（3）社工部工作人员在进入相关病房进行患者满意度调查时，将向患者及家属进行活动宣传。

五、服务对象筛选标准

通过前期的活动宣传与招募，医务社工通过电话或面谈进行前期需求评估，根据表 2-2 列出的标准、小组目的和目标来选择合适的服务对象并进行通知。

表 2-2　服务对象筛选标准

入组标准	排除标准
1. 首都医科大学宣武医院在院患者的主要照顾者； 2. 定期于首都医科大学宣武医院复诊的门诊患者主要照顾者； 3. 被诊断为认知障碍的老年患者的主要照顾者； 4. 在照顾老年认知障碍患者方面有一定的负面情绪、心理压力或照顾沟通技巧的缺失；	1. 年龄小于 18 周岁； 2. 成为老年认知障碍患者照顾者的时间小于 6 个月； 3. 已诊断出患有心理疾病或严重的身心疾病； 4. 身体情况较差，患有不适宜参与服务的疾病； 5. 非首都医科大学宣武医院病患的家属；

续表

入组标准	排除标准
5.能够按照要求定期参与小组服务； 6.希望通过小组服务和组员互助提升照护技巧、减轻情绪压力	6.无法保证按时参与小组服务； 7.其他不适用于通过小组服务形式解决问题的情况

六、小组初步设计

(一)情绪解压阀

服务设计方案见表 2-3,服务现场见图 2-2。

表 2-3　服务设计方案

主题	时间	目标	具体内容
照顾者情绪、压力认识	90分钟	1.识别情绪并认清自身压力的来源； 2.分享压力应对方式和解决办法； 3.练习身体扫描,帮助照顾者减轻因长期照顾带来的消极情绪和压力困扰	1.破冰及关系建立； 2.制定小组契约； 3."察言观色"游戏:引导组员了解不同情绪； 4."换个角度大不同":引导组员从不同角度看待问题； 5."压力泡泡":引导组员发现压力事件； 6."扔糖果":分享缓解压力的方法； 7.冥想减压练习

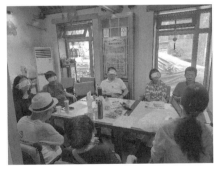

图 2-2　医务社工带领照顾者进行冥想减压练习

（二）沟通我有方

服务设计方案见表 2-4,服务现场见图 2-3。

表 2-4　服务设计方案

主题	时间	目标	具体内容
照顾者沟通技巧提升	90 分钟	1. 体验不同沟通方式,了解换位思考的重要性; 2. 了解认知障碍疾病的沟通特点; 3. 学习与认知障碍患者沟通的"减法话术"; 4. 分享实际生活中使用"减法话术"沟通成功的案例	1. 组员间再认识,加深组员关系; 2. "传表情"游戏:引导组员认识不同形式下的沟通感受和沟通效果; 3. "你比画我猜"游戏:引导组员了解在不同场合及与不同特点的人沟通应采用不同的沟通方式; 4. 共同学习认知障碍患者的核心症状,了解认知障碍患者沟通困难的原因; 5. 介绍"减法话术"的核心要点; 6. 分享使用"减法话术"成功沟通的案例并讨论其原理和方法; 7. 身体扫描练习并布置家庭作业

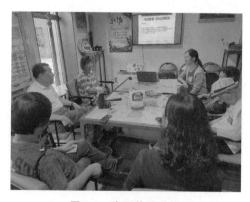

图 2-3　沟通体验游戏

(三)心灵停靠站

服务设计方案见表 2-5,服务现场见图 2-4。

表 2-5　服务设计方案

主题	时间	目标	具体内容
照顾者自我关照	90 分钟	1. 帮助组员认知自我照护的重要性; 2. 通过"芳香呵护"舒压陪伴,使照顾者放松身心; 3. 通过制作闻香棒和学习简单的抚触手法,使照顾者掌握简单的自我舒缓方法	1. 加深组员关系; 2. 一对一"芳香呵护"舒压陪伴服务; 3. 制作闻香棒,由患者和照顾者共同制作有助于情绪舒缓的精油香氛; 4. 调香及抚触,由家属调配放松按摩油,并学习简单的抚触手法,与患者一起进行抚触练习; 5. 布置家庭作业

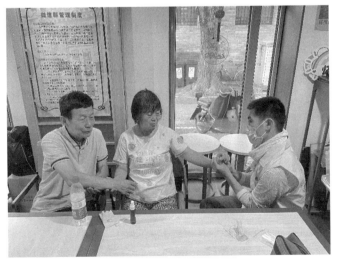

图 2-4　芳香抚触学习

（四）智慧生活帮

服务设计方案见表 2-6，服务现场见图 2-5。

表 2-6　服务设计方案

主题	时间	目标	具体内容
社会资源链接	90分钟	1.学习为认知障碍患者安排有意义的生活； 2.学习设计适合认知障碍患者的活动； 3.试玩部分适合认知障碍患者的认知训练桌上游戏	1.加深组员关系； 2.学习为患者安排有意义的活动； 3.学习设计适合患者的活动； 4.邀请家属及患者共同试玩认知训练桌上游戏并仔细讲解规则； 5.布置家庭作业

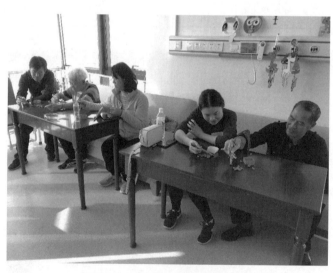

图 2-5　认知训练桌上游戏体验

（五）护老知识营

服务设计方案见表 2-7，服务现场见图 2-6。

表 2-7　服务设计方案

主题	时间	目标	具体内容
照护技巧提升	90分钟	1.学习认知障碍疾病基础知识及常规治疗方法； 2.学习认知障碍患者日常照护技巧； 3.患者及照顾者向认知障碍专科护士提问并交流互动	1.加深组员关系； 2.学习认知障碍疾病的基础知识和常规治疗方法（讲座）； 3.学习认知障碍患者日常照护技巧（讲座）； 4.患者及家属可就日常照护过程中遇到的问题向认知障碍专科护士提问，护士给予建议及解答

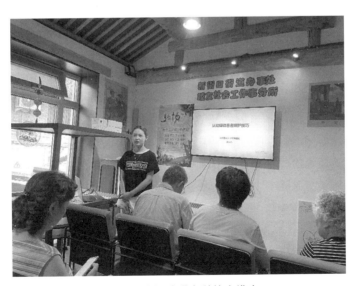

图 2-6　认知障碍专科护士讲座

141

七、小组服务人力配置

(一)社会工作者

由1名社会工作者负责服务策划、组员招募、方案撰写、物资准备、服务评估。

(二)护理人员

由1名护理人员负责服务现场的支持、场地及病患的安排、活动宣传及协调。

八、可能出现的问题及应对方式

(1)较低的报名率;

(2)服务过程中组员的情绪崩溃;

(3)组员中途退出;

(4)在协调医护人员或链接第三方资源时出现的问题。

以上问题将与科室对接护士共同应对和解决,并根据小组活动进展情况适时调整服务方式和服务内容。

九、服务评估

(一)前测及后测

针对不同主题的小组服务准备调查问卷,对参与各个主题活动的组员进行前测和后测,以评估该主题活动的效果;采用 Zarit 照顾者负担量表对每个主题活动均参与的组员进行加测,以评估通过参加不同主题的活动,照顾者的整体负担是否有所缓解(见表 2-8)。

表 2-8　全程参与小组成员 Zarit 量表前后测得分

姓名	性别	年龄	前测	后测
黄×	女	61	68 分	60 分
赵×	女	63	76 分	65 分
陈×	男	73	51 分	50 分

续表

姓名	性别	年龄	前测	后测
温×	男	57	55 分	47 分
真×	男	82	53 分	41 分
杨×	女	55	59 分	50 分
刘×	男	74	77 分	62 分

由于患者平均住院周期较短,大部分照顾者无法全程参与 5 个主题的活动。5 节次小组服务结束后,共计有 7 名照顾者全程参与,通过对比其 Zarit 照顾者负担量表前后测得分能够发现,7 位组员的照顾负担得分均有了不同程度的降低,说明参与医务社工组织的认知障碍患者照顾者小组能够在一定程度上减轻照顾压力。

(二)小组服务内容及形式满意度反馈

每次服务结束后,社工邀请组员针对本次服务的内容设计、服务形式等进行口头反馈。在服务内容设计方面,大部分组员表示服务内容能够在一定程度上解决其在照护过程中遇到的问题,社工在广大认知障碍患者与照顾者之间搭建了沟通的桥梁;在服务形式方面,部分组员认为该服务应常态化开展,或探索"线上+线下"共同服务的模式,以方便患者出院回归社区后,照顾者仍有机会和渠道持续参与活动。

十、服务反思

通过分析认知障碍患者照顾者的需求,结合院内病患的特点,医务社工设计并开展了主题为"智·爱同行——认知障碍护老者支援计划"的专业服务,旨在通过全面多样的常态化服务协助老年认知障碍患者照顾者舒缓情绪、减轻照顾压力,提供疾病相关信息,提升照顾者的照顾能力及技巧。该项服务主要从以下三个层面介入:

(一)常态化小组服务

在需求调研环节,大量照顾者所表述的服务需求趋于一致,因此选择小组工作作为该项服务的主体服务形式。结合需求分析结果,将小组服务细化为五个主题:情绪解压阀、沟通我有方、心灵停靠站、智慧生活帮以及护老知识营。五个主题分别对应照顾者的五类需求,由于潜在服务对象以外埠人员居多,因此每个主题设计有两次服务活动,以保证患者家属能够完整参与至少一个主题的服务过程。

(二)链接多学科资源

医务社工链接多学科人员及社会资源为认知障碍患者照顾者开展服务,例如芳疗师、营养师、心理咨询师等。同时,积极链接社区照护机构、公益慈善组织等社会资源,为有需求的照顾者提供支持,帮助他们在一定程度上减轻照护压力。除此之外,医务社工作为临床医护团队一员参与日常查房、义诊及讲座等工作,为病患提供全方位、全周期的服务。

(三)线上支持与互动

潜在服务对象以外埠人员居多,大部分患者家属仅可参与 $1\sim2$ 个主题的服务活动。为保证无法全程参与服务的家庭照顾者同样能够学习照护技巧,医务社工将各个主题的服务内容进行分门别类的整理,通过小视频、资源列表等形式定期在患者及家属微信群进行分享,从而使无法现场参与服务活动的照顾者能够根据自己的需要进行线上学习。

医务社会工作者运用社会工作知识与技术于医疗卫生机构,从患者及其家庭的心理、情绪、自我认知及对支持系统的需求出发,扮演使能者、教育者、资源链接者的角色,通过个案、小组、社区工作等社会工作方法,陪伴病患及其家庭度过特殊的生命旅程。作为医护团队的一员,医务社工进驻医院开展服务不仅契合医院的人文发展需求,而且能够满足患者及其家属的现实需要,分担医务人员的工作,并促进医患关系和谐发展。

参 考 文 献

[1] 范晶,沈军.照顾者对老年痴呆症的认知情况及照顾态度的调查研究[J].检验医学与临床,2016,13(04):547-549.

[2] 史路平,姚水洪,王薇.中国老年人群轻度认知障碍患病率及发展趋势的Meta分析[J].中国全科医学,2022,25(1):109-114.

［3］中国防治认知功能障碍专家组.中国防治认知功能障碍专家共识［J］.中华内科杂志,2006,45(02):173.

［4］贾建平.重视轻度认知障碍与老年性痴呆关系的研究［J］.中华神经科杂志,2002(4):324-326.

［5］SEEHER K,LOW L F,REPPERMUND S,et al. Predictors and outcomes for caregivers of people with mild cognitive impairment:a systematic literature review［J］. Alzheimers and Dementia,2013,9(03):346-355.

［6］MORRIS J C. Early-stage and preclinical Alzheimer disease［J］. Alzheimer Disease and Dssociated Disorders,2005.

作者简介

杜今,香港大学 MSW,中级社会工作师。首都医科大学宣武医院医务社工、北京医院协会医务社会工作专业委员会副秘书长、中国社会工作联合会医务社会工作专业委员会委员、中国康复医学会社会康复工作委员会委员,被评为"2021 年度十大医务社工"。

专家点评

本案例的亮点主要体现在以下两个方面:一是方案设计完整,完全按照小组工作的工作流程进行设计,体现了社会工作的专业性;二是服务需求的解决方案包括五个方面,具有针对性,实务性比较强。不足之处在于:第一,服务评估与案例设计对应性不足,评估方法比较空泛,只提到了照顾者的负担量表得分,但在服务评估效果、满意度的定性定量指标方面没有做出充分展示。第二,案例更多展示的是设计方面,对于具体实施的情况和过程展示不足。第三,小组的人力资源配置方面需要反思能否支撑项目的实施,可考虑以"医务社工＋志愿者"的方式来提高项目实施的可能性。

——中国医院协会医院社会工作暨志愿服务工作委员会副主任委员王高伟

专家简介

　　王高伟，国家癌症区域医疗中心——云南省肿瘤医院自贸医院副院长、副主任医师。社会兼职：中国医院协会医院社会工作暨志愿服务工作委员会副主任委员、云南省医院协会医院社会工作暨志愿服务工作委员会主任委员、云南省社会工作联合会医务社会工作委员会主任委员、云南孔子学术研究会书画艺术专业委员会主任委员、云南省书法家协会会员。曾被评为"2018年度优质医疗服务示范个人""2020年度十大医务社工"。

医务社工在康复期的危机干预和重返社会的推动实践

刘　川

广东省工伤康复医院

一、背景介绍

广东省工伤康复医院自 2003 年以来在全国率先开展社会康复服务,秉承"促进全人健康、倡导残健共融"的社会服务使命,弘扬和践行"助人自助、全人健康、生活自立、社区融合"的专业社会工作理念,通过"医院-社工-志愿者-社区"多元主体联动的服务模式,采用社会工作专业手法为工伤职工、残障人士、其他伤病人员及家属提供社会康复服务,旨在协助服务对象处理伤病后遇到的问题,链接获取有效资源的渠道,解决当前困难,帮助服务对象提升应对伤病和困难的能力与信心,促进服务对象重返工作和融入社会,实现从医院到社区的无缝链接,进而达成全面康复的愿景。

服务对象在工作时不慎被机器压伤颈部,导致颈 4 椎体骨折和脊髓损伤,已参加工伤保险且已认定工伤,社保局批复工伤康复治疗 6 个月,住院医疗费用由工伤保险基金支付。因服务对象和家属在病房与他人争吵,医生转介社会工作者跟进服务对象的情绪和工伤处理情况,提供必要的帮助。

二、分析预估

(一)身体功能情况和治疗需求

服务对象受伤 2 个月,已完成手术治疗并进入康复阶段,出现四肢运动和感觉障碍,大小便失禁,生活完全无法自理。服务对象入院已三天,因不确定是否可以转移到轮椅而一直卧床,家属反映推床下楼去做康复治疗十分不方便,多次与主管医生沟通。医生表示服务对象为受伤早期,需根据各部门评估结果确认是否可转移至高靠背轮椅,也要观察服务对象坐轮椅的身体反应,此类伤情一般需要 6～12 个月的康复治疗。

147

（二）伤残适应情况和情绪状况

服务对象及家属因未明确是否可转移至轮椅而着急，一方面担心病情，另一方面担心得不到及时的治疗，对医生的信任度有所下降，产生不满情绪。服务对象的姐姐反映服务对象伤后情绪敏感、易波动，近日常向家人发脾气，其表姐也多次与病房的其他病友和家属发生争吵。

面谈中服务对象的姐姐表达较多，服务对象沉默寡言，自评受伤事件带来较大的打击，会因为身体不适和活动受限而感到烦躁，易向家人发脾气，担忧伤情及预后，入睡困难，希望能够恢复生活自理能力，自诉"如果不能自理，活着也没有什么意思"。

（三）工伤处理进度和与工作单位的关系

工伤认定已下达，此次康复期为 6 个月，由工伤保险基金支付住院费用。服务对象在现单位已工作 3 年，为车间工人，伤前与工作单位无矛盾，伤后单位积极为其办理工伤认定，帮忙联系医院，配合办理工伤手续，领导鼓励服务对象安心养伤，但工伤办事员对工伤政策和办事流程不了解。

服务对象对办事员的办公效率感到不满，称伤后工作单位一直未支付工资和陪护费，还需自己垫付首诊医疗费用，给家庭造成经济压力，对此感到愤怒。

（四）社会支持和家庭经济情况

服务对象已婚已育，妻子为家庭主妇，兼做微商，儿子在读幼儿园，服务对象为家庭主要经济支柱，一家三口居住自购楼梯房。服务对象自诉伤后垫付的医疗、护工和生活费用已给家庭造成经济负担，自评没能力再继续垫付费用。

由于妻子需要照顾儿子，无法陪护在自己身边，因此服务对象聘请远房表姐照顾自己，舅舅、表妹、堂弟均到医院探望并提供帮助。服务对象转到广州治疗后，姐姐每日到医院送餐探望。

服务对象的姐姐反映，服务对象的夫妻关系一般，服务对象认为自己在外努力工作赚钱，妻子在家照顾孩子是理所应当的事，但其妻子常埋怨他不陪伴自己、不顾自己的感受，两人时常有争吵。姐姐担心服务对象的妻子会因为他受伤而离开他，担忧服务对象的未来生活。

（五）预后和未来生活

服务对象为颈部脊髓损伤，未来将在轮椅上生活，双手力量和灵活度受限，通过康复训练和器具辅助可以实现轮椅上部分生活自理，预估劳动能力鉴定在二级左右，未来可依靠工伤保险待遇维持基本生计。

服务对象对预后的期望较高，暂未能接受截瘫的事实，暂未考虑未来生活。

（六）总结分析

1. 情绪危机

服务对象情绪低落、敏感、易波动，难以接受伤后的变化，社交退缩，入睡困难，自我评价负面消极，担忧伤情及预后，对康复有不理性期望，甚至有放弃生命的想法。

2. 经济危机

服务对象、家属、工作单位均不了解工伤政策和办事流程，服务对象与工作单位因待遇的支付问题存在矛盾，服务对象暂无收入，存在经济压力。

3. 家庭危机

服务对象的家庭角色发生变化，生活完全无法自理，夫妻关系发生改变。服务对象的姐姐担忧其未来生活照顾和生计。

三、服务计划

（一）服务目标

（1）提高服务对象的情绪稳定性，提高其治疗配合度和积极性；

（2）提高服务对象对工伤政策和处理流程的了解度，以及服务对象与工作单位沟通的能力和技巧；

（3）促进服务对象家庭成员间的沟通与合作，提高服务对象的社会参与度；

（4）提高服务对象的生活自主性和独立性，鼓励服务对象制定未来生活计划。

（二）服务程序

1. 第一阶段（2019 年 7 月至 9 月）：稳定情绪，制定康复计划

（1）协助服务对象处理伤病后的负面情绪和压力，使其逐渐适应伤残带来的变化；

（2）协助服务对象增加对病情和预后的了解，制定合理明确的康复治疗计划。

2. 第二阶段（2019 年 10 月至 12 月）：协助处理工伤

（1）协助服务对象增加对工伤保险政策的了解，熟悉工伤处理流程和手续；

（2）协助服务对象理性处理与公司的关系，进行有效的沟通，争取工伤待遇，减轻家庭经济压力。

3. 第三阶段（2019 年 12 月至出院）：推动重返社会

（1）协助服务对象改善夫妻沟通方式，重新分配家庭角色；

（2）协助服务对象与病友建立互助支持网络，提高社会参与度；

（3）引导服务对象制定未来生活计划，以便出院后重新融入社区。

（三）服务策略

（1）采用危机介入模式，协助服务对象处理工伤后的危机；

（2）采用动机式面谈法，提高服务对象参与康复治疗的主动性；

（3）采用理性情绪治疗法，引导服务对象理性处理与工作单位和家人的关系；

（4）采用寻解导向工作模式，挖掘服务对象的自身资源，提高服务对象解决问题的能力。

四、服务实施过程

（一）危机介入阶段

1. 稳定情绪，安排同路人探访支持

社工每周一次到病房探望服务对象，以倾听、接纳、同理的态度及时疏导服务对象及其家属的负面情绪，跟进其情绪状态，安排同路人到病房探访。

服务对象自诉，若过了三个月还是不见下肢有反应，则将明确失去步行能力,以后要在轮椅上生活,自己将成为废人,活着也是别人的负担。服务对象伤后沉默寡言,入睡困难,较少与病友沟通交流,拒绝朋友和同事到医院探望。

社工安排一位与服务对象伤情相似的、已出院回社区生活且融入社会较好的同侪支持员到病房探访服务对象。服务对象一开始有些抗拒,被动交流,在经过多次接触并了解对方康复和回家创业的经历后,慢慢提出对大小便处理、神经疼痛、康复治疗、生活自理、工作就业等方面的疑问,同侪支持员耐心解答,服务对象开始主动上网了解伤情预后和病友出院后的生活情况。

2. 促进医患沟通,制定康复计划,改善环境适应

社工通过晨交班、查房、康复评价会等途径与医疗团队沟通服务对象的情况,结合与服务对象的定期面谈,了解康复治疗安排情况和康复进展,协调医患沟通,提升患者和家属对医疗团队的信任度和配合度,并引导服务对象及家属制定康复计划和阶段性目标。

在社工的协调下,康复团队完善评估后及时为服务对象安排高靠背轮椅,护士和治疗师指导服务对象及照顾者学习从床到轮椅的转移方法,安排服务对象从床边治疗改为到康复区域进行治疗。

社工协调服务对象与病友在病房发生的矛盾,引导双方理性沟通,结合病房的管理规定,制定病房休息和娱乐时间安排表,协调双方的需求。服务对象与家人协商后决定聘请专业护工照顾,帮助服务对象适应住院环境。

社工使用动机式访谈法鼓励服务对象制定短期的康复目标,为恢复步行做好准备。服务对象期望能够尽快改善躯干力量和颈部力量,在轮椅上坐稳不滑倒,并提高坐位耐力,自主用勺进食,达到轮椅上部分自理。

3. 赋权增能,提高处理工伤的能力

社工安排服务对象参加工伤政策讲座,了解工伤处理流程和政策规定,并在面谈中解答服务对象对政策的疑问,引导服务对象理性看待工伤处理,客观分析工作单位的态度和待遇支付情况。

社工纠正服务对象对工作单位的非理性诉求,引导服务对象换位思考工作单位的立场和办事员的难处,调整对工作单位的期望,建议服务对象向工作单位递交书面申请,理性说明政策的具体规定,感性提出家庭经济压力和伤情严重程度,请工作单位按规定支付服务对象停工留薪期间的工资和陪护费,请办事员协助办理医疗费和伙食费的报销手续。

服务对象起初否定社工的建议,认定工作单位有意拖延不予支付,即使

151

递交书面申请,工作单位也不会及时给予答复和支付待遇,认为是无效的尝试。社工分享其他病友的经历,鼓励服务对象分析他人的举措是否恰当,换位思考处理方法。

4. 协调与工作单位之间的关系,促进理性沟通

社工致电工作单位办事员,说明服务对象的疑惑和压力,解释工伤政策规定,同理办事员的难处,中立地提供办事指引和政策解答。

办事员提出工作单位无处理工伤的经验,自己也不懂如何办理,领导施加压力,办事员不敢妄下判断。社工解释政策规定和办事流程,提供政策文件参考,帮助分析工作单位、社保、工伤职工需承担的责任和待遇,疏导办事员的焦虑情绪。

办事员了解情况后表示将请示领导,帮助服务对象向领导说明政策规定,向工作单位申请支付服务对象的工资和陪护费,并到社保局进一步咨询,为服务对象办理费用报销手续。

社工将与工作单位沟通的情况转告服务对象,服务对象愿意与办事员进一步理性沟通办理手续。

(二)调整适应阶段

1. 调整康复计划,提高服务对象康复自主性和独立性

社工安排两周一次面谈,引导服务对象根据康复进展适当调整康复计划和目标,鼓励服务对象自主与医疗团队沟通讨论病情和康复计划,主动了解康复资讯。

服务对象可在高靠背上坐稳,坐位耐力较前提高,颈部肌力提高后可改为普通轮椅,在辅助器具的协助下可抬起手臂完成进食动作,但手腕和手指活动受限,大小便失禁,下肢感觉和运动障碍,生活完全无法自理。

服务对象与医疗团队建立信任关系,主动咨询病情和康复计划,自诉下一步需要改善上肢力量,练习自己驱动轮椅、翻身、从轮椅到床的转移,提高轮椅上的自理能力。

2. 协调家庭关系,促进家庭合作,制定家庭照顾和未来生活计划

社工与服务对象的妻子面谈,了解她对服务对象受伤及夫妻关系的看法,协助处理她的担忧情绪和压力,约见夫妻面谈制定未来生活计划,鼓励夫妻的合作。

服务对象妻子提出伤前夫妻双方存在摩擦,服务对象忙于工作,较少陪伴妻子和孩子,妻子独自在家照顾孩子觉得有压力,多次提出意见,但服务对象认为工作赚钱已尽责任。

妻子理性看待服务对象受伤,诉明白服务对象未来生活无法自理,需要他人照顾,但自己身材矮小,搬抬不动服务对象,且居住楼梯房限制服务对象外出,考虑把房子卖了换一套电梯房,又担心孩子的教育问题,想回娘家附近居住,又担心服务对象不愿意。社工提供情绪支持与疏导,同理妻子的压力和情绪,并引导妻子进一步思考解决问题的方法。

在与服务对象的单独面谈中,服务对象提出自己并不强求妻子留在身边,如果她愿意继续一起生活则会照顾双方的需求。服务对象通过对工伤政策的了解,得知自己可获得工伤待遇维持基本生计,诉会通过股票、投资等方法填补家计,减轻妻子负担;如果妻子要离开,服务对象也不会阻拦,将返回农村老家生活,请人照顾自己。社工引导服务对象换位思考妻子的需求,思考改善夫妻沟通方式的方法。

在夫妻面谈中,社工提出妻子接纳服务对象伤情限制并愿意继续照顾陪伴服务对象的想法、对未来居住地的考虑、生活照顾的困难,以及服务对象对未来生计的规划,并提供工伤政策资讯,引导双方制定未来生活计划,鼓励夫妻间的理性沟通和合作。

3. 建立病友互助网络,重塑自我形象

社工邀请服务对象参加病友互助小组,建立互助自助网络。

社工组织病友互助小组,鼓励病友间互动交流,在小组中分享伤后的经历和感受,让组员相互支持鼓励。邀请已出院回归社会的同侪支持员分享康复和创业就业的经验,回答组员的疑问,帮助组员处理伤后遇到的困难,提高服务对象解决问题的能力和自主性。

社工组织病友互助小组一起外出参与社会活动,体验无障碍设施并给予反馈意见,帮助服务对象重塑自我形象,提高自我效能感,促进服务对象制定未来生活计划。

（三）出院准备阶段

（1）社工与医疗团队沟通出院准备计划,各部门给予服务对象具体的出院指导方案,社工汇总计划,约见服务对象及其妻子、姐姐进行家庭会议,确认出院后计划的执行。

（2）社工与服务对象一起搜索当地医疗、康复、工伤、残联等办事点和政策资讯,了解相关的福利待遇,整理出院后的资源联系名单以及需办理的流程手续。

153

（3）社工约见同侪支持员与服务对象面谈，明确出院后的安排，提供出院后进行家庭康复锻炼的技巧、注意事项、所需辅助器具等相关资讯，解答服务对象对生活自理和锻炼的疑惑。

（4）社工与服务对象的工作单位联系，反馈服务对象住院期间的康复进展和未来生活遇到的限制，解答工作单位对工伤赔偿和处理的疑问，指引工作单位办理劳动能力鉴定的手续。

（5）社工与当地社工机构联系，转介当地社工继续跟进服务对象回家后的需求。

（6）社工在服务对象出院后的第 30 天、90 天、180 天致电服务对象，了解其社区适应和资源使用的情况，根据服务对象的需求提供情绪支持和疏导、政策资讯和资源转介服务。

五、总结评估

服务对象共住院 12 个月，通过医疗团队、社工、服务对象及其家属的共同努力，服务对象有明显的变化。

（一）身体功能和生活独立性有所提高

服务对象可独立驱动轮椅，独立完成吃饭、刷牙、洗脸的动作，可在靠背下独坐，大小便、穿衣、翻身、轮椅到床的转移需要他人辅助，可独立驾驶电动轮椅。

（二）工伤处理能力有所提高

服务对象已了解工伤处理的流程和政策规定，明确出院后将进行劳动能力鉴定评级，等待结果下达后与工作单位协商待遇的支付，并办理伤残退休，按月领取工伤待遇。

（三）伤残适应度和社会参与度较前提高

服务对象情绪较前稳定，逐渐接受伤情限制，睡眠和饮食情况正常，配合康复治疗，理性制定康复目标和计划，主动与医护人员沟通交流，被动参与病友互动。家属反映服务对象向家人发脾气情况较前减少，能够理性讨论未来生活安排，在微信上与同事、朋友保持联系。

（四）家庭关系和家庭沟通方式有所改善

服务对象与妻子、姐姐保持紧密联系，偶尔发生争执，但能够理性解决，夫妻间已沟通制定未来生活照顾和生计安排，与妻子的争吵较前减少，沟通方式有所改善。

（五）与工作单位的关系有所改善，沟通能力提高

服务对象与工作单位保持理性沟通，工作单位按规定支付工伤待遇、协助办理工伤手续、积极回应服务对象的需求，并关心服务对象的康复进展，额外出资为服务对象购买辅助器具。服务对象对工作单位恢复信任，相信工作单位会按规定办理手续和支付赔偿，体谅工作单位的难处，将最终办理伤残退休，与工作单位解除劳动关系。

（六）积极面对未来生活，生活质量提高

服务对象已明确出院后返回当地居住，与妻子、儿子一起生活，已配置轮椅、气垫床、冲凉椅、矫形器等辅助器具，并自购悬吊装置协助在家完成转移，以减轻家属搬抬压力，计划换房改善无障碍环境，依靠工伤待遇维持家庭生计。儿子上学后，妻子也会找一份工作并同时照顾服务对象。

六、专业反思

（一）社工专业角色

社工在服务过程中是一名沟通协调者，作为服务对象、家属、医疗团队、工作单位、社区的沟通桥梁，带领所有相关者围绕问题的处理进行沟通和合作。

社工是资讯提供者和资源链接者，为服务对象提供所需的工伤、康复、医疗、社会福利、残疾人福利等多种资源资讯，并为服务对象链接来自工作单位、社保局、街道、残联、病友的多种支持。

社工是使能者，不断给服务对象支持和鼓励，注入希望，提供资讯，促进服务对象的改变和能力的提升，最终提高服务对象自身解决问题的能力。

（二）社工服务策略

社工运用优势视角、赋权增能、动机面谈等专业策略，关注服务对象自

155

身资源和能力,通过讲座、同路人探访、互助小组、分享会、生活自立训练营等方式,提高服务对象处理问题的能力和自主性,以及改变的动机和处理问题的参与度,搭建病友互助平台,达到助人自助。

社工秉持全人康复的理念,关注服务对象身心社灵的需求,提供"住院—出院前—出院后"的全流程服务,关注服务对象与其所在环境的关系,促进服务对象与家人、工作单位、朋辈的沟通合作,旨在提高服务对象的生活质量,帮助服务对象从医院返回家庭和社区,融入社会。

(三)服务限制

因康复医院和工伤政策的特殊性,服务对象住院时间较长,给了社工足够的时间去介入和干预,促成服务目标的达成和服务对象的改变。但在其他临床医院,较难有患者可以住这么久,因此有的社工在跟进过程中受出院因素的影响,服务成效受到限制。但医务社工是广义的概念,不仅包括医院内的服务,医院与医院间的社工服务、医院与社区间的社工服务应相衔接,减少服务地域的限制,以提高医务社工服务的专业性和有效性。

作者简介

刘川,1989 年 5 月,广东省工伤康复医院社会康复科社工。香港理工大学社会工作(家庭本位治疗)硕士,高级社会工作师,三级心理咨询师,中国社会工作教育协会残障与康复社会工作专业委员会理事,中国残疾人康复协会社会康复专业委员会常务委员,中国康复医学会社会康复工作委员会委员,中山大学新华学院公共治理学院校外导师,暨南大学附属第一医院医务社工部督导。

专家点评

本案例关注到伤残案主的伤疾适应和社会融入的议题,具有相当的科学性、系统性和计划性。同时,本个案的视角也具备一定的多元性和广阔性,建构患者的个人、家庭和患友支持网络,促进患者的伤疾适应和社会融入。

对于本案例有如下建议:应充分利用优势视角和患者的抗逆力,个案工作过程中以案主优势作为工作指引。对案主的服务应提供包括个体、家庭、工作单位、医院、社区在内的多方社会支持。问题提出需要问题回应,未解决问题需要服务跟进。

——武汉大学社会学院教授　慈勤英

专家简介

　　慈勤英,博士、教授、博士生导师、武汉大学"珞珈特聘教授",教育部社会学类专业学位教学指导委员会委员、中国社会学会理事,曾任武汉大学社会学系副主任。1986 年本科毕业于吉林大学经济系,获经济学学士学位;1989 年毕业于吉林大学人口研究所,获法学硕士学位;2003 年于华中科技大学经济学院获经济学博士学位。2000 年香港中文大学访问学者,2015 年美国伊利诺伊大学香槟分校社会工作学院访问学者。研究方向为社会工作与社会政策、人口研究、社会性别研究。

医务社工介入脊柱侧弯患者的个案服务

王　曼　吕　齐　闫　明

华中科技大学同济医学院附属同济医院

一、背景介绍

(一)研究背景

脊柱侧弯是指脊柱的一个或多个节段向侧方弯曲形成畸形造成的身体功能障碍,可通过矫正手术恢复其正常形态的一种常见骨科疾病。[①②] 脊柱侧弯不仅在生理层面对患者的身体健康和人身安全造成严重影响,因脊柱畸形而产生的身体意象感知、疾病认知、经济压力以及歧视等问题也会对患者的社会、心理层面造成一系列影响。[③④] 随着社会的发展,健康的概念不再局限于身体没有疾病,人们对心理、社会层面的健康需求日益提升,传统医学模式也从以生物学为基础的单一服务模式转向"生物-心理-社会"的现代医学模式[⑤]。医务社会工作在患者疾病的诊断、治疗和康复过程中提供与之相关的社会心理支持,其整合性视角和人文关怀是对现代医疗服务的必要补充,其专业优势及价值理念在推动"全人服务"医学模式中发挥着不可或缺的作用。[⑥]

面对脊柱侧弯患者在生理、心理、社会、经济甚至是灵性层面的多层次

①　郭跃明.挺起"脊梁",矫"斜"归正[J].中医健康养生,2019(07):62-64.

②　甄真.脊柱侧弯矫正手术病人的护理及康复[J].医学食疗与健康,2020,18(04):8-10.

③　王选民.心理干预对脊柱侧弯青少年患者康复效果的影响[J].心理月刊,2019,14(11):64.

④　JEAN N G, CLINTON D M, JOSEPH B S, et al. Psychosocial difficulties in adolescent idiopathic scoliosis: body image, eating behaviors, and mood disorders[J]. World Neurosurgery, 2018(16):421-432.

⑤　柴双.医务社会工作参与"健康中国"建设的探讨——分析十九大报告提出的"实施健康中国战略"[J].中国社会工作,2017(36):4-7.

⑥　季庆英.医务社会工作手册[M].北京:人民卫生出版社,2020.

需求与困扰,本文通过个案研究的方法,探索基于优势视角的个案管理模式下医务社会工作介入脊柱侧弯患者的角色、策略以及服务成效。

(二)案例情况

1. 基本信息

服务对象,女,23 岁,脊柱侧弯患者,家住湖北省某农村。

2. 服务对象的疾病背景

服务对象于一岁余发现脊柱畸形,未及时行特殊治疗,畸形逐渐加重,腰背部及双下肢疼痛麻木难忍,腰背部呈后凸畸形,不能平卧,严重影响身体发育和生活质量。

3. 人际关系

服务对象为独生子女,父母皆有多个兄弟姐妹并各自育有子女,亲属关系彼此独立但相互支持。服务对象上学实习期间离家生活,与同学、老师及朋友相处融洽。

4. 教育/工作背景

服务对象为内科临床医学生,具备一定医学背景知识,在当地一家医院进行临床实习。

5. 经济状况

服务对象家庭为低保户,父母皆为农民。母亲 2008 年腰椎瘫痪卧床,经治疗能够逐渐生活自理,但行走仍不便。父亲从小患癫痫,经治疗后近几年甚少发病。服务对象学费主要靠学校发放的微薄的补助金,全家主要经济来源为低保补贴及父亲做农活的收入。

6. 心理状况

面对生理疼痛和经济压力,服务对象一直感到压抑、焦虑、担忧以及恐惧。长期以来,因为外形被周遭的人说三道四,服务对象自卑感严重,自我认可度较低。

二、分析预估

(一)生理层面

分析:服务对象由于脊柱侧弯,背部及双下肢疼痛麻木难忍,且腰背部呈后凸畸形,对服务对象的身高及身形都造成影响。若不进行诊治,情况将进一步恶化,有瘫痪之风险。

159

需求:通过手术治疗对侧弯脊柱进行矫正。

(二)心理层面

分析:短期内,随着服务对象决定手术治疗,其主要面临经济困难、生理疼痛、疾病认识不全以及对手术的恐惧。这些问题使得服务对象在术前异常焦虑以及恐惧,故其在应对问题时无法完全地调动潜能。另外,由于服务对象具备的医学知识不全面,因此将该疾病是否具有遗传性也纳入考虑,进一步增加了服务对象的焦虑和恐慌。长期来看,服务对象因为外形原因从小遭受冷眼,一直感到自卑,自我接纳程度较低。

需求:需通过心理辅导、情绪支持、疾病知识宣教以及协助实际问题的解决促进服务对象外部所处情境的改变及其内部信念、认知的转变,帮助服务对象恢复良好心理功能,提升其自我接纳度及自我效能感。

(三)社会层面

分析:根据服务对象的生态系统分析(图 2-7),服务对象拥有较好的非正式的社会支持资源,为服务对象提供了情绪性支持、经济性支持、服务性支持及社会性支持。正式资源层面,医院的医护人员为服务对象提供了一定的服务性支持及情绪性支持;学校及国家民政部门也提供了一定的经济性支持。但服务对象仍有一些没有利用上的正式资源,如社会公益机构及网络募捐平台,可以进一步发掘。

需求:协助服务对象维持、巩固、促进对现有社会支持资源的利用,并通过链接社会公益机构及网络募捐平台,帮助其增强社会支持网络。

(四)经济层面

分析:服务对象家庭为低保户,家里的生活依靠低保和父亲农作的微薄收入维持,年收入只有几千块钱。此次手术治疗整体预计花费近 15 万元,服务对象家庭向亲朋好友借钱后仍有较大的费用缺口,经济压力极大。

需求:向服务对象提供医保及政策性救助信息及申请流程,并链接医疗救助资源,帮助其减轻经济上的压力。

(五)灵性层面

分析:服务对象因为外形原因,从小到大被他人嘲笑。他人的不尊重、评判和贬低使得服务对象感到自卑、自我接纳程度低,对自我价值长期以来

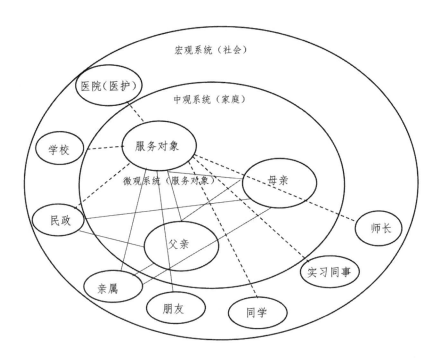

图 2-7　服务对象的生态系统

抱有质疑。

　　需求:通过心理疏导、情绪支持、实际问题解决及创造价值实现机会为服务对象赋能,协助其提高自我认同感,探索生命价值及意义。

三、服务计划

(一)服务目标

　　(1)通过医疗救助资源链接,帮助服务对象缓解经济压力;

　　(2)促进服务对象及家属与医护间的良性沟通,有针对性地为服务对象及家属提供疾病知识和诊疗问题的进一步解释;

　　(3)为服务对象提供情绪支持,促进亲属间正向支持,帮助其缓解住院期间的负面情绪,并针对其长期的自卑感进行心理疏导,帮助其提升自信,以更高的依从性配合开展手术治疗;

　　(4)为服务对象创造实现自我价值的机会,协助其探寻自我价值及生命意义。

(二)专业模式及理论基础

1. 个案管理模式

个案管理是指以面临多重问题或需要的服务对象为核心,由社会工作者统筹协调服务过程,充分调动、整合、链接社会服务资源,促进跨专业合作,帮助服务对象摆脱困境、强化资源网络及增进资源使用能力的整合性服务。[1][2][3]

本案例中,社会工作者作为直接服务者和资源筹措者,全方位地评估服务对象的生理、心理、社会、经济及灵性层面的状态及需求,为其链接医疗救助资源,联合医护人员提供疾病知识宣教,联合家属促进亲属间正向支持,从多维度整合各方支持性资源,并为服务对象提供情绪支持及心理疏导等直接服务,以满足服务对象多方面的需要。

2. 系统理论、生态系统理论与社会支持网络理论

系统理论认为,人类社会是一个复杂的大系统,相互交叉,彼此渗透,系统的每个部分与其环境相互作用形成稳定的社会秩序。生态系统理论注重个体的微观、中观和宏观系统如何同人相互作用并影响人的行为,揭示了个人生理、心理因素以及家庭、社会系统对个人成长的重要影响。[4] 社会支持网络理论认为人们需要依靠社会网络得到物质、情绪与精神资源,需要获取服务与机会实现愿望与满足需要。[5]

在系统理论、生态系统理论及社会支持网络理论的框架下,本案例以系统视角分析服务对象所在之情境,注重服务对象社会支持网络的构建以及社会资源的运用——包括正式和非正式的社会网络资源来帮助其解决问题、满足需要。

3. 优势视角与增权策略

优势视角认为人们本身具有能力及内在资源,相信每个人皆有潜能并有能力面对困难与挑战,通过找到并确认服务对象的优势,进一步助其发

---

① 莫藜藜.医务社会工作理论与技术[M].上海:华东理工大学出版社,2018.

② 许莉娅.个案工作[M].2版.北京:高等教育出版社,2013.

③ MOORE S T. A social work practice model of case management:the case management grid [J]. Social Work,1990,35(5):444-448.

④ 孙一凡.生态系统理论介入社会工作实务的反思[J].山西青年,2019(13):256.

⑤ SALEEBEY D. The strengths perspective in social work practice:extensions and cautions [J]. Social Work,1996,41(3):296-305.

挥,以增进其社会功能。从优势视角发展出的增权策略相信人的潜能,从而协助受到压迫或权益被剥夺的人们对自己的生活困境表达意见或积极参与改善的行动。

本案例中,社会工作者运用到叙事治疗方法,通过问题外化及优势视角与服务对象一同对其人生故事进行重塑,使其看到自己的优势与能力。同时,社会工作者通过邀请服务对象帮助、鼓励其他病友,为其创造实现自我价值的机会,使其能力得到发挥,人生价值感得到体现。[①]

(三)服务策略

本案例中,社会工作者作为直接服务者以及资源的链接者、协调者及监督者,通过个案管理模式整合多方面支持性资源并通过直接服务促进服务对象心理功能的恢复及潜能的发挥,以满足服务对象生理、心理、社会、经济以及灵性多层面的需求,达到个案服务目标。(见图2-8)

(四)服务程序

第一阶段:建立关系,分析预估,制定服务计划。
第二阶段:整合各方支持性资源,协调并监督服务输送过程。
第三阶段:输入希望与信心,提升服务对象自信及自我接纳度。
第四阶段:术前术后充分关怀,积极鼓励。
第五阶段:创造自我价值实现机会,探索自我价值及生命意义。
第六阶段:评估服务成效与结案。

四、服务计划实施过程

(一)建立关系,分析预估,制定服务计划

社会工作者在收到转介后向医师了解了服务对象的详细情况及疾病背景,来到病房与服务对象进行首次见面,介绍身份并表明来意后,服务对象起初对社会工作者持拒绝态度,后经社会工作者耐心告知工作性质和来访意图,服务对象才同意与其开启会谈。会谈过程中,社会工作者展现出对服务对象的真诚及尊重,并适当运用支持性技巧,在交流中保持积极关注、主

---

① 蔡君,柏涌海.社区精神康复实务[M].上海:第二军医大学出版社,2019.

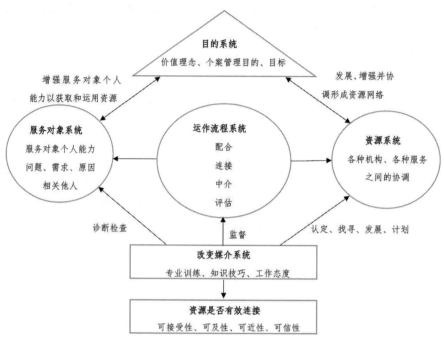

图 2-8 个案管理实务相关体系互动关系图

动倾听及同理表达,与服务对象初步建立了相互信任的专业合作关系。

会谈过程中,社会工作者对服务对象的生理、社会、心理、家庭、经济等层面的情况进行资料收集,并运用澄清、对焦、摘要等引领性技巧对服务对象的困境、需求及可利用社会支持资源进行梳理,确定服务对象目前急需解决的问题为手术治疗费用、疾病认识不清以及因生理疼痛、疾病认识、手术治疗及经济困难所产生的压力、焦虑、担忧及恐惧等负面情绪。同时,服务对象长期受自卑、自我接纳度低及自我价值怀疑等心理和灵性层面问题的困扰。会谈结束时,服务对象对社会工作者已表现出充分的信任,双方共同设立了服务目标,制定了服务计划。

(二)整合各方支持性资源,协调并监督服务输送过程

社会工作者作为资源的链接者、协调者及监督者,从多维度整合各方支持性资源。

经济层面:社会工作者在对服务对象经济情况进行评估后,首先针对医保及政策性救助信息及申请流程进行耐心介绍,后为其链接社会公益基金

会救助项目,介绍了项目救助政策及具体申请流程,对申请过程中的问题提供解答以及操作层面的协助,并持续跟进申请流程。同时,社会工作者建议服务对象发起网络众筹,以获得更多经济性支持,并在服务对象决定使用互联网平台众筹后协助服务对象准备材料,发起网络筹款。最终成功协助服务对象申请到了3万元的基金会资助,网络筹款2万余元。

认知层面:社会工作者了解到服务对象一直担心脊柱畸形问题会遗传给下一代,故专门请主治医师针对该认知偏差单独为其进行疾病知识宣教,解释其脊柱畸形的问题在得到矫正后基本不会出现遗传问题,但骨软骨发育不全具有遗传易感性,提高了服务对象的疾病认识水平,极大程度地消除了服务对象因对疾病认识不清所产生的担忧。

情绪层面:社会工作者为服务对象提供情绪支持及心理疏导,帮助服务对象缓解因生理疼痛、手术治疗及经济困难所产生的压力、焦虑、担忧及恐惧等负面情绪。同时,因服务对象住院期间主要由父亲陪伴照护,社会工作者与其父亲积极沟通,在安抚父亲对女儿手术所产生的恐惧和担心后,鼓励父亲在言语上多鼓励、多关怀服务对象,帮助服务对象积极面对手术治疗。

(三)输入希望与信心,提升服务对象自信及自我接纳度

随着服务的深入以及社会工作者与服务对象深度信任关系的建立,针对服务对象自卑、自我接纳度低及自我价值怀疑等心理和灵性层面的困扰,社会工作者运用叙事疗法,邀请服务对象对其人生经历进行叙述,深入了解脊柱侧弯给服务对象带来的影响及其人生经历中的积极故事,通过将问题外化并以优势视角发觉服务对象的闪光点(如善良、乐于助人、上进等优良品质),协助服务对象重塑其生命故事,以一个全新的视角看到自己优秀的一面、生活中积极的一面并肯定自我的价值。

(四)术前术后充分关怀,积极鼓励

手术前,主治医师与服务对象及其家属进行充分沟通,帮助服务对象及其家属对手术流程、术后预期及风险进行充分了解,并通过分享过往成功案例经验为服务对象及其家属注入希望,鼓励其保持积极心态。社会工作者在探访服务中对此不断进行强化,充分关怀、积极鼓励服务对象及其家属,帮助其坚定积极信念,提供情感上的支持。

手术后,社会工作者通过主治医师了解到服务对象的手术成功完成。社会工作者在术后探访服务对象,表示关心与祝贺。服务对象虽然因术后

165

疼痛而状态不佳,但是仍然为手术成功感到非常高兴,对身体的恢复充满期待。服务对象对医师尽心尽力地治疗以及医护人员和社会工作者这段时间以来的照护和关怀不断表示感谢。随着身体的慢慢恢复,服务对象于手术两周后顺利出院,回家修养。

(五)创造自我价值实现机会,探索自我价值及生命意义

出院后,社会工作者定期对服务对象情况进行跟踪,了解到服务对象一切顺利,身体恢复良好,身形改善极大。得知骨科团队将开展一场脊柱侧弯的义诊活动时,在社会工作者的邀请下,服务对象特意从外地赶来,作为康复病友向其他病友及家属分享经验,以自身经历鼓励其他病友。服务对象表示,因为医护人员和社会工作者的帮助,自己现在非常自信,一点也不自卑,也不再那么在意别人的看法了。服务对象说:"你获得了别人的帮助,你也要帮助别人。"通过这次治疗经历,服务对象表示她深刻地理解了做医生的意义和价值,她希望将这份爱继续传递下去,去帮助更多的人。社会工作者感到服务对象的自我价值感有了明显提升。

(六)评估服务成效与结案

经过前阶段的服务,本个案服务目标皆达成。义诊活动后,社会工作者与服务对象共同回顾了个案的整个过程及目标达成情况,并对服务对象的变化表示肯定。社会工作者告知服务对象个案结案,并与服务对象处理好离别情绪。

结案后,社会工作者对服务对象情况进行多次跟进。服务对象现在身体情况、外表都得到了极大改善,工作也很顺利,现在在当地一家医院做内科医生。现在的服务对象自信、感恩,对工作心怀使命、充满热爱,生活充满价值和意义。

五、总结评估

(一)评估方法

通过访谈、观察、会谈记录、自我评估报告等方法收集叙述性资料,比对干预前后服务对象改变情况,并结合目标评估及社会工作者自评,多维度衡量服务成效。

（二）服务成效

1.目标达成情况

（1）社会工作者向服务对象提供医保信息并帮助其申请政策性补助,同时通过链接医疗救助资源成功申请3万元救助款项,并获得2万多元网络筹款,帮助服务对象家庭缓解了经济压力。

（2）了解到服务对象对疾病的认知偏差后,社会工作者请主治医师针对疾病遗传性问题单独为其进行疾病知识宣教,并鼓励服务对象及其家属多与医护沟通,促进了医患之间的正向沟通。

（3）通过运用关怀、倾听、同理及叙事治疗等技巧与方法并促进服务对象与家属之间的正向支持,缓解服务对象住院期间的负面情绪并提升其自信心,使其以更高的依从性配合开展手术治疗。

（4）通过邀请服务对象参与义诊活动来帮助、鼓励其他病友,让服务对象的自我价值得到了体现,自我认同感得到了提升。

2.服务对象改变情况

干预后的服务对象生态系统见图2-9。

1)生理层面

通过骨科团队的治疗,成功帮助服务对象对其脊柱侧弯进行矫正,服务对象的外形也得到了极大改善。

2)心理层面

服务对象从最初的满脸愁容、焦虑、自卑,到随着社会工作者的介入慢慢放松下来,开始展露笑颜,变得自信,再到手术成功后无与伦比的开心、积极、能量满满,心理层面表现出极大的正向转变。

3)社会层面

通过促进医患间积极沟通及亲属间正向支持并链接医疗救助资源,增强了服务对象的社会支持网络。服务对象也表示自己住院以来收获了很多的帮助,感受到了很多的支持,也表示愿意以自身经历鼓励其他病友战胜疾病。

4)灵性层面

经过介入,服务对象从最初的自卑到逐渐开始自我接纳,对自己产生了更高的认同感。此外,服务对象通过这次的经历找到了自己的价值和人生意义,立志成为一名优秀的医生,帮助更多的人。

167

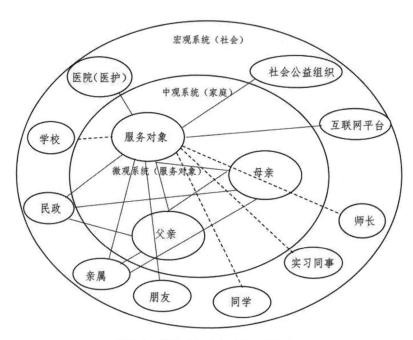

图 2-9 服务对象生态系统(干预后)

3. 社会工作者自评

服务过程中,社会工作者在社会工作伦理及价值观的指导下,以真诚、尊重、关心、不评判的态度对待服务对象,在专业理论的基础上通过个案管理模式介入,整合各方支持性资源并予以协调和监督,灵活运用倾听、同理、建议等会谈技巧及叙事治疗方法,与服务对象建立了相互信任的专业合作关系,并从多个层面满足了服务对象的需求,取得了良好的服务成效。

六、专业反思

(一)理论的运用

个案管理模式除了遵循一般的社会工作原则,还强调整合服务、整全服务及连续照顾原则。"整合"意指资源与方法的整合,"整全"意指对服务对象的全人关怀,"连续"意指服务的连续不断。

本案例通过整合医师、护士、家属、社会救助资源等不同主体,以全人关怀的理念不间断地为服务对象提供生理、心理、社会、经济及灵性层面的全方位服务,并对服务进行协调、监督,确保服务目标的达成。同时,本案例也整合了系统理论、生态系统理论及社会支持网络理论以及优势视角与增权策略等多种理论,对服务对象的问题进行评估及干预。整个个案服务过程受宏观及微观的理论框架指引,确保了服务的专业性。

(二)评估方法的反思

本个案服务的评估方法运用到了 AB 设计,A 代表社会工作者介入或干预之前的基线资料,B 是干预资料。此评估方法通过收集 A、B 两组资料,并将两组资料进行对比,找出差距,得出介入带来的改变情况。在本案例中,社会工作者通过访谈、观察、会谈记录、自我评估报告等方法收集到叙述性资料,并将前后两组资料进行比对,得出介入改变明显、服务成效良好的结论。然而,前后资料的改变是否是因为社会工作者的介入,以及在多大程度上与社会工作者的介入有关,评估仍不够严谨。譬如,服务对象从自卑到自信的转变,是因为手术治疗对外形的改变,还是社会工作者的心理辅导起到了一定成效,难以准确界定。在依托于科学的医学领域,如何科学地展现服务的有效性对社会工作在医疗领域的嵌入至关重要,需要医务社会工作者不断地反思。

参 考 文 献

[1] 郭跃明.挺起"脊梁",矫"斜"归正[J].中医健康养生,2019(07):62-64.

[2] 甄真.脊柱侧弯矫正手术病人的护理及康复[J].医学食疗与健康,2020,18(01):8-10.

[3] 王选民.心理干预对脊柱侧弯青少年患者康复效果的影响[J].心理月刊,2019,14(11):64.

[4] JEANN G, CLINTON D M, JOSEPH B S, et al. Psychosocial difficulties in adolescent idiopathic scoliosis: body image, eating behaviors, and mood disorders[J]. World Neurosurgery, 2018(16): 421-432.

[5] 柴双.医务社会工作参与"健康中国"建设的探讨——分析十九大报告提出的"实施健康中国战略"[J].中国社会工作,2017(36):4-7.

[6] 季庆英.医务社会工作手册[M].北京:人民卫生出版社,2020.

[7] KANGASNIEMI M. KARKI S, VOUTILAINEN A, et al. The value

that social workers' competencies add to health care：an integrative review[J]. Health & Social Care in the Community,2021.

[8] 莫藜藜.医务社会工作理论与技术[M].上海：华东理工大学出版社,2018.

[9] 许莉娅.个案工作[M].2版.北京：高等教育出版社,2013.

[10] MOORE S T. A social work practice model of case management：the case management grid[J]. Social Work，1990,35(5)：444-448.

[11] 孙一凡.生态系统理论介入社会工作实务的反思[J].山西青年,2019(13)：256.

[12] SALEEBEY D. The strengths perspective in social work practice：extensions and cautions[J]. Social Work，1996,41(3)：296-305.

[13] 蔡君,柏涌海.社区精神康复实务[M].上海：第二军医大学出版社,2019.

作者简介

王曼,女,华中科技大学同济医学院附属同济医院社工部部长,英语语言文学专业硕士。研究方向：医务社会工作、医院共青团工作、青年工作。

吕齐,女,香港理工大学心理学硕士在读。研究方向：社会工作、医务社工实务、心理学。

闫明,男,华中科技大学同济医学院附属同济医院党委办公室主任,中文专业学士。研究方向：医院战略管理、党建研究、精神文明创建。

专家点评

该案例在个案服务评估过程中,运用了 AB 设计,A 代表社会工作者介入或干预之前的基线资料,B 是干预资料。此评估方法通过收集 A、B 两组的资料,并将两组资料进行对比,找出差距,得出介入带来的改变情况。这样的评估理念本身是很好的,并且可以说是案例出彩的部分,但是在案例呈现的时候并没有把如何运用 AB 设计,以及资料对比的效果展示出来。如果文中对 AB 设计的运用有更详细的介绍,此案例会更有借鉴意义。

——华中科技大学社会学院教授　向德平

专家简介

　　向德平,博士,二级教授,博士生导师。华中科技大学减贫发展研究中心、华中科技大学社会工作研究中心主任。任中国社会工作教育协会副会长、全国社会工作者职业水平评价专家委员会委员、中国社会工作教育协会反贫困专业委员会主任、中国社会工作学会常务理事。

困难造口患者个案管理模式

沈林燕　　陈利坚

绍兴市人民医院

一、背景介绍

中国癌症统计报告显示[1]，我国结直肠癌发病率、死亡率在全部恶性肿瘤中分别位居第 3 及第 5 位，新发病例约 37.6 万，其中直肠癌占 70%～75%。经腹会阴联合直肠癌切除术是根治直肠癌的标准术式，此手术方式会在患者腹壁留下临时性或者永久性的造口，需要佩戴造口袋收集排泄物。有文献报道[2]，我国肠造口患者人数已超过 100 万，每年新增人数约 10 万，且仍有增加趋势。患者接受治疗后进入慢性病长期照护阶段，居家护理是肠造口患者出院后的首选方式[3]。

本案案主裘老，72 岁，未婚未育，独居老人，低保户，家住绍兴某镇，一直靠低保金度日。于 2019 年 9 月被确诊为结直肠癌，10 月在绍兴市人民医院进行手术，术后留造口，后续需化疗。经济条件困难及出院后造口护理问题让裘老十分沮丧，且术后造口让裘老十分不能接受，生活的困难、对疾病的恐慌、术后的照护、居家的护理，种种实际的压力，一度让裘老打算放弃治疗。

---

① 田梦鸽，殷晓旭，卢祖洵，等.基于移动医疗技术疾病管理研究进展[J].中国公共卫生，2022,38(02):250-252

② 艾媒报告中心.2020-2021 中国互联网医疗行业发展白皮书[EB/OL].（2022-02-05）.https://report. iimedia. cn/repo12-0/39362. html? acPlatCode = IIMReport&acFrom = recomBar_1020&iimediaId=77548.

③ 聂丽，张凯丽.慢性病患者移动医疗服务使用意愿影响因素分析[J].中国卫生事业管理，2021,38(06):468-472.

二、分析(需求)预估

(一)服务对象的问题

1. 社会资源极度匮乏

裘老一直独居在农村,文化水平低,独来独往,没有社交,在遭受重大疾病时,无处商讨,社会资源极度匮乏。

2. 经济状况十分困难

裘老在农村住的仍是平房,一直未婚未育,没有工作,没有收入,在村委会的帮助下申报低保户,每月靠领低保金度日,且未缴纳医保。

3. 癌症患者的消极情绪不利于后续康复治疗

焦虑、恐惧是癌症患者最常见的心理反应。裘老在得知自己的病情之后,十分担忧,负面情绪一度十分严重,同时考虑到经济条件、术后造口的护理等一系列的问题,难以面对,产生了放弃治疗的消极想法,这极不利于疾病的治疗及康复。

(二)服务对象的优势

优势视角是一种关注人的内在力量和优势资源的视角,意味着应当把个人及其环境中的优势和资源作为社会工作助人过程中所关注的焦点,而非关注其问题和病理。优势视角基于这样一种信念,即个人所具备的能力及其内部资源允许他们能够有效地应对生活中的挑战。

1. 服务对象自身优势

在和服务对象接触的过程当中,社会工作者发现,服务对象其实有十分强烈的倾诉欲及治疗疾病的欲望,内心希望疾病得到及时治疗并能康复,而且遇到困难已主动与村委会联系,反映目前面临的困境。服务对象的这一行动有利于后续工作的开展,可以更顺利地帮助服务对象解决问题。

2. 社区资源优势

服务对象所在的村庄,村委会工作人员十分热心,在得知服务对象的境况后,积极配合医院一同为患者解决当下困难;并尝试联系了服务对象的一些远房亲戚寻求帮助,其中一位堂侄愿意承担服务对象部分医疗费用;同时对接了一位同村的独居老人来院照护服务对象,帮助其度过困境。

三、服务计划

(一)服务目标

1.总目标

帮助服务对象得到癌症康复治疗,重拾与癌症抗争的勇气,重建生活的信心。

2.具体目标

(1)筹集治疗款项。

(2)解决住院期间及出院后的照护问题。

(3)正确认识造口,化解负面情绪,稳定病情。

(二)服务策略

1.医疗救助

当前影响服务对象接受治疗的关键因素是经济状况,社会工作者认为当务之急是为服务对象寻求医疗救助,筹集治疗款项,使得手术顺利进行。

2.构建社会支持网络

服务对象原先的社会支持网络没有得到系统梳理,相对薄弱,遇到困难,无处对接。社会工作者积极帮助服务对象重新构建社会支持网络,通过社区、医疗机构、亲属、同伴、志愿者等支持网络,提供社会支持,帮助服务对象早日康复。

3.心理疏导

服务对象常年独居,突然遭受疾病,对自身、对疾病都有着错误或消极的认知,而且焦虑、恐惧、担忧、痛苦是癌症初期患者常见的心理反应,负面情绪对于治疗工作的开展极为不利。社会工作者采用情绪疏导、同伴教育等方式,减轻服务对象的心理压力,帮助服务对象建立正确的认知观与价值观。

四、服务计划实施过程

(一)第一阶段:建立关系,评估情况

服务对象来自医生转介,转介一方面是因为情绪低落,另一方面是因为经济困难。社会工作者及时介入并疏导服务对象情绪,同时摸排与调查服

务对象的相关资料。通过每天参与医生查房与服务对象接触,通过语言及非语言等方式表达尊重、信任和接纳,引导服务对象表达内心感受和真实想法。社会工作者以倾听、适当回应等谈话技巧,取得患者信任,并迅速建立专业关系。在沟通过程中了解服务对象的家庭结构、经济状况及社会关系网络,了解到服务对象因为经济困难不想继续治疗。在进一步沟通的过程中,社会工作者发现患者不想做手术的原因除了经济条件外,还有不愿意接受造口,无法接受在腹壁上开口进行排便。服务对象觉得这不但完全改变了以往的生活方式,而且要是被村里人知道,势必会遭到村里人的指指点点。

（二）第二阶段:制定对策,解决困难

在与服务对象深入沟通的过程当中,社工与服务对象一同分析了当前所面临的主要问题,厘清了目前服务对象的主要和次要需求。目前服务对象最迫切的需求是正确认知自己的疾病,了解造口的原理,得以尽快手术;其次是手术以后医疗费用的筹集与术后照护。针对上述需求,社会工作者制定对策,一是请医护团队对服务对象进行病情讲解,并对术中、术后的情况加以详细说明;二是进行同伴教育,以邀请癌症康复患者现身说法的方式提升患者信心;三是积极对接市慈善总会,争取医疗救助;四是联系村委会工作人员及亲属,商讨如何解决服务对象出院以后面临的生活照顾及造口护理的困难;五是通过医院双向转诊办公室,联系当地卫生院,教授当地卫生院医护人员伤口及造口护理,方便服务对象就近换药及护理造口。

（三）第三阶段:重建网络,重塑信心

一是建立医患信任关系,做好出院计划。帮助服务对象预约其主诊医生定期回诊,进行持续治疗来稳定病情,医生加强与服务对象的沟通与解释,同时对服务对象的倾诉予以同理及开导,提升医患之间的信任度。我院肛肠科的造口治疗师为服务对象居住地的卫生院开设伤口及造口护理培训班,教授造口护理知识,方便服务对象遇到简单的造口护理问题时可及时在当地解决,避免来回奔波,让服务对象少跑腿。

二是建立朋辈互助关系。住院期间,社会工作者组织患同类病种的造口患者进病房,与服务对象进行交流、沟通,并邀请服务对象加入病友会,接受健康科普,正面引导服务对象树立积极的心态,正确认识疾病,增强抗癌的信心,建立起互助网络。

三是重建亲属支持网络。住院期间,经过村委会的联系,服务对象与许久未曾联络的一些亲属重新建立了联系,有一位远房堂侄愿意承担服务对象部分医疗费用,且表示出院后会定期去服务对象家中探视,承担部分生活照护责任。这让独居多年的服务对象重新感受到亲情的温暖,让其未来的生活多了一份温情与期待。

四是重建社区支持系统。经过此次患病经历,服务对象更加主动地与村、街道去沟通,也得到了各级部门的关心,在社会工作者的协助下顺利申请到1万元的医疗救助基金。村委也积极向上级部门申请,得到2千元慰问补助,并明确表示服务对象回家后会加强关心关爱,为服务对象积极争取更多资源及帮助。

五、总结评估

个案总体比较成功,基本达到了预期目标。服务对象顺利进行手术治疗,疾病得到及时控制,日常生活护理均有着落,社会支持关系网络也被重新建立起来。案例在实施过程中分为三个阶段,社会工作者通过一次次的面谈,改变服务对象的不合理认知,不断提升服务对象对生活的信心,挖掘服务对象自身的潜力,通过心理疏导缓解服务对象的心理压力。

个案实施过程中也存在一些问题,一是社工的沟通引导能力有待提高,由于服务对象的认知和表达能力不够精准,面谈过程中存在答非所问的无效面谈,这让社工在捕捉有效信息上花费了不少时间;二是社工在链接资源上花费了较多的时间,忽略了与服务对象进行更深入的沟通,缓解心理压力运用的手段较为有限,全人全程的服务意识有待提高。

六、专业反思

(一)服务对象往往有多个层面的问题需要寻求解决,要求社工熟练运用个案管理方法

目前,在临床中遇到的个案往往都有多个问题需要解决,单一问题的个案情况较少,这就要求医务社工熟练运用社会工作个案管理方法。本文的服务对象就存在心理认知、家庭困难、日常照护等问题,在个案实施过程当中,社工与医务人员需要相互配合、相互支撑,社工需要充分调动各方资源,做好多线管理,多管齐下,让服务对象回归正常生活。

（二）充分挖掘服务对象的潜能，要相信服务对象

在本案例中，特别是后期服务对象出院后的造口护理工作，除了去卫生院得到医务人员专业的护理外，其实也可以让其自己学习并逐步掌握护理知识。社工需要做的一部分重要的工作应该是让服务对象学会自己帮助自己。在评估服务对象的困难及需求时，社工想方设法帮助其解决困难，却忽略了挖掘服务对象的自身潜能，应充分相信服务对象有能力进行自我照护，相信其有"自助"的能力，并非一味需要借助外界的力量生活。

（三）基层医疗服务能力的提升可以让慢病、基础护理患者少跑路

本案服务对象术后存在日常造口无人护理的困难，且服务对象居住地距医院较远，日常来院护理相当不便，而当时当地卫生院无医护人员学习过造口护理相关知识，因此我院的造口治疗师为服务对象所在卫生院开设伤口及造口护理培训班，教授造口护理知识，方便服务对象在遇到简单的造口护理问题时在当地解决，避免来回奔波，让服务对象少跑路。据了解，在当地需要造口护理的对象不只本案服务对象一人，由此可见，基层医疗能力的提升可以方便很大一批群众。

作者简介

沈林燕，毕业于中华女子学院社会工作专业，绍兴市人民医院医务社工部专职社工，医院驻点肛肠外科及血液内科，已有8年临床社工经验。

专家点评

该案例体现了社工对两种理论的运用。第一，社工运用社会工作中的优势视角理论，对资源进行深度挖掘，找到了案主长久没有联系的一个远房侄子，来提供一些经济资源和日常照顾上的一些支持。此外，社工积极联系案主同村的人，通过邻里之间的支持为案主提供一些帮助。第二，对于案主非理性的认知，社工运用理性情绪疗法协助案主构建理性的认知。在专业反思中，该案例提出个案有多方面、多层次、多维度的需求，社工采用了个案管理的一个思路，从多维度全方面进行考虑。比如，造口护理给服务对象带

来了很大的困扰,如何让面临这些困扰的人能够得到更好的帮助? 对基层医护人员进行一些专业培训符合我们对社会工作的一种理解。社会工作当前是要解决个案问题,但是社工的服务面向的不仅仅是一个人,还要考虑更加深远的影响。

该案例的不足之处体现在,社工在第一阶段已经认识到了案主的非理性认知,但是在后期干预时并没有对其进行回应。

——中南民族大学民族学与社会学学院副教授 徐莉

专家简介

徐莉,中南民族大学民族学与社会学学院教授,社会学博士,硕士生导师,中南民族大学 MSW 硕士点负责人;湖北省宣传文化人才培养工程"七个一百"(哲学社会科学类)入选人员,2016 年度武汉市"黄鹤英才(专项)计划"入选人才,2020 年度中国百名社工人物。中国社会学学会理事,中国社会工作教育协会民族社会工作专业委员会副主任,湖北省社会学学会理事,湖北省社会工作联合会监事长,湖北省立诚社会工作服务中心理事长。

基于叙事疗法的肠造口病友小组实践与反思

彭雁楠

上海市东方医院

一、背景介绍

随着社会的发展与生活方式的改变,大肠癌的发病率较过去 30 年显著增加且呈现出发病年轻化的趋势。据统计,大肠癌在北美、西欧、澳大利亚等发达国家和地区的发病率最高,可达 36/10 万～61/10 万。[①] 当前,手术是治疗大肠癌的主要方法之一,由此催生出特殊的造口患者人群。"肠造口"是因为消化系统疾病(包括结直肠癌),需要通过外科手术治疗对肠管进行分离,将肠管的一端引出到体表形成一个开口,以使排泄物输出,达到排除废物、维持机体的正常代谢、促进肠道疾病痊愈的目的。医疗技术的发展延长了患者的生存期,但身体形象与身体机能的改变,使肠造口患者面临生理、心理和社会等多层面的问题。在生理层面,造口使患者正常的排便方式改变,面对身体机能的改变,肠造口患者需要学习新的护理知识、饮食知识和运动知识等,以避免造口脱垂、造口旁疝等并发症;在心理层面,排便方式的改变使得肠造口患者面对自卑、忧伤、依赖、自我认同下降等心理问题,甚至产生病耻感而导致自我封闭,严重影响了肠造口患者的心理健康;在社会层面,肠造口患者的社会功能受损,长期佩戴造口袋使肠造口患者与正常人之间形成了明显的"隔离带",疾病病耻感使肠造口患者自我封闭,减少社会交往和社会活动,社会支持不足,此外,造口护理及后续治疗导致许多肠造口患者无法继续工作,社会功能无法履行,加重了其经济负担。

医疗技术不断发展使肿瘤患者的生存期延长,在"带癌生存"的背景下,肿瘤患者已从最初的追求生存到目前的注重提高生活质量。为了协助肠造

[①]　傅传刚,高显华.大肠癌 100 问[M].上海:第二军医大学出版社,2015.

口患者更好地适应造口后生活,提升其生活质量,社会工作者与临床合作,开展"肠友乐 常快乐"肠造口病友支持小组。

二、需求评估

面向 2019 年 1 月至 5 月来我院造口门诊就诊的肠造口患者($N=50$)发放造口患者适应量表(Ostomy Adjustment Scale),用于测定其造口护理自我效能与社会交往自我效能,并作为服务的前测。数据显示,45%的造口患者在造口照护自我效能和社交自我效能方面处于低水平状态。具体而言,在造口照护方面,没有足够的信心进行造口袋更换和并发症的处理;在社交方面,没有足够的信心外出和结交朋友,社交范围和频率降低。

三、服务计划

研究表明,造口自我照顾能力、对造口的接纳、社会支持系统以及造口的位置与造口后的适应关系密切。[①] 其中,自我照顾能力和社会支持系统与造口患者的适应水平呈正相关。基于此,在既有研究的基础上,社会工作者以提升肠造口患者的自我照顾能力、强化社会支持系统以及协助肠造口患者接纳造口为服务设计依据,进行服务计划的制定。

作为后现代的方法之一,叙事疗法首先在家庭治疗领域发展。叙事治疗者认为,语言不是中性的工具,它是文化的产物,背后带有强烈的权力与政治色彩。[②] 叙事疗法由来已久,本质上专注于疾苦的认知、情感、意志层面,质疑生物(单)向度的生理主义,试图打通身心社灵的鸿沟。[③] 叙事疗法的目标是将案主从一个有问题的生活模式中唤起,并将其从外在的限制中解放出来,重新书写具有尊严的、体现能力和智慧的故事。叙事疗法的核心实践原则包括聚焦于形塑服务对象生活的叙事,将个人与问题分开,重构自己的主流故事。

"肠友乐 常快乐"肠造口病友支持小组以叙事疗法为实践依据,以提升肠造口患者的适应水平为目标,共计开展四节小组,每节 60 分钟,小组服务

① SIMMONS K L , SMITH J A , BOBB K A , et al. Adjustment to colostomy: stoma acceptance, stoma care self-efficacy and interpersonal relationships [J]. Journal of Advanced Nursing, 2007,60(6):627-635.

② 钟耀林.重写生命故事之美:叙事自我疗愈行动程式分析[J]. 社会工作与管理,2015,15 (4):42-49.

③ 王一方.叙事医学:从工具到价值[J].医学与哲学,2018,39(5):1-6.

对象 8 人，小组具体安排与内容如表 2-9 所示。

表 2-9 "肠友乐 常快乐"肠造口病友支持小组服务计划

节次	主题	内容
第一节	认识你，走进我	1.前测问卷填写； 2.社工对小组的介绍； 3.组员相互认识； 4.订立小组契约； 5.破冰游戏； 6.国际造口师讲解造口护理知识； 7.家课作业（造口的影响）
第二节	患病的日子，我们的故事	1.上节活动回顾； 2.造口影响面面观，通过分享家课作业，讨论造口的影响； 3.情景模拟，新的角度看疾病； 4.总结和家课作业（生活日志）
第三节	别样故事，别样人生	1.上节活动回顾； 2.我有你没有之别样故事讲一讲——发现成员患病期间的独特事件，强化组员的生命力量； 3.模范生来秀一秀——志愿者成功经历分享，为成员提供榜样力量； 4.朗读者——增加组员自我支持； 5.总结和家课作业（我的新旅程）
第四节	破茧成蝶，新的故事	1.前三节活动回顾——视频回顾； 2.分享家课作业（成长与改变）； 3.优点轰炸，增强自我认知和组员关系； 4.衍纸画的艺术治疗——赋予造口新意义，展望未来； 5.总结和后测问卷填写

181

四、实施过程

在叙事疗法的实践框架下,"肠友乐 常快乐"肠造口病友支持小组按照叙事收集、问题外化、支线故事、重写见证进行推进,具体实施过程如图 2-10所示。

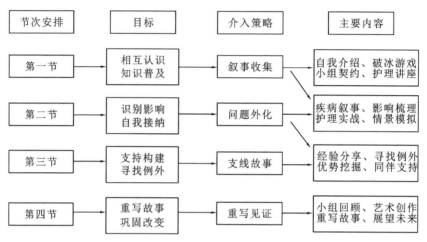

图 2-10 "肠友乐 常快乐"肠造口病友支持小组节次安排

第一节小组旨在相互认识,知识普及。首先,社会工作者邀请组员进行自我介绍和破冰游戏,通过相似的患病经历引发组员寻找共同性,建立彼此之间的关系。邀请组员共同制定小组契约,并明确对小组的期待。社会工作者链接医疗资源,邀请国际造口师开展造口护理讲座,结合服务对象在造口护理方面的知识空白及注意事项,进行有针对性的知识普及并设置医患互动环节,一对一讲解服务对象遇到的护理问题。在小组结束前,发放叙事信"疾病对我的影响",邀请组员填写后于下次参与小组时携带至现场。

第二节小组旨在协助服务对象识别疾病与自身之间的相互影响,促进自我接纳。运用面具作为问题外化的媒介,首先,邀请服务对象戴上面具分享家课作业"疾病对我的影响",服务对象在小组中呈现了"断裂与污名"为主题的疾病叙事,包括生理层面无法控制排便、频繁清理造口袋及漫长的造口护理;心理层面因疾病影响而被打破的自我认知;社会层面"不洁""失控"的身体符号对社会交往产生的负面影响。在聆听了服务对象的疾病叙事后,社会工作者运用相关影响力问话,协助组员探讨疾病与自我之间的相互影响,引导服务对象意识到自己也可以对疾病产生积极影响。其次,针对因不能接纳造口而出现的对造口护理的恐惧以及对造口门诊护理的依赖,社会工作者开展造口护理实战,邀请服务对象利用护理模具完成造口护理过程,邀请国际造口师进行点评,修正服务对象在造口护理中的不足。随后,邀请服务对象进行情景模拟,扮演同伴支持志愿者,体验从不同的角度叙述患病经历的方法及其感受,启发服务对象意识到疾病带给自己的积极影响。最后,引导服务对象通过扔掉面具这一仪式实现问题与个人的分离。

第三节小组旨在构建社会支持及寻找例外情境,为下一节小组重写生命故事奠定基础。邀请服务对象和同伴支持志愿者分别进行经验的分享,相互交流造口护理以及衣食住行等方面的经验,取长补短,增强病友间支持网络的构建。通过"我有你没有"这一环节,引导服务对象识别在与造口相处过程中的独特经历,启发其寻找支线故事,增强康复的信心。通过服务对象相互进行优势的挖掘,进一步强化服务对象改变的动力。(图 2-11)

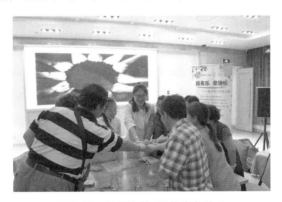

图 2-11 同伴支持,强化康复信心

第四节小组旨在巩固服务对象的改变,协助其重写生命故事。首先通过视频的形式回顾前三节小组内容,邀请组员分享参与小组后自己的感受与变化。为了促进组员表达,运用艺术治疗中的衍纸画制作,引导组员在有红色圈圈的白纸上创作出对未来生活的规划,红色圈圈代表与造口相处的人生,也代表着无限可能。服务对象以小组之间的相互支持、未来参与助人服务等,重新书写了人生故事并进行了分享。最后,服务对象对小组结束后的生活进行了展望,包括培养新的兴趣爱好、多出门结交新的朋友等。

五、服务成效

在小组结束后,社会工作者再次向服务对象发放造口患者适应量表。造口患者适应量表前后测数据显示,肠造口患者的社会交往自我效能、饮食选择自我效能、性生活的信心、从事重体力劳动自我效能、造口自理的信心以及自我效能感总分均具有统计学差异（$P<0.05$），证明医务社工运用叙事疗法对肠造口患者自我效能感具有提升作用（见表2-10）。

表2-10 造口患者适应量表前后测

条目	P
造口护理自我效能	$P>0.05$
社会交往自我效能	$P<0.01$
饮食选择自我效能	$P<0.01$
性生活的信心	$P<0.05$
性生活满意的信心	$P>0.05$
从事重体力劳动自我效能	$P<0.01$
保持活力的信心	$P>0.05$
造口自理的信心	$P<0.05$
总分	$P<0.05$

同时，社会工作者在小组结束后对服务对象进行了跟进访谈，服务对象表示，通过参与小组，结识了更多病友，获得了造口护理的知识，树立了对未来生活和康复的信心。

此外，部分服务对象也积极参与到同伴支持志愿服务团队中，以"过来人"的身份分享经验，让新病人少走弯路，鼓励他们重新燃起康复的信心。

六、专业反思

经历大肠癌、造口术及其治疗，是造口患者从不接受到不得不接受，直到改变、重生的过程。对于肠造口患者而言，身体机能变化所导致的"污秽"与社会文化标定的健康、洁净的身体相矛盾，而社会文化与社会交往又为其物理身体的实践指明方向——渴望成为正常人并付诸行动。对于社会工作者而言，需要在造口患者因疾病带来的消极叙事之外，协助其寻找支线故事，挖掘自身的优势及潜能，进而使造口患者意识到自身仍旧可以书写精彩的生命故事。

此外，医院这一独特的场域决定了社会工作者在开展专业实务的过程中需要构建跨学科专业团队，共同为服务对象提供身、心、社、灵的全面关怀。在本小组中,通过整合包括社会工作者、国际造口师、志愿者在内的人力资源,形成跨学科专业团队,使不同专业的人在小组中能够发挥自身的作用,取长补短,使服务对象在小组中的受益最大化。

参 考 文 献

[1] 傅传刚,高显华.大肠癌 100 问[M].上海:第二军医大学出版,2015.

[2] 王一方.叙事医学:从工具到价值[J].医学与哲学,2018,(39)(5):1-6.

[3] 钟耀林.重写生命故事之美:叙事自我疗愈行动程式分析[J].社会工作与管理,2015,15(4):42-49.

[4] SIMMONS K L ,SMITH J A,BOBB K A, et al. Adjustment to colostomy:stoma acceptance, stoma care self-efficacy and interpersonal relationships[J].Journal of Advanced Nursing,2007,60(6):627-635.

作者简介

彭雁楠,上海市东方医院社工部主任,中级社会工作师,社会工作(学)硕士。长期为肿瘤、造口、精神障碍患者提供服务及开展研究教学工作。主持上海市医院管理青年课题 1 项,以第一作者发表论文 7 篇。研究方向:叙事治疗、肿瘤社会工作。

专家点评

在本案例中,医务社会工作者的服务目标被分解到各个工作阶段中,服务设计以导引图的形式呈现,更具导向性,且体现了医务社会工作的专业性。对于造口手术患者,关注到社会污名与"标签化",更加凸显人文关怀,将"去污名化"作为服务目标,凸显人本价值理念。

——武汉大学社会学院教授　慈勤英

专家简介

慈勤英,博士、教授、博士生导师、武汉大学"珞珈特聘教授",教育部社会学类专业学位教学指导委员会委员、中国社会学会理事,曾任武汉大学社会学系副主任。1986年本科毕业于吉林大学经济系,获经济学学士学位;1989年毕业于吉林大学人口研究所,获法学硕士学位;2003年于华中科技大学经济学院获经济学博士学位。2000年香港中文大学访问学者,2015年美国伊利诺伊大学香槟分校社会工作学院访问学者。研究方向为社会工作与社会政策、人口研究、社会性别研究。

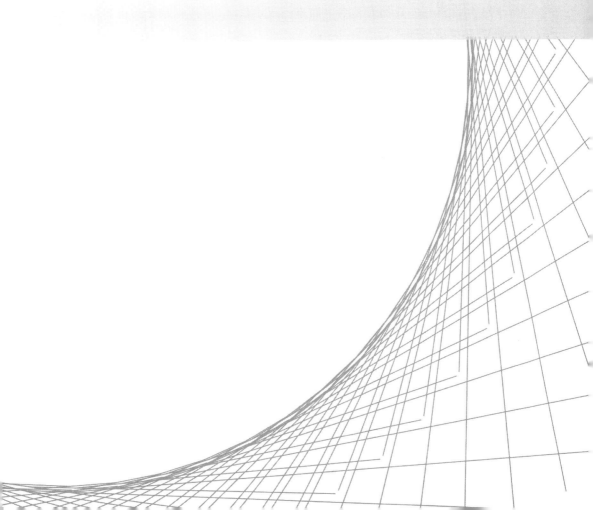

第三篇　舒缓疗护与临终
关怀社会工作

基于叙事视角临床安宁疗护 MDT 社会工作个案实践

秦佳琦

清华大学附属北京清华长庚医院,清华大学临床医学院

一、安宁疗护社会工作发展

1967 年,西西里·M.桑德斯女士于英国伦敦创办了世界上第一所现代安宁疗护医院——圣·克里斯托弗医院(St. Christopher's Hospice)[1],标志着现代安宁疗护的开始。1982 年,圣·克里斯托弗医院组建安宁疗护社工小组,社工运用专业技能为案主和家属提供服务,包括家庭关系调节、哀伤辅导、情绪疏导等。

1974 年,美国护士弗洛伦斯·沃尔德(Florence Wald)接受桑德斯的培训后,在康涅狄格州成立了美国第一家安宁疗护医院。随着安宁疗护运动的开展,专业组织与协会对安宁疗护社会工作者的发展起到了重要推动作用。如"美国安宁疗护组织"发布的全美第一个安宁疗护服务标准中,详细描述了社会工作者在安宁疗护中的重要作用。[2]

1987 年,新加坡志愿者创立新加坡癌症协会(Singapore Cancer Society)慈怀服务小组,社会工作者承担除医疗、护理工作之外的经济、情绪、社会、心理等外围工作,是小组中的重要组成部分。[3]

1990 年,中国(台湾)马偕纪念医院成立第一个安宁疗护病房,标志着安宁疗护在台湾地区的快速发展。"台湾安宁疗护之母"赵可式教授提出的

---

① 李本富.医学伦理学[M].2 版.北京:北京大学医学出版社,2010.

② 程明明.美国临终关怀社会工作实务标准的历史演变与专业启示[J].重庆工商大学学报(社会科学版),2017,34(3):20-24.

③ PEH C W, TZER W N. Palliative social work in Singapore[M] // ALTILIO T, OTIS-GREEN S. Oxford textbook of palliative social work. New York:Oxford University Press,2011:579-580.

"四全照顾"（即全人、全程、全队、全家）成为台湾安宁疗护服务的主要理念。① 社会工作者对案主及家属不同层面需求进行评估，与安宁疗护团队成员共同为案主及家属提供"四全"服务，最终达到"逝者安详，生者安宁"的目标。

2017 年 9 月，原国家卫计委发布了《关于开展安宁疗护试点工作的通知》，选定北京市海淀区、四川省德阳市等五个地区作为全国首批安宁疗护工作试点市（区）。同年，原国家卫计委制定的《安宁疗护中心基本标准和管理规范（试行）》中明确指出，可以根据实际需要配备医务社会工作者。从此，由医生、护士、医务社工、药师等组成的 MDT 安宁疗护团队的结构基本形成。2019 年，第二批 71 个市（区）启动安宁疗护试点工作，中国（大陆）安宁疗护服务开始全面开展。

二、案例背景介绍

案主 W 为 71 岁的晚期胰腺癌患者，高血压 20 年，口服高血压药；近 2 月血压正常，未服药。糖尿病 5 年，5 年前因乳腺癌行全乳切除治疗。1 年前因腿部静脉曲张手术治疗，有花粉过敏史。2020 年 6 月，因"腹胀、皮肤黄染"诊断为"胰腺恶性肿瘤、胆管扩张"，行"胆管支架植入术"。2021 年 1 月前再次出现腹胀，2 月 26 日腹胀加重伴反酸呕血，2 月 28 日于医院门诊留观予营养支持、保肝减黄，3 月 1 日以"恶性胰腺瘤"转入 Q 医院安宁疗护病房。入院症状表现为消化道出血、癌症末期营养不良、癌症晚期疼痛。

三、理论基础

（一）生态系统理论

社会工作通过助人以及响应环境的方式来支持人类的成长、健康和社会功能恢复。社会工作实务是将人与环境联系起来思考，也就是"人在环境中"的意思。环境的范围根据社工在介入情境时选用的社会工作理论框架的不同而发生改变。通常有两种情况，第一种是社工通过预估和询问个体的社会情境或环境因素对他（她）的影响，最后选择聚焦个体的干预；第二种是社工对个体的环境做了一个全面的评估，并且结合环境考虑不同的目标

①　申靓亮，刘冰冰，赵利梅，等.我国台湾安宁疗护的发展历程及启示[J].护理管理杂志，2017（03）：189-191.

作为干预重点。后一种情况就是将个人放到环境中看待。

社会工作的实践要立足于以下原则：

(1)个人与环境是不可分离的，即人在情境中；

(2)社会工作者要成为助人过程中的平等伙伴；

(3)检视个人与环境之间的互动；

(4)需要评估影响案主适应性的所有层次的系统；

(5)实践目标通过正面关系和生活体验来提高案主的个人责任感；

(6)聚焦于寻求解决方法和案主的赋权；

(7)干预问题要善用个人的生活体验和非正式的支持网络，解决之道应是多元的。

对于晚期癌症案主的支持性服务，可以分为以下三个分支系统，并通过它们之间的相互联系来为癌症晚期案主提供安宁的氛围环境。微观系统：主要是指单个的个人，也可以理解为个体亲身接触和参与其中并产生体验的与之有着直接而紧密联系的环境，如安宁服务中案主个人的身体、心理、社会各方面。中观系统：个体所处的小规模群体。在安宁疗护过程中，中观系统主要指医患关系、家属支持系统、医院与社区关系等。宏观系统：个体成长所处的整个社会环境及其意识形态背景，整个社会长期形成的政治、经济、文化、社会形态以及社会结构等。宏观系统涉及社会公众对癌症案主的了解、对宁养社会工作服务的认知以及医疗文化理念的改变。本案例服务由微观、中观角度介入，重点关注案主末期生活满意度的提升、价值感的获得。

(二)叙事治疗

社会工作者采用叙事治疗，通过引导案主讲述故事，帮助案主修复疾病带来的伤害，进行积极的意义建构(Wilson,2020)[1]。与癌症共存的案主面临着意义创造、社会交往等多方面的问题，社会工作者应该聆听他们的故事，提供恰当、有效的支持(Taplin,2016)[2]。服务过程中，社会工作者应对案主的生命历程和时间感知保持敏感，时刻关注案主的意愿，启发其能动性

---

[1] ELAIHE W. Social Work, Cancer survivorship and liminality: meeting the needs of young women diagnosed with early stage breast cancer[J]. Journal of Social Work Practice,2019,34(1):95-111.

[2] TAVORY I, ELIASOPH N. Coordinating futures: toward a theory of anticipation[J]. American Journal of Sociology,2013,118(4):908-942.

的发挥,社会工作者促进案主本人、家属、多学科工作团队积极参与介入,帮助案主实现生命历程的正向感受、意义建构。

(三)马斯洛的需求层次理论

马斯洛把需求分为生理需求、安全需求、爱和归属的需求、尊重的需求和自我实现的需求。其中爱和归属这一层次的需求包括两个方面的内容:一是友爱的需求,即人机关系融洽;二是归属的需求,即人都有一种归属于一个群体的感情,希望成为群体中的一员,并相互关心和照顾。在案主被查出癌症后,家庭支持网络失去了以往的稳定性,家庭成员长期为治疗和照顾等问题而奔波,案主的病情发展导致家属压力较大。通过服务的开展,希望成员能在同质组中相互关爱,找到归属感,帮助他们整合社会资源,完善其社会支持网络,减少日常生活中的压力。

四、分析(需求)预估

(一)案主基本情况

1. 家庭状况
案主家系图如图 3-1 所示。

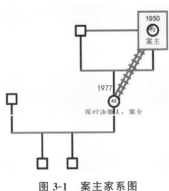

图 3-1　案主家系图

2. 个人情况
J 市中学退休教师,有医疗保险及退休金,原本性格外向,愿意与人沟通,住院初期持续沉默,不与外界沟通。

3. 家庭情况
案主与丈夫育有一女,退休后夫妻二人与女儿共同生活在 B 市,案主女儿大学毕业后一直在 B 市事业单位工作,已婚,育有两子,孩子目前在上小学。

(二)接案评估

1. 经济状况评估

案主为中学退休教师,有医疗保险及退休金,女儿一家属于工薪阶层,经济状况可承担案主的医疗照护费用。

2. 心理社会支持情况评估

案主与配偶目前在 B 市与女儿共同生活,目前在院照料者为案主妹妹。家庭对于案主情感上的支持度较高,案主兄弟姐妹与案主关系较好,案主亲友及社会关系网络主要在 J 市,所以不能经常来探望。

3. 医疗决策情况评估

女儿为案主的医疗决策者,医疗决策无争议。

4. 安宁理念认知评估

案主本人:清楚癌症复发、疾病不可逆的情况。入住安宁病房的最大诉求是消化道出血、疼痛、营养不良等症状得到控制,缓解后回到家中与家人一起度过生命最后阶段。案主对于死亡有心理准备,且已做好临终规划,但未言语谈论。

案主家属:对案主处在安宁阶段有清晰认知,希望在案主生命最后阶段最大限度地给予舒适照护。对于案主死亡有心理准备。目前家庭照顾压力较大。

五、服务目标及计划

(一)总目标

使案主生命末期身心安适,有价值感地度过最后的时光,善终;家属无憾,善生。

(二)具体目标

(1)与安宁疗护多学科团队协同工作,包括安宁疗护团队医务工作人员为案主提供专业的医疗服务,减轻案主的病痛;

(2)为案主及其家属提供陪伴与心理支持,缓解案主紧张、焦虑情绪及照顾者的压力;

（3）通过链接社会资源，完成案主心愿；

（4）纾解案主焦虑、恐惧情绪。

（三）服务计划

在本案例中，案主经历了病痛的折磨，家庭成员也因长期照顾而身心疲惫，经济负担加重。这需要医务社会工作者以专业的视角进行认识和判断，采取相应的干预措施，以缓解癌症给案主及其家庭带来的负面影响，让晚期癌症病患有尊严、有价值地度过生命的最后阶段。需要包含医生、护士、药师、社会工作者在内的安宁疗护多学科团队提供照护服务。

第一阶段：了解案主自身及家庭的基本状况；了解案主生活阅历；通过本次服务内容评估案主需求，建立专业关系。

第二阶段：运用生态系统视角，深入了解案主及其家属的背景资料，重点关注案主个人和家庭成员的互动，进一步建立良好的专业关系。

第三阶段：运用生态系统及社会支持视角，帮助案主家庭应付压力型生活转型，给家庭提供帮助，同时针对案主的需求提供相应的服务。

第四阶段：陪伴案主回顾生命中有意义的瞬间，通过此过程体现案主的生命价值感与完满感。

第五阶段：与案主共同完成"再去颐和园的心愿"，倾听案主生命故事，回顾完整人生，进一步发掘案主的生命意义，增强其自信心。

第六阶段：总结巩固案主已有的改变，帮助案主回顾整个个案过程，回忆安宁疗护服务开展以来案主的变化；与案主告别，关注案主与家属的悲伤情绪。

个案服务过程如图 3-2 所示。

六、服务计划实施过程

（一）服务过程概述

2021 年 3 月的一个下午，社会工作者第一次在病房见到了案主 W，病房初次见面仅能够让社会工作者得到少许信息：案主整体状态虚弱（癌症末期营养不良），存在严重咯血（消化道出血）及胀气（梗阻）并伴癌痛。

案主入院初期，安宁疗护医护团队进行了针对性症状控制，包括消化道出血控制及疼痛管理。社会工作者在病房服务过程中逐步与案主 W 建立关系（图 3-3）。从安宁疗护的专业角度来讲，满足案主多方位需求是第一位

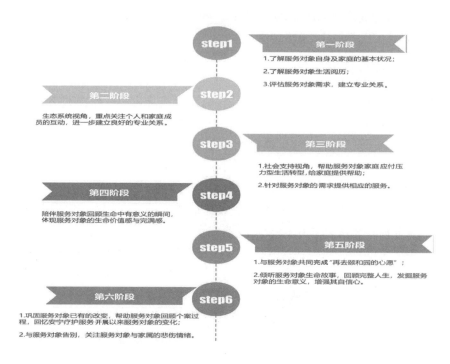

step1

第一阶段

1.了解服务对象自身及家庭的基本状况；

2.了解服务对象生活阅历；

3.评估服务对象需求，建立专业关系。

第二阶段

step2

生态系统视角，重点关注个人和家庭成员的互动，进一步建立良好的专业关系。

step3

第三阶段

1.社会支持视角，帮助服务对象家庭应付压力型生活转型，给家庭提供帮助；

2.针对服务对象的需求提供相应的服务。

第四阶段

step4

陪伴服务对象回顾生命中有意义的瞬间，体现服务对象的生命价值感与完满感。

step5

第五阶段

1.与服务对象共同完成"再去颐和园的心愿"；

2.倾听服务对象生命故事，回顾完整人生，发掘服务对象的生命意义，增强其自信心。

第六阶段

step6

1.巩固服务对象已有的改变，帮助服务对象回顾个案过程，回忆安宁疗护服务开展以来服务对象的变化；

2.与服务对象告别，关注服务对象与家属的悲伤情绪。

图 3-2　个案服务过程

的，随着症状的缓解，社会工作者对案主心理、社会层面的需求予以关注。

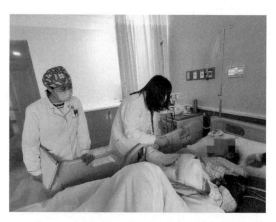

图 3-3　医务社工（左二）与案主床旁交流

"生命回顾"的过程对案主及其家属来说是一段充满意义的旅程，重拾过往的生命成就，长期饱受病痛折磨的病人常借此重新找到生命的价值和意义。以"生命回顾"作为切入点，社会工作者与案主 W 在医院环境中共同回顾过往人生故事。案主 W 说："我退休前是一名中学数学老师，培养了很多优秀学生，患病期间 J 市老家的兄弟姐妹给了我很多支持，我感受到了很多的爱，很满足，现在回想起来没有什么可遗憾的，也特别庆幸能够有机会表达我的感受。"（图 3-4）

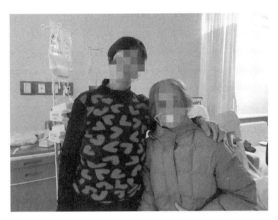

图 3-4　"共同回忆儿时记忆"——案主妹妹陪伴案主

社会工作者在日常探访过程中发现，与其他安宁疗护个案案主不同的是，只要身体情况允许，案主 W 每天会坚持在病区散步，顺应案主习惯，社会工作者与案主 W 约定，每天共同在病区散步（见图 3-5）。散步过程中发现，平时正能量满满的案主 W 偶尔也会心事重重。随着社会工作者与案主良好关系的建立，案主 W 逐渐开始袒露心声："其实我知道我的时间不多了，关于如何度过最后的时光，我的愿望很简单，就是想症状缓解后能够回到家里，跟女儿、外孙一起享受生命最后的时光"，"再去看看三月的颐和园，这是我去年这个季节去颐和园的时候暗暗在心里许下的心愿"。

社会工作者了解到案主 W 的这些想法后，与安宁医护多学科团队成员展开"医、护、药"专业讨论，与案主 W 女儿沟通，同时联络颐和园景区，了解景区无障碍通道路线……最后，经过安宁疗护团队严谨评估，在案主初期入院症状得到有效缓解后，联系家庭所在社区医院，必要时上门进行静脉注射等服务，案主 W 得以实现返家的愿望。

半个月后案主 W 因身体症状加重返院，鉴于病情不可逆且部分症状仍在发展，案主 W 与家人一起游览颐和园的心愿未能达成。社会工作者在与案主家属商议后决定，由社工到颐和园景区与案主 W 视频连线，并拍摄照片

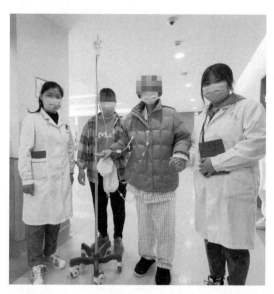

图 3-5　医务社工(右一)灵活化的安宁照护场景"每日散步走"

给案主 W,以灵活化的方式协助案主及家庭达成心愿,能看出案主 W 达成心愿后的满足感。在案主 W 生命最后阶段,其家人在社会工作者协助下做好临终准备,案主 W 在平静中离世。(图 3-6)

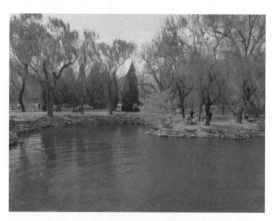

图 3-6　医务社工替安宁患者去春日的颐和园(图片摄于 2021 年 4 月 5 日)

(二)个案工作介入重点

个案工作介入重点见表 3-1。

表 3-1　个案工作介入重点

	案主需求	社会心理诊断	社工干预
实际层面	临终规划,自主决定医疗计划	疾病适应、"愿望清单"	"出院":遵从案主希望生命最后阶段有家人陪在身边的愿望; "愿望实现":再去一次春天里的颐和园
	直面死亡问题,安排自己的身后事	丧葬事宜	协助处理丧葬事宜:案主女儿通过社工了解并办理后续丧葬事宜
关系层面	运用临终智慧指导他人,例如与家人谈论对死亡的态度和看法	预期哀伤、遗属哀伤	"爱的告白":案主女儿、丈夫、妹妹等重要他人陪伴引导,协助保持"家环境"; 遗属关怀:案主离世后 1 周、1 个月、3 个月时社工进行电话回访,案主女儿精神状态恢复较好,家庭生活秩序已恢复,并表示愿意做安宁疗护志愿者
自我层面	应对丧失:从认知与情感层面	死亡准备困难	生命回顾:社工并未直接提及死亡议题,而是与案主回忆往事,实现生命整合

七、总结评估

在本案例中,社会工作者与案主在病房会谈,多场景与案主家属保持沟通互动。整个过程中运用生态系统视角、生命回顾、马斯洛需求层次等理论为案主提供专业服务,使案主及其家庭在精神支持、价值感获得等方面得到改善。具体的评估方法及目标达成情况如下。

（一）评估方法

1. 观察法

社会工作者要在服务过程中认真观察案主的表现，包括案主的身体状况、对社会工作者的接纳程度、与社会工作者的互动情况、介入的参与程度等；同时需要观察案主家属的情况，包括情绪状况、与案主的沟通及照护情况等。社会工作者在个案服务的过程中通过沟通互动了解案主在参与过程中的心态和情绪变化，通过对案主及其家属在每次面谈过程中的参与程度和投入程度的观察、前后对比和分析，对个案的过程做出评估。

本案例中，社会工作者作为服务提供者以及参与者、观察者，对每次的个案探访、服务过程都有自己的反思与评估，并从中观察、感受到案主状况的改善。同时，在遇到案主病情加重的情况时，社会工作者及时调整探望时间，并尽快完成资源转接与沟通联系。由此可看出，使用观察法进行评估能及时改进和调整服务，从而优化服务效果。

2. 个案记录

个案记录也是过程评估的一种评估方式，可从记录中了解社会工作服务的策划是否专业、规范；服务计划是否具有逻辑性和可操作性；服务计划是否有效回应了案主需求和目标要求；案主界定服务是否符合项目基本要求；对需求的调查分析是否准确等问题。

对于本案例，社会工作者在服务过程中做了较为丰富的个案记录，包括家庭基本状况记录、服务计划制订、每次探访记录等。这些档案资料为评估提供了依据。从中可看出，服务计划的制订有效地回应了案主对人生价值体现等的需要，并根据实际情况适时调整，案主末期身心安适，善终；家属无憾，善生的总体目标基本达成。

（二）目标达成

1. 案主个人方面

通过社会工作者的鼓励与陪伴，案主能够勇敢地面对死亡，运用正确的态度和方式珍视现有生命，寻找生命的意义，完成自己未完成的心愿，为末期生活提供了良好的动力。在与案主共同制订服务计划、实现临终愿望的过程中，缓解了案主的恐惧，协助其更加珍视现在的生活，体会成就感和完满感，降低其面对死亡时的焦虑。

2. 案主家庭方面

社会工作者与安宁疗护多学科团队医生、护士、药师等专家共同为晚期癌症案主家属提供相关的医学知识、护理技巧。通过灵活化的访问,增进案主与家庭成员之间的沟通交流,为其生活提供了支持与力量。

案主在世时对安宁疗护团队的反馈见图3-7。

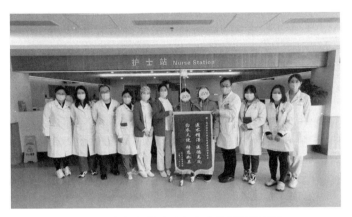

图 3-7　案主在世时对安宁疗护团队的反馈

八、专业反思

死亡是个不得不面对的医疗极限,在疾病无法治愈时,尽可能地减轻患者及其家属的痛苦是极其关键的。基于医务社会工作者在安宁疗护多学科团队中的个案实务介入,案主及家属得以及时做好心理准备,及时完成未竟的心愿,及时表达心中的爱,让逝者安然、生者安顺。这是安宁疗护社会工作最大的价值和意义。安宁疗护服务过程中,医务社工需要具备良好的问题解决能力,能够对出现的危机或突发事件做出合理的决策;体现深厚的人文关怀,能够理解案主身体、心理、情感上遭遇的巨变等[①]。通常情况下,医务社工在安宁疗护领域服务中需要处理的问题是复杂多样的。基于案例服务过程,医务社工在安宁疗护多学科团队服务中扮演的角色为评估者、调节者、合作者、链接者,下面从这四个维度进行专业反思。

---

① ARIF H,KAMAL M D. Standards,guidelines,and quality measures for successful specialty palliative care integration into oncology: current approaches and future directions[J]. Journal of Clinical Oncology,2020,38(9):987-994.

（一）评估者

按照社会工作的不同阶段进行划分，评估包含接案评估、过程性评估、结案评估。本个案中，社会工作者为案主及案主家庭提供"社会-心理"评估。心理评估方面包括：对疾病和死亡的认知、濒死心理、压力适应能力、生命末期规划。社会评估方面包括：个人及家庭状况（年龄、性别、民族、文化程度、信仰、婚姻状况、职业环境、生活习惯、嗜好）、社区环境、经济状况、社会资源等。基于社会心理评估信息，制定个别化的服务介入计划，为开展服务提供支持。

在评估过程中社工需注意的是：与案主交谈时需要确立明确的目标，获取有效信息；沟通时多采用开放式提问，鼓励案主主动叙述，交谈后做简单小结，核对或再确认交谈的主要信息；交谈时与案主保持适度的目光接触，注意倾听；保护案主的隐私权与知情权；尽量用通俗易懂的语言解释与疾病相关的专业名词。

（二）调节者

在安宁疗护照护过程中，社工面向案主及家属展开心理、情绪抚慰，在院支持和哀伤辅导；协助案主及其家庭重建生命意义；协助组织召开家庭会议，磋商与疾病相关的家庭问题，促进家庭成员达成共识。此外，安宁疗护医务社工促进医生、护士和病人、家属良性互动。

社工与案主及其家属沟通交流时，要注意倾听，倾听时应注视对方眼睛，身体微微前倾，适当给予语言回应，必要时可重复案主语言；适时使用共情技术，尽量理解案主的情绪和感受，并用语言和行为表达对案主情感的理解和支持；陪伴案主时应有耐心，运用鼓励性和指导性的话语，适时使用治疗性抚触。

需注意的是：言语沟通时，语速缓慢清晰，用词简单易理解，信息告知清晰简短，交流时机得当；非言语沟通时，表情亲切、态度诚恳。

社工应在相对安静、私密的环境里对家属开展哀伤辅导，辅导过程中需注意观察家属的情绪反应及表现；评估其心理状态及意识情况，以及理解能力、表达能力和支持系统。尊重家属的习俗，允许家属参与尸体料理过程，满足家属的需求；陪伴、倾听，鼓励家属充分表达悲伤情绪。案主往生后采用适合的悼念仪式让家属接受现实，与逝者真正告别。鼓励家属参与社会活动，顺利度过悲伤期，开始新的生活。采用电话、信件、网络等形式提供居丧期随访支持,表达对居丧者的慰问和关怀。充分发挥志愿者或社会支持系统在居丧期随访和支持中的作用。

(三)合作者

安宁疗护服务过程中社工与案主及其家庭合作,让家属了解治疗过程,参与其中部分心理护理,鼓励案主的亲朋好友多陪在案主身边,给案主及其家庭成员以鼓励;与团队其他成员合作,参与医护团队的常规查房和病例讨论。不同专业背景的成员在工作过程中从医学、护理、药学等技术层面的角度介入安宁疗护服务,缓解案主"生理"角度的症状。医务社工从"社会-心理"角度介入案主的全病程,找寻案主及家庭"失序"的状态、情绪的社会意义,为多学科医疗团队遇到的棘手问题提供社会心理层面的建议,辅助医疗。安宁疗护服务的开展整体有利于提升案主满意度,营造医学人文氛围。

(四)链接者

基于案主及家属需求,社工通过链接社会资源的方式,协助案主及家属申请其他公共服务,如申请医疗保险、贫困经济补助、法律政策咨询、其他机构转介服务。医院环境下针对案主开展专业服务,医务社会工作者要对自己高标准、严要求,付出更多的时间来掌握多学科的知识,如心理学、人类学、社会学、精神病学、政治学、法学等。

参 考 文 献

[1] 李本富.医学伦理学[M].2版.北京:北京大学医学出版社,2010.

[2] 程明明.美国临终关怀社会工作实务标准的历史演变与专业启示[J].重庆工商大学学报(社会科学版),2017,34(3):20-24.

[3] 申靓亮,刘冰冰,赵利梅,等.我国台湾安宁疗护的发展历程及启示[J].护理管理杂志,2017(03):189-191.

[4] 席婷婷,齐少杰.医务社会工作的基本意涵、角色定位与实务体系[J].中国卫生事业管理,2020,37(5):25.

[5] TAVORY I,ELIASOPH N. Coordinating futures:toward a theory of anticipation[J]. American Journal of Sociology,2013,118(4):908-942.

［6］PEH C W，TZER W N. Palliative social work in Singapore［M］∥ALTILIO T，OTIS-GREEN S. Oxford textbook of palliative social work. New York：Oxford University Press，2011：579-580.

［7］ELAIHE W. Social work，cancer survivorship and liminality：meeting the needs of young women diagnosed with early stage breast cancer［J］. Journal of Social Work Practice，2019，34(1)：95-111.

［8］ARIF H，KAMAL M D. Standards，guidelines，and quality measures for successful specialty palliative care integration into oncology：current approaches and future directions［J］. Journal of Clinical Oncology，2020，38(9)：987-994.

作者简介

秦佳琦，清华大学附属北京清华长庚医院社会服务部临床医务社工。实务方向：安宁疗护社会工作、临床医务社会工作（外科）、社会工作服务项目管理。

通讯作者：张蕾，清华大学附属北京清华长庚医院社会服务部主任，副研究员，中级社会工作师，律师。

专家点评

该案例中，社工服务是以团队服务的形式呈现的，该团队通过多学科合作，服务于老人，服务于需要安宁疗护的老人。案例以临终关怀为切入点，以多学科合作的方式为老年人提供身体的关怀、心理的关怀，打破以延续生命为最高目标而忽略生命质量的现象。社工以高度个性化和社会化的方案为案主提供服务，从案主入院初期与其建立专业关系到协助其进行生命回顾，再到与案主讨论如何度过最后的时光，以及后期对案主的临终关怀，整个案例条理清晰，脉络完整，体现出社工团队极强的专业性。生态系统视角、马斯洛需求理论和人在情景中等理论贯穿整个服务的全过程，做到了理论与实际相结合，整个过程清晰、完整，后期的评价和复盘也有很强的参考意义。

本案例中也有一些问题值得思考，第一，在介绍案例一般情况的时候可以参照 MTD 团队中医生或者护士的个案服务记录，包括案例基本情况，案主年龄、疾病等基本信息,以便进行规范化管理。第二,在介绍完一般情况以后,应该对案主的来源做一个说明,明确服务对象是外展发现的,还是临床医护人员转介的。第三,在哀伤辅导方面,在案主去世之后对其家属的后续跟进应有更详尽的说明。

进入老龄化社会之后,人们对临终关怀服务有很高的需求,而这类服务对社工的要求也非常的高,需要社工为服务对象提供支持、进行辅导。此外,需要社工和临床医护人员努力提高社会各界对临终关怀服务的接纳度。

——山东第一医科大学附属省立医院对外合作与医务社会工作处副处长　尉真

专家简介

尉真,主任医师,助理社会工作师,美国伊利诺伊州立大学高级访问学者。山东第一医科大学附属省立医院对外合作与医务社会工作处副处长。社会兼职:中国医院协会医院社会工作暨志愿服务工作委员会常务委员兼副秘书长,中国社会工作教育协会医务社会工作专业委员会副主任委员,山东省医院协会医务社会工作暨志愿服务工作专业委员会副主任委员兼秘书长,山东省社会工作协会医务社会工作专业委员会主任委员,中国康复医学会社会康复工作专委会副主任委员,中国残疾人康复协会社会康复专业委员会副主任委员。曾获得民政部第九届"中华慈善奖"提名奖,被评为2015年度"中国十大社工人物",山东省人民政府第二届、第四届"齐鲁和谐使者"。

家庭会议介入安宁疗护患者病情告知个案服务

李江燕　杜　芳　吴孙坚
上海市普陀区长征镇社区卫生服务中心

一、案例背景

老龄化社会下,迅速增长的老年人口对健康老去和尊严离世提出了要求,我国对安宁疗护服务建设的关注度也不断上升,该服务目前发展迅速。安宁疗护是为疾病终末期患者在临终前通过控制痛苦和不适症状,提供身体、心理、精神等方面的照护和人文关怀服务,以提高生命质量,帮助患者舒适、安详、有尊严离世。[①] 为提高肿瘤晚期患者生命质量,促进医疗资源合理利用,进一步提升城市文明水平,上海市政府将"病房和居家舒缓医学"列为2012 年市政府要完成的与人民生活密切相关的实事项目之一,同年普陀区长征镇社区卫生服务中心作为第一批试点单位开设安宁疗护病房并接收患者。

本案例服务对象王先生(化名)是一名 76 岁的胆囊恶性肿瘤晚期患者。王先生于 2020 年 5 月入住普陀区长征镇社区卫生服务中心安宁疗护病房,入住后,王先生病情平稳,每天保持规律的生活,他非常注重身体健康,每日至少三次下床散步。王先生不知道自己所患疾病及发展状况,也不知道自己入住的是安宁疗护病房,一直认为自己目前主要针对肠梗阻进行治疗。

王先生已婚,育有一儿一女,儿女均已成家,女儿和父亲王先生共同居住在上海,儿子定居国外,王先生患病后一直由女儿照顾。考虑到王先生的承受能力,确诊时,女儿和儿子经商议后决定暂时对王先生隐瞒真实病情。

---

①　国家卫生和计划生育委员会.安宁疗护中心基本标准和管理规范(试行)[J].中国护理管理,2017,17(3):289-290.

王先生入住安宁疗护病房第二天,女儿主动提出希望告知父亲真实病情。考虑到目前已无有效的治疗措施,家人不希望因为隐瞒真实病情而给王先生留下遗憾,也希望尊重王先生对自己后事的安排。

入住安宁疗护病房第三天,王先生对安宁疗护病房的医疗服务提出疑问。对比同病房患者的情况后,王先生内心的疑虑越来越重,持续的疼痛也让王先生烦躁不安。

二、需求预估

(一)身体层面

王先生为胆囊恶性肿瘤晚期伴腹腔转移、肝转移,肠梗阻,入院时带造瘘袋、尿袋,有持续性无规律疼痛,皮肤发黄,饮食困难伴恶心呕吐,可自主缓慢行动,生活基本自理,入院生存期评分为 71 分,预计生存期 2 个月以上。

(二)心理层面

鉴于对疾病和安宁疗护的未知,王先生开始对自己的身体情况和医院提供的医疗服务产生疑虑,且随着入住时间的增加,其焦虑情绪愈发严重,逐渐开始影响与医务人员的沟通。

(三)灵性层面

王先生是一名共产党员,常与家人谈论共产党员的英雄故事,用革命前辈的事迹激励自己抗击病魔。但王先生患病过程中,家人对其隐瞒病情,从未与王先生谈论过疾病、疼痛、死亡等的意义。进入安宁疗护病房后,王先生的儿子和女儿希望尊重父亲的意见,了解父亲对自己后事的安排,不给父亲留下遗憾,希望告知父亲真实病情,但未做好充分准备。

(四)社会层面

服务对象王先生患病后主要由女儿照顾,而王先生的治疗方案则由女儿和儿子共同商议决定,王先生的儿子也就父亲的疾病咨询过多位国外专家。在王先生入住安宁疗护病房后,王先生的妻子、女儿和儿子共同决定告知其真实病情。王先生的家庭关系图如图 3-8 所示。

205

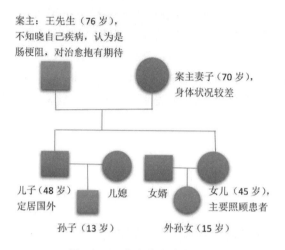

图 3-8　王先生的家庭关系图

三、理论模式

(一)任务中心模式

任务中心模式是一种有时间限制的旨在协助服务对象解决问题的介入模式,该模式主张在有限的时间内,社会工作者依据服务对象的意愿,协助其达成明确的目标。任务中心模式认为要解决的核心问题是服务对象的心理与社会问题,该问题包含了个人生活的心理因素和外在环境因素的交互作用。其中服务对象的反应性情绪困扰问题主要是个人遭遇到挫折时产生焦虑、紧张、沮丧等情绪反应,究其原因主要是服务对象面对突发事件时会不知所措,且这个事件已经超出了其控制能力范围。这就需要社会工作者进行干预,帮助服务对象厘清问题及问题产生的原因,并通过为服务对象赋能来解决问题。

(二)家庭会议

家庭会议是一种由医护人员向患者和家属传递患者疾病相关信息,评估患者和家属的需求,给予情感支持,讨论照护目标和照护策略并达成共识的有效方法[①]。社会工作者可根据对服务对象问题的评估结果来确定家庭

---

① FUDONS P, QUINN K, HANLON B, et al. Family meeting in palliative care: multidisciplinary clinical practice guidlines[J]. BMC Palliat Care, 2008, 7(1):12.

会议的内容,如病情告知、照护计划的制定、家庭矛盾的解决、医疗决策的制定等。家庭会议有以下作用:可以加强患者、家属及医护团队之间的沟通,避免产生误解;引导患者和家属积极参与决策过程,共同讨论症状的控制、治疗方案和照护的目标;促进家属分享对患者病情的感受,避免因沟通不良给终末期患者或家属造成伤害;同时,有利于提高安宁疗护质量,减轻终末期患者及家属的生理、精神负担[1][2][3][4]。家庭会议的开展分为三个部分:会议准备、会议实施和文件资料整理及会后跟进。家庭会议的主持人需要全面掌握服务对象的基本情况,并擅长沟通协调。

四、服务目标

(一)总目标

告知患者真实病情并协助患者做好死亡准备,与患者家属共同完成患者心愿,维护患者临终阶段的生命尊严。

(二)具体目标

(1)减轻患者疼痛,缓解患者的烦躁和焦虑情绪;

(2)加强医患沟通,进行安宁疗护宣传教育,减轻服务对象对安宁疗护服务的疑惑;

(3)通过家庭会议的方式告知服务对象真实病情并关注服务对象心理情绪,及时提供信息支持、心理情绪支持;

(4)与服务对象及其家属共同制定安宁疗护照护计划,提升服务对象生活质量;

(5)协助患者完成未尽事宜,不留遗憾。

① HUDSOH P, THOMAS T, QUINN K, et al. Family meetings in palliative care: are they effective? [J]. Palliat Medicine, 2009, 23(2):150-157.

② PARK D, CLIFTON K, TUCKETT A, et al. Palliative care case conferences in long-term care: views of family members[J]. International Journal of Older People Nursing, 2016,11(2):140-148.

③ FUKUI M, IWASE S, SAKATA N, et al. Effectiveness of using clinical guidelines for conducting palliative care family meetings in Japan[J]. Supportive Care in Cancer, 2013,21(1):53-58.

④ TAN H M, WILSON A, OLVER I, et al. The experience of palliative patients and their families of a family meeting utilised as an instrument for spiritual and psychosocial care: a qualitative study[J]. BMC Palliative Care, 2011,10(1):7.

五、干预过程

(一)具体服务过程

服务介入情况如表 3-2 所示。

表 3-2　服务介入情况

服务阶段	干预时间点	主要任务
第一阶段	入院前三天	1.医务社工每日查房,关注服务对象身体及心理情绪状态,建立专业信任关系; 2.了解服务对象女儿关于病情告知的需求,多方搜集服务对象信息,预估病情告知风险
第二阶段	入院第一周,决定采用家庭会议进行病情告知后	1.医务社工与服务对象女儿明确病情告知的目的,并讨论具体的病情告知计划; 2.医务社工与医护团队就病情告知的具体步骤及注意事项进行讨论
第三阶段	开展家庭会议当天	1.床位医生和安宁护士与服务对象及服务对象女儿共同到达医生办公室,确定每位参会人员的位置,准备开始家庭会议; 2.社会工作者主持家庭会议,介绍到场人员及会议开展的目的及主要议程; 3.服务对象儿子和女儿告知服务对象病情,床位医生与护士提供疾病相关解释并告知安宁疗护病房的服务理念及服务内容; 4.社会工作者观察服务对象的反应并及时给予心理支持,邀请服务对象及时表达自己的内心感受,疏解其因知晓疾病而产生的震惊、惊恐、焦虑等情绪; 5.根据服务对象的意愿,医护团队与服务对象及家属共同制定后续患者的照护计划; 6.社会工作者总结会议内容

续表

服务阶段	干预时间点	主要任务
第四阶段	家庭会议结束,服务对象知晓病情后	1. 按计划执行针对服务对象的照护计划; 2. 及时关注服务对象的心理情绪状态; 3. 完成服务对象的未了心愿,不留遗憾

(二)个案关键节点服务摘要

1. 以患者为本,尊重患者疾病知晓权

服务对象入住安宁疗护病房的第一天,其女儿便向社会工作者提出希望告知父亲真实病情,希望社会工作者可以给予帮助。

服务对象女儿:"你好,我现在想把我爸的真实病情告诉他,之前向他隐瞒了,现在也没什么治疗的机会了,我和我哥也不希望一直隐瞒,也想知道我爸对自己的后事安排。"

社会工作者:"那您想好了怎么告诉吗?"

服务对象女儿:"我还没想好,要么就直接跟他说,我和我哥都觉得应该尊重父亲的意愿,但是也不知道用什么方法比较好。"

社会工作者:"我们确实应该尊重患者对自己疾病的知情权,不过现阶段如果以一种直接的方法告诉患者真实病情,或许会对他的心理造成极大的打击,我们需要根据患者目前的身体、心理状态进行判断,选择最合适的方法告诉患者。"

服务对象女儿:"我也是这么认为的。"

社会工作者:"您和您家里人都统一意见了吗?都决定告诉父亲他的真实病情了吗?"

服务对象女儿:"嗯,我们都确认了,我和我哥的想法都是告诉病情,尊重我爸的意愿,不希望给我爸留下遗憾。"

社会工作者:"嗯,那我们现在需要评估患者的身体、心理状态,评估患者目前是否能够承受这样的打击,并且选择一种相对平和的方法进行告知。"

服务对象女儿:"好的。"

服务对象入住安宁疗护病房后的第三日早晨,社会工作者早查房时,服务对象向社会工作者说:"我觉得你们这里有些不一样。"

社会工作者:"您觉得哪里不一样呢?"

服务对象:"在我住的上一个医院,医生护士会频繁地问我很多问题,还会拉开我的衣服看我的身体,你们这里的医生就不会,而且病房里面特别安静。"

社会工作者:"您是对我们的服务有什么不满意吗?"

服务对象:"也不是。"

社会工作者:"那您是担心什么吗?"

服务对象沉默一会儿后说道:"我就是得了肠梗阻,但是一直也不见好转,我心里很着急,但也没敢问医生,进来这里之后,医生也没怎么详细跟我讲过,我心里有些担心。"

社会工作者:"我知道了,您现在是担心自己的疾病情况,我帮您去询问医生,让医生来告诉您可以吗?"

服务对象:"好的。"

社会工作者同服务对象进一步明确了其希望知道现阶段疾病情况的需求,并告知服务对象后续医生会详细告知,让患者提前做好心理准备。

2. 统一家庭成员意见,制定完备的病情告知计划

在明确病情告知目的及采用家庭会议的方法进行病情告知后,社会工作者与医护团队就病情告知的具体程序及主要事项进行讨论。经多次讨论决定,本次家庭会议开展时间定在服务对象儿子回国后的第二天早上九点,会议主持由社会工作者担任,参加会议的人包括社会工作者、床位医生和安宁护士、服务对象及其儿子和女儿,服务对象的妻子因为身体原因不参加家庭会议。社会工作者将制定好的家庭会议开展计划与服务对象儿子和女儿进行再次确认,并共同制定病情告知后的照护计划。服务对象儿子和女儿赞同采用此种方法进行病情告知并完全配合后续照护计划的执行。

3. 引导患者表达内心感受,给予心理支持

家庭会议当天,服务对象在安宁护士的搀扶下走进医生办公室,落座于沙发上,其儿子和女儿分别坐在两边,床位医生和护士坐在患者的左前方,医务社工坐在患者右前方,以服务对象为核心,呈一个半圆的保护状态(图3-9)。在服务对象儿子告知服务对象疾病的诊断后,服务对象说道:"哦,原来是这个病。"沉默一会儿后,服务对象说:"这个是绝症吧,没什么治疗方法了吧?"社会工作者此时注意到服务对象右腿开始持续抖动,鼻尖开始冒汗,眼神透露出惊恐状,虽然服务对象语气平和,但这个消息显然对服务对象内心造成了极大的打击。社会工作者此时示意服务对象儿子搂住服务对象肩膀,女儿握住服务对象双手,社会工作者则扶住服务对象的膝盖并关切地说:"您现在有任何想说或想问的问题都可以说出来。"

服务对象沉默良久后说:"我知道了,谢谢你们告诉我,这下我心里就踏实了,要不然我还被蒙在鼓里。"

随后,服务对象的儿子说道:"爸,如果你想继续治疗,我们就继续治疗,正好医生也在这里。"床位医生也详细阐释了目前国内针对此疾病的治疗措施,服务对象儿子也分享了自己咨询国外专家的结果。

最后,服务对象说:"好,我知道了。其实我也不想再折腾了,我自己的身体我知道,还是要谢谢你们。"

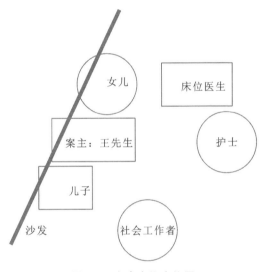

图 3-9　家庭会议座位图

4. 病情告知后的全人照护更为重要

家庭会议结束后的第一周内,服务对象的儿子和女儿 24 小时陪伴,安宁护士和病房护工也时刻关注服务对象的需求,社会工作者每日探访。大概两天后,服务对象对其儿子、女儿说:"你们不用天天来看我,我很好,不要担心我。"知晓病情后,服务对象表现平静,依然很少讲话,定时吃饭休息,每天下床行走,直到住院后期,其身体情况直线下降,只能躺在床上直至过世。服务对象女儿后来告诉社会工作者:"父亲躺在床上的时候,平静地跟我们交代了自己的后事,他希望海葬,我们也遵从他的意愿。"

六、服务评估

通过开展家庭会议,服务对象在安全的环境和温暖有爱的氛围中得知患病的真相,医护人员当场对疾病的解释及现有治疗的介绍,家人和医务社工给予的心理社会支持减缓了"坏消息"对服务对象产生的冲击。服务对象平静地接受了患病的事实,向家人交代好自己的后事安排,没有遗憾,平静地在安宁疗护病房度过生命最后阶段。服务对象家人表示非常感谢工作者的安排,能以这种方式告知父亲真实病情,并且能够陪伴父亲没有遗憾地走过人生最后一段路程。

七、工作反思

(一)以服务对象为本,尊重患者对疾病的知情权

安宁疗护是为疾病终末期的患者提供全面的照护,结合症状控制、舒适护理,开展针对身体、心理、社会和精神层面的照护,提升临终患者生活质量,保证临终患者生命最后阶段的尊严,让患者无痛、无憾地离世。安宁疗护尊重患者的个人意愿,然而受传统文化生死观的影响,即使已进入疾病终末期,被家人送至安宁疗护病房的患者依然不知道自己所患疾病的情况屡见不鲜。面对这样的服务对象,社会工作者不是简单地告知患者真实病情,维护患者的知情权,而是以服务对象的利益为本,从服务对象利益最大化出发,通过对服务对象进行生、心、灵、社全面评估,提供心理社会支持服务,以实现服务对象的全人照护。

(二)社会工作者主导的家庭会议在安宁疗护中的应用

家庭支持对于实现安宁疗护患者生命末期高质量生活极为重要,统一家庭成员关于疾病终末期患者的安置方案、告知患者真实病情并制定详细的照顾计划、对临终患者正向表达爱与关怀、陪伴照顾因亲人离世而陷入悲伤的家属等,都可以通过家庭会议来实现。家庭会议的开展需要多方协调和沟通,且对患者及家属的情况了解清楚,社会工作者可以担任会议主持的角色,并能在服务过程中关注患者的心理情绪状态并提供及时的心理支持和情绪疏导,同时在制定完备的服务计划基础上,通过资源链接和整合,满足患者及家属的多元化心理社会需求。

参 考 文 献

［1］国家卫生和计划生育委员会.安宁疗护中心基本标准和管理规范（试行）
　　［J］.中国护理管理,2017,17(3):289-290.

［2］FUDONS P，QUINN K，HANLON B，et al．Family meeting in
　　palliative care：multidisciplinary clinical practice guidlines［J］．BMC
　　Palliat Care，2008，7(1):12.

［3］HUDONS P，THOMAS T，QUINN K，et al．Family meetings in
　　palliative care：are they effective？［J］．Palliat Medicine，2009，23(2)：
　　150-157.

［4］PARK D，CLIFTON K，TUCKETT A，et al．Palliative care case
　　conferences in long-term care：views of family members［J］．
　　International Journal of Older People Nursing，2016,11(2):140-148.

［5］FUKUI M，IWASE S，SAKATA N，et al．Effectiveness of using
　　clinical guidelines for conducting palliative care family meetings in
　　Japan［J］．Supportive Care in Cancer，2013,21(1):53-58.

［6］TAN H M，WILSON A，OLVER I，et al．The experience of palliative
　　patients and their families of a family meeting utilised as an instrument
　　for spiritual and psychosocial care：a qualitative study［J］．BMC
　　Palliative Care，2011,10(1):7.

作者简介

　　李江燕,就职于四川大学华西厦门医院,社会工作师,硕士。主要研究
方向:老年社会工作、医务社会工作、安宁疗护。

　　杜芳,就职于上海市普陀区长征镇社区卫生服务中心,主管护师。

　　吴孙坚,就职于上海市普陀区长征镇社区卫生服务中心,全科主治
医师。

专家点评

以上案例体现了以下六个方面的特点:服务对象的丰富性,服务对象有医务工作者也有传统服务对象;理念的专业性,包括抗逆力理论、正念治疗、医社联动;方法的专业性,针对不同的服务对象与服务目的选择不同的专业方法;过程的完整性,案例包括需求调查与服务评估,具有规范化的环节;效果的有效性,社会工作在医院场域有专业力量、专业服务与专业效果;阶段性的特征,社会工作者与志愿者在服务中应用专业理论与方法,让社会工作成为一个专业。

医务社会工作者的实践为医务社会工作的发展提供了素材,夯实了发展基础。有待完善和发展的方面在未来会得以解决。

医护人员与医务社会工作者都应回应习总书记提出的面向人民群众的健康需求、回应社会健康观,我认为以下五个方面是我们发展医务社会工作需要共勉和努力的方向:一是要多视角评估服务对象,除了生理、心理层面,还要上升到信仰和灵魂层面,传统医学强调医学模式,现代医学强调全人模式,医务社会工作是全面健康模式的重要推动力量。二是多学科研究。生理层面的服务是医学与公共卫生专业的强项,上升至心理层面则需要心理学、社会学与社会工作学科参与,上升至灵魂与信仰层面需要哲学、宗教学专业参与,因此医务社会工作是多学科参与的服务过程。三是多主体参与,政府、医院、社区、社会组织、社会工作机构等多个社会层面中的医护人员、医务社会工作者、志愿者、社区工作者等多个主体参与服务。四是多系统支持。形成疾病预防、心理支持、灵性治疗等多系统支持网络。五是多平台干预,患者群体、组织、社区、社会都是社会工作者的工作场域。医务社会工作者要关注生命中的每个人、每个生命阶段,关注生活的多个层面,最终服务于患者的生命健康。

——华中科技大学社会学院教授 向德平

专家简介

向德平,博士,二级教授,博士生导师。华中科技大学减贫发展研究中心、华中科技大学社会工作研究中心主任。任中国社会工作教育协会副会长、全国社会工作者职业水平评价专家委员会委员、中国社会工作教育协会反贫困专业委员会主任、中国社会工作学会常务理事。

个案管理模式下安宁疗护工作实践与反思

李豫鄂

武汉博雅社会工作服务中心

一、背景介绍

(一)案例背景

安宁疗护是指为疾病终末期或老年患者在临终前提供身体、心理、精神等方面的照料和人文关怀等方面的服务,包括控制痛苦和不适症状,提高生命质量,帮助患者舒适、安详、有尊严地离世。

2020年湖北省肿瘤医院成为湖北省安宁疗护试点医院,中西医结合科成为安宁疗护试点病区。自安宁疗护试点工作开展以来,湖北省肿瘤医院成立了安宁疗护MDT团队,其中社工是团队的重要组成部分,主要承担着心理社会评估、医患沟通、情绪疏导、患者权利维护、社会支持系统维护、死亡教育和哀伤辅导六部分心理和人文关怀服务。

(二)案例简介

本案例中服务对象Y,64岁,女性,肝癌晚期。2021年8月因"肝恶性肿瘤"进入湖北省肿瘤医院中西医结合科治疗,预期生存期约6个月,本人及其家属均放弃积极治疗。2021年11月社工探访后,服务对象开始接受安宁疗护服务,其基本情况如下:

1. 生理状况

接案时,由于营养不良、双下肢水肿和肌肉萎缩等原因,服务对象大多数时间只能卧床,病情的恶化引发的一系列症状使服务对象躯体功能逐渐衰退。

2. 心理状况

长时间的住院、病情的恶化、持续性的疼痛、容貌的变化使服务对象时常出现兴趣丧失、提不起精神,表现出空虚感、强烈丧失感和负罪感,甚至出现希望能"早点结束生命"的想法。其曾表达过"不希望亲人以外的人来看望她,觉得自己已经不成个人样了"。

3. 社会支持状况

服务对象为某单位退休领导,社会交往面较宽,朋友同事较多,原单位同事经常到医院看望她。其丈夫为某医院退休医生,每天会到医院陪伴她。其儿子为某院校教师,已婚,育有一女,由于工作繁忙不能每日陪伴,但每周末均会到医院陪伴她。同时服务对象与医生、护士、护工及社工的关系均较为融洽。

服务对象家谱图见图3-10。

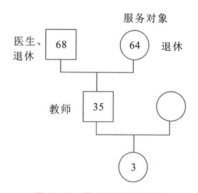

图 3-10 服务对象家谱图

二、问题预估

(一)理论基础

1. 社会适应观

社会适应观认为,个体一生不断面临新的情境,个体必须充分发挥自己的潜能,主动解决情境中面临的问题。成功的社会适应使个人在家庭、社会、人际关系以及工作中不断发挥作用,并体验到舒适和满足感。但是某些人对新情境的适应通常伴有难以承受的压力以及生理和心理上的功能障碍,这就是不适应。

本案例中,服务对象面临癌末的情境,挑战了其惯有的应对策略,她必须找到新的适应方式来适应变化的情境,以获得控制权。服务对象解决癌症相关特殊问题、找到新的应对方式的动态过程,就是服务对象的疾病适应过程。

2. 优势视角理论

优势视角理论认为,每个人都有自己解决问题的力量与资源,并具有在困难环境中生存下来的抗逆力。即便是处在困境中倍受压迫和折磨的个体,也具有他们自己从来都不知道的与生俱来的潜在优势。

本案例中,服务对象处于生命末期,癌症引发的生理、心理及社会层面的问题折磨着她,通过发掘和利用其个人、家庭及社会支持层面的优势资源,能够帮助服务对象应对癌末的各种问题和状况。

(二)问题分析

1. 疼痛问题

心理痛苦温度计(DT)评分为 7 分(较为严重)。由于病情持续加重,肿瘤侵犯其他组织器官、神经及周围组织引发服务对象出现爆发性疼痛,同时营养不良、吸收障碍、长期卧床引发的恶心、呕吐、肌肉痉挛、关节疼痛也在持续折磨服务对象。医生虽已用芬太尼为服务对象进行止痛,并具有一定效果,但是服务对象的疼痛症状仍在持续。

2. 睡眠问题

长时间持续的病痛导致服务对象精神状态越来越差,两周时间内入睡困难、总是醒着,或睡的太多、嗜睡等问题困扰着服务对象。睡眠障碍反过来影响了服务对象的身体健康状况。

3. 情绪问题

广泛性焦虑量表(GAD-7):5 分(较轻);抑郁自评量表(PHQ-9):10 分(中度)。疾病的发展导致服务对象外貌、行动能力、认知功能均出现不可逆损伤。躯体控制感的丧失、对死亡和未来的焦虑使服务对象情绪压力较大。

4. 应对哀伤

预期死亡的到来,让服务对象及其家属均出现一定程度的不适,如不知如何表达对彼此的关心,不知如何应对失去彼此的感受等。

(三)优势资源

(1)服务对象智力和语言功能良好,社会工作者可以与其进行有效

沟通;

(2)服务对象家庭经济状况良好,愿意为其提供舒适的医疗和看护服务;

(3)服务对象社会支持系统完善,能为其提供持续稳定的情感支持和照料。

三、服务计划

(一)服务目标

1. 总体目标

帮助服务对象提升应对疾病的能力,降低服务对象精神压力,协助服务对象及其家属共同面对死亡,应对哀伤。

2. 具体目标

(1)协助服务对象进行疼痛管理,提升服务对象对疼痛的耐受力;

(2)帮助服务对象提升睡眠质量,降低疲惫感;

(3)缓解服务对象焦虑、抑郁症状,促进情绪稳定;

(4)协助服务对象及其家属应对哀伤。

(二)服务策略

本案例中,面对服务对象的综合需求,社会工作者运用个案管理的工作方法,以"社会适应观"和"优势视角理论"为基础,建构服务框架,设定服务目标。运用叙事、音乐放松、正念、按摩等疗法帮助服务对象适应"身-心-社"的变化,应对哀伤。

(三)服务程序

第一阶段:了解服务对象及家庭的基本情况、对疾病信息的认知情况,确认后续治疗方案,并在此基础上评估服务对象的需求,建立专业关系。

第二阶段:运用音乐放松及叙事疗法帮助服务对象缓解情绪压力,帮助服务对象认识疾病带来的"丧失感"。

第三阶段:运用音乐放松及叙事疗法帮助服务对象缓解情绪压力,引导服务对象思考"死亡"。指导服务对象进行正念冥想练习,改善服务对象疼痛症状及睡眠障碍。

第四阶段：运用音乐放松及叙事疗法帮助服务对象缓解情绪压力,回顾生命重要时刻,促进服务对象的自我接纳。指导服务对象进行正念冥想练习,改善服务对象疼痛症状及睡眠障碍。

第五阶段：运用音乐放松及叙事疗法帮助服务对象缓解情绪压力,回顾生命中的重要关系,促进社会关系的和谐。指导服务对象进行正念冥想练习,改善服务对象疼痛症状及睡眠障碍。

第六阶段：社会工作者与服务对象道别。引导服务对象家属与服务对象道别。安抚服务对象家属情绪,为其提供出院指导、丧事建议。

四、服务实施过程

(一)服务过程概述

第一阶段(关系建立阶段)：社会工作者在查房过程中发现服务对象,在征得服务对象同意后,社会工作者通过查阅病历,与其主管医生、家属沟通的形式全面收集和了解服务对象个人、家庭、社会关系、疾病、治疗方案等信息,并借助社会心理评估量表收集其心理状态信息。在了解以上信息的同时,社会工作者采用倾听技巧(鼓励、重复、澄清、释义等)与服务对象建立信任关系,并共同确定后期的服务目标及计划,围绕服务对象的抑郁情绪、疼痛、丧失感、死亡观念及家属哀伤等社会心理方面的困扰展开工作。

第二阶段(应对丧失阶段)：社会工作者在与服务对象建立良好的信任关系的基础上运用音乐放松和叙事疗法,与服务对象共同探讨由疾病引起的"丧失感",包括躯体功能不可逆的丧失、容貌的衰老、社会角色的失调(角色中断)等问题。帮助服务对象重新审视自身角色定位,以适应新的角色与环境。

第三阶段(探讨死亡阶段)：社会工作者继续通过音乐帮助服务对象进行放松,随后通过叙事的方式与服务对象一同回顾其年轻时的过往,并开始讨论彼此对"死亡"的看法。由于突发的坠楼事件,社会工作者评估了服务对象的精神状态。其家人表示服务对象曾经表达过"……我也想快点走,少受些罪,就是不敢……"的想法,因此社会工作者借由此次事件与服务对象进一步讨论了"死亡",服务对象表示这件事对她的影响不是很大,偶尔会想"如果是自己会是怎么样",但也能理解这类人的做法,死其实不可怕,现在身体上的痛才是最要命的……随后社会工作者引导服务对象进行正念冥想练习,帮助服务对象缓解躯体疼痛。

第四阶段(回顾价值阶段):社会工作者先引导服务对象进行音乐放松,随后服务对象在社会工作者的引导下开始回顾生命中的重要时刻。服务对象回想起年轻时的恋爱经历、工作时期领导对自己的认可、自己最爱看的书、儿子看书的习惯、调皮的孙女……这些回忆串在一起,帮助服务对象找回了久违的"价值感"。社会工作者引导服务对象总结了自己这几十年的人生,服务对象表示"这一辈子没有遗憾"。最后在社会工作者的引导下,服务对象再次进行正念冥想。

第五阶段(应对哀伤阶段):服务对象身体状况每况愈下,已由接案时可以自行下床发展到卧床不起,腹部积液愈加严重,四肢无力、头发稀疏、面色发白,表现出嗜睡状态。社会工作者在其状态稳定时来到病房与她和她的儿子进行了沟通,此次沟通仍旧以音乐放松开始,随后社会工作者与服务对象一同回顾了与身边人的幸福时刻,接着社会工作者通过转述的方式将服务对象对儿子及丈夫的不舍、感恩、关心传递给了服务对象儿子。服务对象的儿子在病房紧紧握着她的手,久久未松。最后社会工作者引导服务对象再次进行正念冥想。

第六阶段(处理离别阶段):服务对象进入弥留之际,医务社工为服务对象播放了一首她最喜爱的歌曲,用蘸着温水的纸巾为服务对象抹去了眼角的眼眵,最后一次为服务对象进行了头部和手臂的按摩。随后社会工作者安抚服务对象家属情绪,告知服务对象家属弥留之际道别的注意事项;同时为其提供出院指导、丧事建议。

(二)个案服务过程记录

个案服务过程记录见表 3-3。

表 3-3　个案服务过程记录

	阶段	时间	主要内容
介入过程	第一阶段	2021-11-29 下午	地点:中西医病区 会谈对象:服务对象 会谈次数:第一次会面 一、目标 介绍医务社工服务内容。

续表

阶段	时间	主要内容
介入过程 第一阶段	2021-11-29 下午	二、会谈过程 社工在查房时自我介绍，与服务对象建立联系，服务对象曾经参加过社工与科室联合组织的中秋节活动。 社工：阿姨你好，我是科室的社工小李，认识我吗？ 服务对象：有点印象，经常看到你在科室里走动。 社工：是的，我对您印象还蛮深的，你参加过我们中秋节组织的活动，还记得吗？ 服务对象：记得，我做了两个月饼，还没做好。（服务对象笑了） 社工：您做得还蛮好的，我这还有您参加活动的照片，我给您看看。（社工拿出手机给服务对象看） 服务对象：我看看。（服务对象显的很感兴趣） 社工：阿姨住院有一段时间了吧？ 服务对象：快四个月了。病也好不了，一直就住在这里。（有些无奈） 社工：治疗效果不太理想是吗？ 服务对象：没法治了，过一天算一天了，只想少点痛苦。 …… 社工：阿姨，平时有什么兴趣/爱好吗？ 服务对象：年轻的时候参过军，差点上了对越自卫反击战的战场，记得当时最喜欢听的歌是《血染的风采》。 社工：很有年代感的一首歌，我现在帮你找找。 服务对象：好，不过不太好找。 （5分钟后） 社工：没有找到，我回去的时候再给你找找。下次来再跟你一起听。 服务对象：好，跟你说说话感觉还蛮好。 社工：很高兴能跟你聊天，我们下次再见。 服务对象：好的。 （社工微笑着离开了）

221

阶段	时间	主要内容
介入过程 第一阶段	2021-11-29 下午	三、介入小结 服务对象情况：此次沟通为首次沟通，社工借由往期的服务活动与服务对象建立了基本的联系，并借由歌曲建立了下次沟通的基础。服务对象对社工的到来表示欢迎，同时也表现出对自己状态的绝望。 社工思考：服务对象长时间住院，疾病治疗不见好转，疼痛状况导致服务对象心力交瘁。社工将全面了解服务对象情况，在征求服务对象及其家人同意的情况下，持续跟进此个案。 四、介入计划与建议 1.与服务对象家属、主治医生进行沟通，了解其状况，争取广泛支持。 2.通过心理痛苦温度计、GAD-7、PHQ-9等心理测评量表进一步评估服务对象心理状况。 3.进一步沟通确定服务目标及内容。 4.明确服务频次
	2021-12-2	地点：中西医病区 会谈对象：服务对象、服务对象丈夫及主治医生（分别沟通） 会谈次数：第二次会面 一、目标 进一步了解服务对象需求，为个案预估提供信息支持。 二、会谈过程 首先，社工与服务对象主治医生在医生办公室进行沟通，了解服务对象疾病治疗状况。医生反馈：服务对象罹患肝癌晚期，症状有消化不良、食欲下降、恶心、腹胀；消瘦乏力、下肢水肿；腹腔积液、疼痛。目前无法进行抗癌治疗，处在姑息治疗阶段，只能在减轻服务对象病痛上做出努力。同时医生希望社工能够从心理和社会层面给予服务对象一定的关怀。 随后，社工去往病房，与服务对象丈夫在病区走廊进行沟通。服务对象将社工与她沟通的事情与其丈夫提过，因此其丈夫在见到社工时首先对社工提供的人文关怀表示了感谢，并主动表示希望社工能够多与其妻子进行交流，帮忙做些开导工作，同时其表示"如果需要做些什么会积极协助"。

续表

阶段		时间	主要内容
介入过程	第一阶段	2021-12-2	接下来社工进入服务对象所在的单人病房,与服务对象进行第二次交流。 社工:阿姨你好。 服务对象:小李你好,你来了啊。 社工:您还记得我的名字啊。 服务对象:记得。你的名字很特殊,叫李……什么鄂。脑子不太好了。 社工:叫李豫鄂,你还记得我,我真开心。上次你说的歌我找到了,这次专门带了个小音箱来放给你听。 服务对象:这歌不好找的,你真有心。 社工:我现在放给你听。 …… 服务对象:一听到这首歌就想起以前参军的那段经历,那段经历真是难忘。那时候都是年轻人,听说前线开战了,我们这批年轻人都响应国家的号召,在部队里时刻准备着,每天都会唱一些军旅题材的歌……服务对象小声地哼唱起来,气息很弱,但是充满感情。 社工:您唱得真好,我好像看到您穿着军装的画面。 服务对象笑了。 …… 社工:刚才跟医生还有叔叔也沟通过你的情况,他们都很关心你的状态。我也知道了您现在的状态不太好…… 服务对象:(服务对象打断了社工的讲话)是的,病是治不好了,我也不怕死,就是希望死的时候有尊严点。现在太痛苦了,有时候真不想过了,太难受了。(服务对象有些绝望) 社工:虽然我感受不到您现在的痛苦,但我能看出您现在的难受。我希望能为您做些什么。 服务对象:谢谢你,这两天你过来陪我这个老婆子说话我就感觉很开心了。 社工:那是我的荣幸…… 社工再一次介绍了服务的内容,并提出希望通过心理痛苦温度计、GAD-7、PHQ-9 等评估量表了解服务对象的情绪状况。

续表

阶段		时间	主要内容
介入过程	第一阶段	2021-12-2	服务对象:可以的。(服务对象反应如此快让社工有些意外)我以前在单位也做过类似工作,如果能减轻痛苦,试试也不要紧的。 社工:好的,下次我们继续听歌。 …… 三、介入小结 服务对象情况:在整个交流过程中,服务对象及其丈夫、医生都达成了一致——希望缓解服务对象的疼痛状况及心理压力。服务对象开放的心态是支持社工开展服务和改变现状的积极因素。 社工思考:彼此之间建立信任关系是开展工作的前提,借助音乐进行沟通很好地做到了这一点。 四、介入计划与建议 1.通过心理痛苦温度计、GAD-7、PHQ-9等评估量表进一步评估服务对象情绪状况。 2.明确需求,确定服务目标及内容等
		2021-12-8	地点:中西医病房 会谈对象:服务对象 会谈次数:第三次会面 一、目标 1.通过心理痛苦温度计、GAD-7、PHQ-9等评估量表进一步评估服务对象情绪状况。 2.与服务对象共同确定服务目标、内容、频次等。 二、会谈过程 一周后,社工再次来到病房,服务对象静卧在床上,眼睛微闭,护工小声地说,杨老师正在休息。此时,服务对象睁开了眼睛,望向了社工。 服务对象:小李你来了。 社工:嗯,没打扰您休息吧? 服务对象:没有,见到你很高兴,我还想着你肯定很忙,不知道什么时候能来。 社工:抱歉啊,最近在忙其他的事情,来晚了些。我给您放首歌听,您看怎么样?

续表

阶段	时间	主要内容
介入过程	第一阶段	2021-12-8

服务对象:好啊。

社工为服务对象播放了一首《再见吧,妈妈》。

当这首歌的旋律响起的时候,服务对象本能地将头偏向了歌声的方向。

……

社工:看您的反应,这首歌您应该很熟悉吧?

服务对象:这也是我当年经常听的一首歌,感觉回到了从前。(服务对象眼睛望向天花板)那种感觉很好,跟现在没法比,现在活得不像人样,活得毫无价值。于我自己而言,现在死了我也能接受,不过身边的亲人、朋友都鼓励我,让我坚持住。但这种坚持真的很痛苦,没有意义。

社工:您一定想体面地离去。长时间的卧床、疼痛让您感觉太难受了。

(服务对象点点头)

社工:还记得上次跟您提到的心理测试吗?

服务对象:记得,你读给我听,我来做。

……

(服务对象完成了测试)

服务对象:测试结果怎么样?

社工:测试显示您有轻度的焦虑和中度的抑郁。

服务对象:也很正常,估计谁都会这样,太痛苦了。

社工:确实很痛苦,您太不容易了。但是我也看到了您对身边人的付出,此时此刻,身边人也愿意为您做一些事情。

服务对象:身边人对我都很好。(服务对象点点头)

……

随后社工与服务对象共同制定了服务目标、计划。

三、介入小结

服务对象情况:向死而生。服务对象开始尝试接纳现在的自己并努力让自己舒服一些,而不是沉浸在痛苦的思绪中。

社工思考:服务对象自制力好,悟性高,是一个合格的"案主",但要体面地度过生命最后的时光需要服务对象及其家人、医护人员、社工共同的努力。

225

续表

阶段	时间	主要内容
第一阶段	2021-12-8	四、介入计划与建议 1.继续音乐＋叙事的沟通方式,缓解服务对象心理焦虑。 2.鼓励服务对象及其家人调整病房环境,营造舒适的病房环境
介入过程 第二阶段	2021-12-22	地点:中西医病房 会谈对象:服务对象 会谈次数:第四次会面 一、目标 1.继续音乐＋叙事的沟通方式,缓解服务对象心理焦虑。 2.鼓励服务对象及其家人调整病房环境,营造舒适的病房环境。 二、会谈过程 按照约定,社工来到病房。服务对象躺在床上,看着手机,服务对象的丈夫也在,今天她的状况看起来还不错。 今天播放的音乐是《九九艳阳天》,一首服务对象出生时的歌曲。 …… 服务对象:这首歌好像一部电影里的歌。 社工:电影《柳堡的故事》,对吧? 服务对象:好像是的,1957年的电影,那年我出生。 社工:对啊。 …… 社工与服务对象聊到了她青年期,聊到了对死亡的看法。 正在此时,窗外传来"砰"的一声闷响,病房内突然变得嘈杂起来…… 服务对象:有人跳楼了吧?(服务对象眉头紧锁,轻声地说了出来) 社工:外面动静有点大,您别乱想,我去了解下。叔叔您陪一下阿姨。 ……

226

续表

	阶段	时间	主要内容
介入过程	第二阶段	2021-12-22	（一位患者从病区四楼坠下） 片刻之后,社工回到了病房,发现服务对象丈夫正在和服务对象还有护工聊刚才人员"坠楼"的情况。 服务对象:……也不能怪他,他可能太累了,跳下去也痛快,我是做不到的,太难看了,影响不好。 社工:现在还不确定是什么情况,您可以先和叔叔聊聊天,我上去帮忙。 …… 此次交流因为突发状况中断。 三、介入小结 服务对象情况:服务对象心理状况因突发情况受到了一定程度的影响,需要进行危机干预。 社工思考:因为突发状况,社工中断了此次交流,去处理突发状况。 四、介入计划与建议 72小时内对服务对象进行心理危机干预
	第三阶段	2021-12-24	地点:中西医病房 会谈对象:服务对象及其家属 会谈次数:第五次会面 一、目标 72小时内对服务对象进行心理危机干预,介绍正念冥想。 二、会谈过程 按照心理危机干预"黄金72小时"原则,社工于危机发生后48小时内到病房与服务对象进行交流,评估其心理状态。社工来到病房时,服务对象正闭着眼睛在休息,护工在一旁坐着。当社工正打算离开时,服务对象缓缓睁开眼睛,发现了社工的到来。社工礼貌地询问了服务对象目前的状况及是否愿意与社工沟通。 服务对象:我现在没事,你来了我感觉好一点,有个人可以说说话。

227

续表

阶段	时间	主要内容
介入过程	第三阶段 2021-12-24	社工:那是我的荣幸。老样子,给您先放首歌听听怎么样? 服务对象:今天不用,咱聊聊天就好。 社工:嗯,好。 服务对象:你说前天跳下来的人会痛苦吗? 社工:从生命体征上来看,应该是不会痛苦的。但这件事可能对身边的人有影响。 服务对象:我也想少些痛苦。你说为什么中国不能安乐死?能够安乐死多好啊。 社工:我遇到过很多与您一样想法的人,不过目前的政治环境、法治环境还没有到达那一个层面。现在我们只能用其他方法尽量缓解痛苦,安宁疗护也是一种方式。 服务对象:你现在给我做的事情就是,对吧? 社工:恩,我和您的家人、医生、护士、朋友一样,都希望减轻您的痛苦。 服务对象:谢谢你们,有时候在想,现在的我其实是在为身边的人在活,在忍受痛苦……不过这也算一种价值吧。 社工:您真通透。 服务对象笑了笑说:也没什么想不开的,不过还是太难受了。我心里能想清楚,就是太难受了。(她强调了几遍) 社工:是的,太难受了。我给你按一按胳膊,你看怎么样? 服务对象:你不嫌弃我这将死之人啊? 社工也笑了笑。 社工:我的到来能给您减轻哪怕一丁点的痛苦,也会让我觉得我的工作是有意义的。更何况您这不也是给我练手的机会吗?我得感谢您的包容。 服务对象看着社工又笑了下,随后社工为服务对象揉了揉肩膀,按了按太阳穴。 …… 社工向服务对象介绍了正念冥想技术,并说好下次引导服务对象进行一次正念冥想。随后社工根据服务对象反馈的情况告知了服务对象家属如何调整病房布局,比如,在病房摆放鲜花(最好带一点清新淡雅的香味),整理床头,摆放服务对象喜欢的图画、照片或者小物件,偶尔播放服务对象喜欢的音乐等。

续表

阶段	时间	主要内容
第三阶段	2021-12-24	三、介入小结 服务对象情况:服务对象对即将到来的死亡持接纳态度,突发事件并未引起服务对象的严重不适,同时服务对象自身的状况也让其无暇顾及其他事情。 社工思考:社工面对如此通透的服务对象是社工的幸运。服务对象在接受社工服务的同时也是在为社工上一堂难得的"生命教育课"。 四、介入计划与建议 1.叙事治疗:生命故事回顾。 2.引导服务对象进行正念冥想练习
第四阶段	2022-1-4	地点:中西医病房 会谈对象:服务对象 会谈次数:第六次会面 一、目标 1.叙事治疗:生命故事回顾。 2.引导服务对象进行正念冥想练习。 二、会谈过程 社工如约再次来到服务对象所在的病房,这次服务对象的状况有些糟糕,胸腔、腹腔积液使服务对象的疼痛程度更加严重,服务对象的饮食状况越来越不好,胃口不佳,并出现了低烧的状况。服务对象越来越靠近生命的终点。同时社工发现,病房内多了些鲜花,床头也多了一本书。服务对象丈夫守在服务对象身旁。 …… 社工:阿姨,我感觉您今天的状态不太好。 服务对象停顿了片刻后说:一直吃不下去,吃了就吐,晚上也睡不好,越是到晚上越是难受。 社工:多吃几次,每次少吃点也许会好些,另外,胃口不好可以在嘴中含一些陈皮,改善味觉。您现在是感觉晚上的疼痛感更强烈了吗?

介入过程

229

续表

阶段	时间	主要内容
介入过程	第四阶段	2022-1-4	服务对象:可以试一试。现在就是……太难受了。 社工握着服务对象的手,顺着揉了揉服务对象的肩膀,帮助她缓解长期卧床的不适感。 社工:阿姨,记得前些天跟你说过,有个方法也许能够帮您改善晚上睡眠不好的情况,您愿意试一试吗? 服务对象:恩,记得,那就试一试吧。 随后社工带领服务对象进行了正念冥想练习。 …… 社工:感觉怎么样? 服务对象:刚才感觉舒服了些。 社工:那就好,不过这个需要多试一试。您的悟性高,效果肯定会更好。 服务对象:你老夸我。有时候脑袋不清白还好一些,像我这样还难受些,什么都明白什么都懂,疼的感觉都严重些。(服务对象有些苦恼) 社工:也许真的像您说的那样,不过像您这样冰雪聪明的人肯定也有更多的方法让自己舒服一些,您说是不? 服务对象:你真会说话。(服务对象笑了笑)我的领导对我还是蛮好的,我以前的一个老书记知道我病了,马上说要来看我。我不想让他们知道的,更不想让她们看到我现在的样子…… 社工:您到现在还在想着别人,想着家里人、朋友、同事,现在大家才会想着您,想看望您。 服务对象:也是,没白活一场…… 社工:您的一生真是精彩无比,我能听到您的过往,就好像回到了您所在的那个年代,特别有画面感。您年轻的时候肯定是个文艺青年。 服务对象:可能因为喜欢看书,所以别的女生谈朋友的时候我都没有朋友。(服务对象开心地笑了) 社工:看叔叔的样子,您还是遇到了一个好的。

续表

阶段	时间	主要内容
介入过程 第四阶段	2022-1-4	服务对象:还行吧。 社工:您现在写字怎么样啊? 服务对象:没有力气,写不好,平时经常在家里看书练字,现在不行了。 社工:我这有笔有纸,您试一试。 服务对象:写不好不要见笑啊。 服务对象在白纸上写上了"希望明天会更好"。 服务对象再次回顾过往,婉拒了社工提出的"写写每天的思想"的提议。 三、介入小结 服务对象情况:服务对象体验了正念冥想,也回顾了过往工作中的一些经历。 社工思考:疼痛是癌末最常见的症状,也是导致癌末患者出现各种心理症状的重要原因,如何通过非药物治疗缓解疼痛状况,提高癌末患者对疼痛的耐受度是非常值得社工思考的。 四、介入计划与建议 1.继续音乐+叙事治疗,缓解服务对象痛苦症状。 2.检查正念冥想的效果,继续指导服务对象进行冥想练习
第五阶段	2022-1-18	地点:中西医病房 会谈对象:服务对象丈夫、儿子 会谈次数:第七次会面 一、目标 1、继续音乐+叙事治疗,缓解服务对象痛苦症状,帮助服务对象家人应对哀伤。 2、检查正念冥想的效果。 二、会谈过程 通过与服务对象的主治医生沟通了解到,服务对象的健康状况持续恶化,目前下床对她而言都已经变得很困难,其意识状况也越来越差。这次会谈服务对象的儿子也在。

阶段	时间	主要内容
介入过程	第五阶段	2022-1-18	与主治医生沟通后,社工有种不祥的预感。来到病房时,社工发现有一位年轻人在服务对象床前,他就是服务对象曾提到的儿子,一位和她一样爱看书的儿子。服务对象闭着眼睛躺在床上休息。 　　在给服务对象播放一首音乐后,社工把服务对象儿子叫到病房外进行了沟通。 　　…… 　　社工:你好。 　　服务对象儿子:你好。 　　社工:你是阿姨的儿子吧? 常听阿姨提到你。 　　服务对象儿子:是的,你是李社工吧? 　　社工:是的,阿姨现在怎么样? 　　服务对象儿子:估计不行了,这几天一直半昏迷,病危通知书也下过一次。 　　社工:你也不容易,放下工作在这守着。 　　服务对象儿子:还好(服务对象儿子客气地回答),我妈妈把该安排、该交代的事情都已经交代完了。她也受了不少苦,早点走也许也是解脱。(他看向别处,叹了口气) 　　社工拍了拍他的肩膀。 　　社工:你也不容易,现在除了做一些治疗外,你也可以为阿姨做一些事情,可能会让你好受些。 　　(服务对象儿子看向社工) 　　社工:比如说给阿姨搓搓手、梳梳头。阿姨是个体面人,她躺着的时候可以给她擦擦脸、揉揉脚,让她舒服点。另外,还可以给她说说以前的事情。 　　服务对象儿子:嗯,好,谢谢你,听我妈提到你好几次,这些天谢谢你照顾我妈。 　　社工:这是我应该做的,你也要照顾好自己和叔叔,你俩是阿姨最心疼、最亲的人。你女儿谁在带呢? 　　服务对象儿子:我们爷俩还好,女儿的妈妈在带她,谢谢你。 　　社工:没事,在医院遇到问题随时可以跟我说,医院手续的办理、出院的事情或是简单的聊天都行。

续表

阶段	时间	主要内容
介入过程 第五阶段	2022-1-18	服务对象儿子:好。(他频频点头) …… 随后,社工回到病房,向服务对象打了声招呼,并询问服务对象是否需要做一次正念冥想,服务对象点头示意可以。社工引导服务对象进行了几分钟的正念冥想,服务对象睡了过去,其儿子全程握着服务对象的手。 最后社工将告知服务对象的儿子自己即将放假,同时提示他:有任何问题都可以与我联系,如果无法联系到我,可以通过护士站找到其他社工寻求帮助。 三、介入小结 服务对象情况:服务对象状况越来越糟糕,但是与服务对象儿子进行了沟通,其亲子关系很和谐。 社工思考:做好服务对象家属的工作对服务对象也是极其重要的。 四、介入计划与建议 1.做好与服务对象的告别。 2.哀伤辅导
第六阶段	2022-2-8	地点:中西医病房 会谈对象:服务对象 会谈次数:第八次会面 一、目标 1.做好与服务对象的告别。 2.哀伤辅导。 二、会谈过程 服务对象主治医生反馈,服务对象撑过了春节,但目前已处于病危状态,随时可能离世。 社工来到病房时,服务对象的丈夫和儿子都在,狭小的病房显得有些拥堵。 社工在征求服务对象家属同意后,为服务对象播放了她最熟悉的歌《血染的风采》,随后为服务对象擦拭了眼角的污物,为她按了按头,并握着服务对象的手向她表达了对她的感谢,与她做了最后的告别。

续表

阶段	时间	主要内容
介入过程 第六阶段	2022-2-8	最后,社工对服务对象家属接下来可以做的事情做了提醒:保持病房的安静、空气的流通(可以适当有些香味),帮助服务对象擦拭身体、按摩、梳头,与服务对象聊天(道别)。另外,社工告知了服务对象家属接下来可能发生的程序上的事情。病危,家属放弃抢救,告别,联系殡葬服务,办理出院手续(可延后)。 三、介入小结 　服务对象情况:服务对象虽然无法通过言语表达,但是其内心可能仍然活跃。 　社工思考:通过示范能更快地告知服务对象家属如何做好最后的告别。 四、介入计划与建议 　跟进哀伤辅导

五、总结评估

本案例中,社会工作者与服务对象在病房进行会谈,多场景与服务对象家属保持沟通与互动。个案服务过程中以社会适应观、优势视角理论为指导,通过音乐放松、叙事治疗、正念冥想技术,为服务对象提供专业服务,使服务对象在疼痛、抑郁情绪等方面均获得不同程度的改善,其价值感、生命意义感得以提升。具体评估方法如下。

1. 观察法

在个案服务过程中,社会工作者认真观察了服务对象及其家属的表现,包括服务对象身体状况、对社会工作者的接纳程度、与社会工作者的互动情况,以及家属的情绪状况、依从程度、与服务对象沟通情况等。

本案例中,社会工作者作为服务提供者、观察者,对每一次个案探访、服务过程均进行了自我反思与评估,并从中观察、感受到服务对象状况的改善。同时,在服务对象有特殊情况时(如医生治疗、朋友探访)会及时调整探望时间。

2. 访谈法

通过与服务对象本人及其家属、医护人员、护工进行沟通,从社会工作者提供服务时长和频率、服务专业性、服务必要性、服务的有效性等几个维度评估社会工作者个案工作的开展情况。

本案例中,以上人员对社会工作者的工作均给予了满意的评价,服务对象表示"见到你心情就会好些",服务对象家属表示"感谢你关心她",护工表示"她有时候盼着你来",医护人员表示"她的身体状况虽然越来越差,但是情绪状况比以前好很多"。

3. 目标检视法

通过对比个案服务前后服务对象行为表现变化情况,可以了解服务的有效性(表 3-4)。

表 3-4 个案服务前后服务对象行为表现变化情况

干预指标	服务前	服务后
疼痛	使用芬太尼止痛	芬太尼止痛剂量未上升,开始运用正念冥想技术应对疼痛
睡眠状况	两周内一半以上时间入睡困难、总是醒着,或睡的太多、嗜睡	随着病情发展,嗜睡、意识不清状况逐渐增多
情绪状况	常感到心情低落、抑郁、疲惫	会通过听音乐的方式调节情绪,病房里增添了自己喜欢的绿植,会通过口含陈皮改善胃口。在与社会工作者沟通时能表示情绪状态比"之前"(接案前)好很多,对自己的变化、即将到来的死亡都已看开,并开始学着适应每日的"生活"
哀伤应对	不知如何与家人谈论自己的担忧、表达关心	愿意通过社会工作者与家人沟通自己的感受与想法,并做好了后事安排

六、专业反思

大多数癌症末期患者在可承受的医疗到达极限时,不得不面对死亡。在即将到来的死亡面前,尽可能地减轻癌症带来的生理、心理、社会层面上的痛苦是安宁疗护团队对生命的敬意。在安宁疗护多学科团队里,医务社工担任着重要的人文关怀角色。安宁疗护服务过程中,医务社工需要具备较好的问题解决能力,要能够对出现的突发事件及时正确地做出反应;更需要具备走近、理解服务对象身体、心理、社会关系层面上遭受的巨变的能力。

235

面对复杂多样的问题情境,从事安宁疗护的医务社工需要具备较强的心理抗压能力、协调能力、专业技术能力和资源链接能力。

（一）心理抗压能力

安宁疗护的服务对象是濒临死亡的患者,他们的身体各项机能逐渐衰退,容貌、体态变化往往给人强烈的冲击感,疾病及治疗导致的情绪情感的不稳定往往让普通人难以接受,疾病教育、心理疏导、医患沟通、经济援助、社会关系协调等问题叠加出现是常态。这就要求从事安宁疗护的社会工作者具备较强的心理调解能力和抗压能力。

（二）协调能力

安宁疗护服务过程中,社会工作者是安宁疗护团队中各成员（医生、护士、营养师、心理咨询师、志愿者）之间沟通的桥梁,还是服务对象与其家属、服务对象家庭与安宁疗护团队沟通的桥梁和润滑剂。医务社工通过专业服务准确了解服务对象需求,并传递给安宁疗护团队,能够避免缺乏信任、信息差和理解偏差所导致的医护人员与服务对象家庭之间的矛盾。

（三）专业技术能力

安宁疗护工作面对的问题复杂多样,涉及政策、经济、医学、心理、社会等方方面面。同时,安宁疗护工作具有很高的技术门槛和执行标准,医务社会工作者需要付出很多的时间去学习和掌握多学科的知识和技能,如政治学、法学、医学、心理学、社会学等。

（四）资源链接能力

安宁疗护工作的场域大多数时候是超越医院场域的。当服务对象面临经济问题时,社会工作者需要链接社保、社会救助资源。当服务对象面临复杂的家庭关系问题时,社会工作者需要链接民政部门、妇联、司法、社区资源。当服务对象面临心理问题时,社会工作者往往需要链接精神、心理咨询资源。为此,社会工作者需要具备较好的资源整合和协调能力。

作者简介

李豫鄂,武汉博雅社会工作服务中心项目主管,社会工作师,国家二级心理咨询师,心理治疗师,从事社会工作10年。现为北京韩红爱心慈善基金会派驻湖北省肿瘤医院的驻点医务社工。

专家点评

本案例的亮点主要体现在以下三方面:一是在个案管理模式上准确地定位了服务对象的需求,并创新运用音乐放松疗法作为安宁疗护服务全程的介入技术;二是充分体现了医务社工接纳认同、悲天悯人的情怀;三是以个案为起点,对安宁疗护制度建设做出了实质性的探索。

不足之处:①社会适应的概念和优势视角的理论在案例中体现得不够;②MDT团队在安宁疗护个案服务中的作用需要进一步凸显。

——复旦大学社会工作系主任、博导　赵芳

专家简介

赵芳,博士,复旦大学社会发展与公共政策学院教授、社会工作系主任,社会学硕士,心理学博士。1994年毕业于南京师范大学历史系,获历史学学士学位;1998年毕业于南京大学社会学系,获法学硕士学位;2006年毕业于南京师范大学心理系,获理学博士学位。2001年至2002年,香港中文大学社会工作系访问学者;2014年,美国圣路易斯华盛顿大学访问学者;2016年,芬兰东芬兰大学访问学者。中国社会工作学会理事,中国社会工作教育协会家庭社会工作专业委员会副主任委员,中国社会工作教育协会医务社会工作专业委员会秘书长,上海市心理康复协会理事,南京市心理危机干预志愿援助中心高级督导,亚洲及太平洋地区家庭治疗研究联盟发起会员,江苏省社会工作者高级考评师,中国社会工作教育协会理事,上海中和社区矫正事务所董事,上海复源社工师事务所理事,上海自强社会服务总社专家督导。主要研究领域有社会工作伦理、家庭社会工作、医务(健康)社会工作等。

高龄老人生命教育社会工作服务实践

张　玉
山东省立第三医院

一、背景介绍

在健康中国战略下,我国重新定义了健康服务的理念,更注重"全人健康",即身体无病痛、心理健康、社会关系完善。我国医学模式也从"生物医学模式"向"生物-心理-社会医学模式"转换,身心同治理念逐渐被大众接受,医疗机构更注重对患者和家属的人文关怀。

2015年,原国家卫生和计划生育委员会联合国家中医药管理局发布《进一步改善医疗服务行动计划》,指出"注重医学人文关怀,促进社会工作和志愿服务的发展",揭示了医务社会工作在健康服务中的重要地位。

在这一背景下,山东省立第三医院医务社工自2018年秋启动了"三沐阳光"全周期生命教育社会工作服务项目。该项目针对在院儿童患者、老年患者、康复患者、医护人员以及周边社区居民、中小学生开展了不同形式、不同主题的生命教育服务。

2019年9月,山东省立第三医院康复护理院医养结合部正式投入使用,面向社会有需要的老人提供医疗与养老相结合的综合医养服务。医养结合部共有25张床位,自启用后陆续有高龄老人入住,入住老人平均年龄89岁。在入住初期,很多老人出现了情绪烦躁、精神萎靡、生活不适等问题,影响了正常康复治疗和养老服务。为帮助老人尽快适应入院生活,为老人提供全方位人文关怀和服务,医务社工策划了"快乐医养"高龄老人生命教育社会工作服务项目(以下简称"快乐医养"项目),通过个案、小组、主题活动等形式,运用生命教育、生态系统理论、叙事疗法、优势视角等专业理论为老人提供心理疏导、入院适应、健康促进、艺术治疗、休闲娱乐等综合社会工作服务和人文关怀,有效缩短了老人入院适应时间,提升了老人的健康水平及幸福指数。

二、分析预估

(一)服务对象特点

1. 高龄

在院医养老人多为济南市区及周边高龄老人,个别为外省老人,新入院12名老人,年龄74～96岁,平均年龄89岁左右,70%以上为85岁以上老人。

2. 失能失智

高龄老人自身健康状况往往不佳,100%存在老年疾病,如冠心病、高血压、运动障碍、偏瘫等躯体疾病或阿尔茨海默病等认知障碍疾病。

3. 高知

在院医养老人普遍文化层次较高,离退休前为企事业单位管理人员或中高级技术人员,家境良好,部分老人在书法、绘画、乐器、运动方面有特长和兴趣。

(二)服务对象需求

生理需求:治疗疾病,改善健康状况,减缓阿尔茨海默病等认知障碍疾病;获得日常生活照护。

精神需求:减少入住不适,减少孤独、无助、无用等消极感受,提升价值感和幸福感,安享充实而平静的医养生活。

社会需求:适应新的生活环境,建立新的社会关系,减少与其他入住老人及护工的矛盾及摩擦,与亲属保持良好互动,减少与社会脱节的风险。

三、服务计划

(一)服务目标

生理层面目标:通过个案、小组等活动提升老人的治疗依从性,促进其适应医院治疗模式,维持和提升健康水平。

精神层面目标:通过个案服务对老人进行心理疏导、陪伴,通过社工小组、主题活动为老人提供娱乐休闲,丰富精神生活。

社会层面目标:通过个案服务及社工小组促进老人入院适应,缓解医患矛盾及改善老人之间的关系,通过主题活动促进老人与社会的接触,增强社会支持。

（二）服务策略

针对新入住医养老人存在的高龄、失能、失智、无助等生理、精神、社会层次问题，以促进入院适应为目标，以生命教育为主题，通过个案、小组、主题活动的形式，运用叙事治疗、往事缅怀、艺术治疗等社会工作方法，达到整体提升老人生命价值感和幸福指数，使其在快乐中感悟生命精彩、安享医养生活的成效。

四、服务计划实施过程

（一）理论支持

以生命教育为主要理论支撑，结合生态系统理论、叙事疗法、优势视角、寻解视角、积极心理学等多元社会工作服务理论为医养老人提供服务，促进其入院适应。

在对医养老人开展需求评估时，社工了解到新入住高龄老人由于身体状况较差，多数存在生活无意义、无价值感、无助等消极观念，生活中缺少目标和动力。因此，社工在策划和实施"快乐医养之精彩新生活"项目时，不是只停留在入院适应和健康促进等浅层服务上，而是以生命教育为主题，力求在价值的高度、思考的深度及感受的广度三个方面启发服务对象，使其全面感受生命的价值和意义。

生命教育，即直面生命和人的生死问题的教育，其目标在于使人们学会尊重生命、理解生命的意义以及生命与天、人、物、我之间的关系，学会积极地生存、健康地生活与独立地发展，并通过彼此间对生命的呵护、记录、感恩和分享，由此获得身、心、灵、社的和谐，从而实现自我生命的最大价值。

（二）服务模式

服务模式如图 3-11 所示。

（三）实施过程

社工通过个案服务、社工小组与主题活动相结合的方式，为医养老人提供由入院适应至临终关怀的全程化服务，服务中采取以生命教育为主导的综合服务模式。

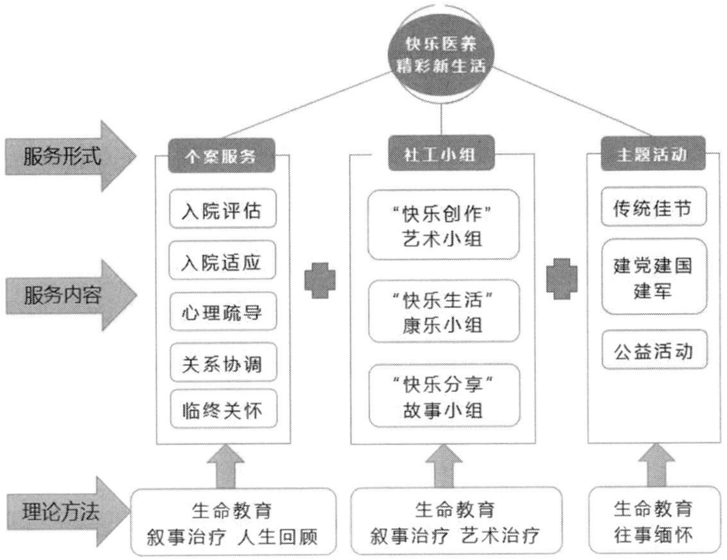

图 3-11　服务模式

　　个案服务以促进入院适应为目标,以生命教育为出发点,通过叙事治疗、人生回顾等方法协助老人适应入院生活,为其进行心理疏导、关系协调,减少其无助感,帮助其寻找价值感,让其在院生活更顺畅、更快乐。

　　小组服务方面,社工通过前期需求评估,针对服务对象的身体健康情况及兴趣爱好、需求,设计了三个小组。"快乐创作"艺术小组为针对有书法、绘画、京剧、演唱等爱好的高龄老人开展的以艺术治疗和创作为主要内容的小组,包括乐器伴奏、音乐冥想、园艺微景观、美工制作、涂色绘画、京剧演唱、歌曲联唱等内容;"快乐生活"康乐小组为针对失能失智、有康复需要的老人开展的以肢体训练操、手脑训练游戏为主要内容的小组;"快乐分享"故事小组为针对喜爱表达、分享的老人开展的以往事缅怀为主要内容的小组。社工将生命教育渗透在艺术、康乐和故事三个小组中,让老人在互动中锻炼、学习、创作、分享,感受个人的价值与团体的支持,从而逐渐适应医养生活。

　　主题活动包括庆贺新年、元宵节、端午节、中秋节、重阳节等几乎所有的传统节日活动,还包括建党节、建军节、国庆节等国家节日活动,同时,社工联合院内外其他公益活动,促成志愿者与老人积极互动,参与系列主题体验活动。

五、服务成效

(一)服务产出

项目共开展个案服务 12 例,社工小组 3 个共 62 期,主题活动 10 次,服务时长 166 小时,受益人数 1456 人次。同时,该生命教育项目也逐步摸索出一套规范化服务模式,正在复制推广到其他科室。总的来说,在医院场域内通过生命教育促进高龄医养老人入院适应,提升其生活满意度的社会工作服务实践有了一个良好的开端。

"快乐医养之精彩新生活"个案服务、社工小组、主题活动情况统计表如表 3-5 至表 3-7 所示。

表 3-5 "快乐医养之精彩新生活"个案服务情况统计表

序号	姓名	性别	年龄	服务次数	兴趣特长	服务时长/小时
1	王××	男	96 岁	11	书法、国画	6.5
2	王××	男	92 岁	8		3
3	姚××	男	93 岁	15	书法、国画	9
4	李××	女	95 岁	6	京剧、唱歌	2
5	武××	女	90 岁	5		2
6	申××	女	79 岁	6		2
7	焦××	男	82 岁	5		2.5
8	谭××	女	87 岁	3	书法、美工	1
9	周××	女	74 岁	3		2.5
10	肖××	女	85 岁	12	美工、唱歌	7
11	赵××	男	76 岁	6	设计、美工	3
12	石××	女	85 岁	8		6.5
合计				88		47

注:此数据仅为个案服务时间及次数,未将服务对象参加日常社工小组及主题活动时间及次数算入内。

表 3-6 "快乐医养之精彩新生活"社工小组情况统计表

小组名称	期数	活动内容	参加人次	时长
"快乐创作" 艺术小组	20	帆布画、手工贴画、乐器伴奏、音乐冥想、园艺微景观制作、红歌联唱、京剧欣赏、电影欣赏等	345	40
"快乐生活" 康乐小组	38	手指操、套圈、棍棒操、猜词游戏、圆环操、节拍操、正话反说等	347	39
"快乐分享" 故事小组	4	名字解说、往事随想、老照片解说、追忆峥嵘岁月等	12	10
合计	62		704	89

表 3-7 "快乐医养之精彩新生活"主题活动情况统计表

主题活动名称	活动内容	参加人次	时长
月圆中秋	中秋故事讲解、月饼制作	20	2
红色国庆	书法展示、红歌联唱	25	2.5
乐在重阳	手指操、经典老歌联唱、套圈游戏	26	2
温暖冬至	包水饺、经典老歌联唱	15	1.5
喜庆新年	灯笼制作、套圈游戏	20	2
追忆童年	与离退休科联合庆"六一"联欢会	60	2
健康素养	健康讲座、游戏互动	28	2
中秋康乐	月饼制作、老歌联唱	38	2
圆梦童心	与康复科联合庆"六一"联欢会	24	2
阳光康友	患者艺术作品展	408	12
合 计		664	30

243

（二）服务效果

1. 服务对象维度

生理层面上,高龄老人虽然自理能力较弱,但他们对健康的需求极为迫切,在参加社工活动时,都非常积极和认真,通过活动手指增强灵活度的手指操、通过左右上臂不同动作提高左右脑协调性的聪明操是老人们的最爱。几乎所有小组活动都需要老人用眼、动手、动脑,老人们在活动中增强了手脑协调性。在服务过程中,某位老人因为子女很久不来探望而情绪低落,拒绝进行康复治疗,社工及时干预,通过心理疏导缓解了老人的消极情绪,康复治疗得以继续进行。

精神层面上,团体活动是降低老人孤独感,改善其精神状态的有效手段。在乐器伴奏活动中,有的老人即使手戴了护套,无法拿起乐器,仍然积极参加,挥动手套来给乐曲伴奏,并跟着大家一起哼唱歌曲。在手工制作活动中,老人们分组开展、互相配合,共同完成一个任务,制作好的作品被展示在走廊里,每次有外人或家属来看时,老人们都会非常自豪。

社会层面上,团体活动使得新入院老人之间能够迅速熟识起来,建立社会关系,社工在前几期小组活动开始时,都会让每位组员自我介绍,参加破冰游戏,促进关系,使入院适应更加顺畅。在日常交流中,老人们经常会表现出对活动的盼望,每周小组活动时间是他们最期待的聚会时间。

2. 照护者及医疗人员维度

护工是医养结合部日常照料老人的主要人员,据护工主管反馈,社工服务对于老人的健康促进效果明显,尤其是精神状态上,老人们不仅在新入住时能更迅速地融入集体,在日常集体活动中更是感受到了无比的快乐,而且这种愉悦状态能持续很久,对于照料者来说,就会减少很多小的摩擦。医生、护士、康复治疗师等医疗人员也表示老人们的精神状态好了,治疗依从性也会大幅增加,有利于老人的健康恢复。

3. 社工维度

从社工对服务对象的观察及活动数据来看,基本实现了服务目标,达到了预期的服务效果。虽然生理方面的健康促进无法直接通过数据表现出明显的效果,但精神层面和社会层面的服务效果十分突出,家属在探望时通过老人的精神状态也感受到了社工服务的良好效果。

项目个案可以反映出这一点。有位 95 岁的 Y 爷爷,和老伴一起刚被送到医养结合部的时候,非常不适应。入住当天对医护人员,尤其是对护工非常不礼貌,喝水之后往护工身上吐,把饭菜打翻,发脾气。社工当天就将他作为个案开始介入服务,老人的子女也希望社工帮助协调护工的问题。社工接触这个老人后,发现他是高级知识分子,平时修养很好,只是因为刚入住不适应才发脾气。于是根据他的情况设计了一系列服务,帮助他尽快适应新环境。首先,社工每天去看望他一次,介绍他认识已经入住的老人。其次,社工给他准备了笔墨纸砚,陪他写毛笔字、聊天,通过叙事治疗、回顾往事来提高他对现有生活的满足感。后来,在社工的邀请下,他参加了三个社工小组,在艺术小组做手工,在故事小组和老人们回忆往事,在康乐小组练习各种健康操、玩游戏、唱歌。一开始他不是每次活动都参加,但很快就喜欢上了这些集体活动。大约不到一个月的时间,老人就适应了新的养老生活,他一见到社工,就会主动打招呼。现在,Y爷爷已经跟其他入住老人非常熟识,成了乐观积极的老人代表。

六、专业反思

(一)生命教育让老人更有价值感

在"快乐医养"项目的实施中,社工始终把生命教育作为主题,力图在社工服务的各个板块,尤其是在个案和小组互动中,通过讲解、倾听、游戏、讨论等方式,鼓励老人讲述生命故事、缅怀往事,在新的医养环境中寻求自身的生命价值和意义,展开对生命长度、宽度、深度等问题的深度思考和探索。对于生命的追问和深层次理解有利于高龄老人摆脱无价值感,理解自身生命的成就和意义所在。

(二)艺术特色活动让老人充满活力

社工将音乐治疗、园艺治疗、美术手工、电影欣赏等融入社工小组和主题活动中,不仅有听歌、唱歌,更有编歌、伴奏,不仅有绘画、涂色,还有设计和创作,不仅有园艺景观制作,还有长期维护和栽培。充满艺术特色的集体活动激发了这些耄耋老人参与生活、参与互动的热情,活动室及走廊里陈列和张贴着他们的艺术作品,充满了家的温馨感觉。每当家属看到新作品时,老人都会自豪地给他们展示、讲解,洋溢着自信和快乐的笑容。

(三)生命教育模式可复制推广

高龄老人与家属对"快乐医养"项目及社工服务价值的肯定充分说明了

针对新入住高龄老人开展以入院适应为目标、以生命教育为核心的服务有其必要性、可行性和意义。

在山东省立第三医院,生命教育以多种形式开展,除了"快乐医养"项目之外,在儿科,医务社工开展"乐读会"小组,通过绘本阅读的方式让儿童了解生命;在康复中心,医务社工开展"阳光康复"小组,通过心理支持活动让康复患者坚定恢复健康的信心;在急诊与 ICU 病房,医务社工通过励志故事来激励重症患者重新点燃生活的希望。同时,还针对院外中小学生开展了系列生命教育体验营活动,减少其对医院的恐惧与焦虑,获得了良好的社会效益。

今后,医务社工还会走进更多科室,积极探索生命教育在不同服务领域中的作用,通过更多元的服务方式让不同类型的患者感悟生命的珍贵,重拾生活的信心,增强对未来美好生活的向往。

作者简介

张玉,女,中级社会工作师、二级心理咨询师、山东大学硕士。山东省立第三医院医务社工与志愿服务科医务社会工作者,兼任山东省医院协会医务社会工作暨志愿服务工作专业委员会委员、山东省社会工作协会医务社会工作专业委员会委员。

专家点评

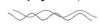

该案例定位于高龄老人,案例中所提供的服务非常符合老龄化趋势下人们对医养结合人文关怀的需求。医务社工从生理层面、精神层面、社会层面等出发,多维度、多层次满足服务对象的需求,帮助他们认识到自身的价值,通过小组活动来强化他们的归属感和社会融入感。通过音乐治疗、园艺治疗等治疗方法,丰富社工的小组活动,也使内容更加新颖,真正增加了老年朋友的社会融入感,减少其孤独感。

对此案例有以下建议,首先丰富医务社会工作的服务形式,在医养结合服务中应通过小组、个案等多种服务形式为案主提供服务。医养结合的服务应该包括入院适应、在院服务、针对问题的跟进,以及病人离世后亲属的哀伤辅导等多重服务。同时在服务中要注意对服务的量化测量,包括使用调查量表对服务对象的情况进行前测、后测等,推动社工服务与研究相结合。

————中国医院协会医院社会工作与志愿服务专业委员会副主任委员
王高伟

王高伟,国家癌症区域医疗中心————云南省肿瘤医院自贸医院副院长,
副主任医师。社会兼职:中国医院协会医院社会工作暨志愿服务工作委员
会副主任委员、云南省医院协会医院社会工作暨志愿服务工作委员会主任
委员、云南省社会工作联合会医务社会工作委员会主任委员、云南孔子学术
研究会书画艺术专业委员会主任委员、云南省书法家协会会员。曾荣获
"2018 年度优质医疗服务示范个人""2020 年度十大医务社工"等荣誉称号。

鼻咽癌患者的经济援助个案服务

贺 霄 胡建华 王亚秋 徐静婕
湖北省肿瘤医院

一、案例背景介绍

(一)服务对象

患者王某及其家属。

(二)服务背景

1. 政策背景

2018 年 1 月,原国家卫生计生委、中医药局公布了《进一步改善医疗服务行动计划(2018—2020 年)》,旨在推动医疗服务高质量发展,提升基层医疗服务质量,提高人民群众看病就医的满意度。此行动计划要求,自 2018 年起,医疗机构要建立预约诊疗制度、远程医疗制度、临床路径管理制度、检查检验结果互认制度、医务社工和志愿者制度。湖北省肿瘤医院为落实《进一步改善医疗服务行动计划(2018—2020 年)》文件精神,成立医务社会工作部,配备专职社工,为有需要的病人提供服务,协助病人及其家属解决与疾病相关的心理、家庭、经济等问题,缓解心理压力,疏导不良情绪,以提高医疗效果。

2. 服务对象背景

服务对象王某,男,56 岁,患鼻咽癌。服务对象家中 6 人,包括养父母、服务对象妻子和两个女儿。服务对象住院前为网约车司机,妻子以打工为主,服务对象养父患有胃癌,养母 2017 年末确诊为尿毒症,大女儿患有脑瘫,需要长期照料,小女儿 5 岁,在读幼儿园。

二、案例分析

(一)服务需求分析

1.经济需求分析

服务对象家庭经济情况差,上有年迈患癌症的老人需要治疗,下有残疾的大女儿需要照顾。服务对象是家庭主要劳动力,由于其生病后不能工作,其家庭主要经济来源中断,勉强靠妻子一人支撑起家庭的重担,可是后续治疗费用大,这让本已艰难的家庭更加不堪重负。

2.心理需求分析

服务对象在刚开始患病的时候,常常有非理性信念产生,比如"为什么所有的灾难都降临到了我们家,为什么所有倒霉事儿都被我们摊上了",因此在情绪上一度消极,而且后期巨大的经济压力更是让他一度求助无门。不仅自己的后续治疗需要用钱,而且老人小孩的治疗和生活都需要用钱,这一切使服务对象经常陷入一种无力感之中,进而导致其情绪上的波动。所以需要对服务对象进行心理疏导,提高其面对消极情绪的自我应对能力和自我舒缓能力,达到助人自助的目标,这样有利于治疗和康复。

3.家庭需求分析

服务对象家中 6 人,服务对象和妻子是家庭的主要照顾者。服务对象住院后无经济收入,也无法照料养父母和女儿,仅靠妻子一人承担,所以家庭成员的照顾问题也是服务对象现阶段的需求之一。

(二)服务资源分析

1.人力资源分析

服务对象所在病区拥有专业的医护团队,能为服务对象疾病的治疗提供强有力的保障。病区内医护人员积极关注服务对象的问题和需求,及时为服务对象提供支持。此外,该病区配备有专业的医务社工,可以及时链接资源,跟进服务对象的状况。

2.政策支持分析

原国家卫生计生委公布了《进一步改善医疗服务行动计划(2018—2020年)》,旨在推动医疗服务高质量发展,提升基层医疗服务质量,提高人民群众看病就医的满意度。医院贯彻文件精神,发展医务社会工作,及时关注患者及家属的心理需求和困难,为患者及家属解决问题。

249

3. 媒体资源分析

为了贯彻以人为本的精神,立足于服务对象最真实的需求,医务社工协助联系了相关的媒体平台,媒体具有信息传播范围广和传播速度快的特点,为服务对象获得充足的社会资源提供了支持。

4. 经济资源分析

为了更好地缓解病人的经济压力,解决服务对象的经济困难,医务社工链接了慈善筹款平台,在与服务对象及家属协商之后,经医生评估,选择适合的筹款平台。

三、服务计划

(一)服务目标

(1)改变服务对象的非理性信念,重塑其合理认知,帮助服务对象消除不适当的情绪反应,改善服务对象的心理状况。

(2)缓解服务对象及家属的危机情况,帮助其提高自我应对能力,进而更好地配合医生的治疗,提高在院治疗期间的就医质量与生活质量。

(3)帮助服务对象建立社会支持网络,解决服务对象及家属的实际家庭困难。

(二)服务策略

(1)联系医生及检查科室,协助服务对象得到及时有效的治疗。

(2)协助服务对象筹集善款,实现经济救助。

(3)对服务对象进行心理疏导,提高其自我应对能力。

(4)帮助服务对象建立社会支持网络,提高其生活质量。

(三)服务程序

1. 第一阶段:接案和预估阶段

对服务对象的基本情况有一个大致的了解,包括个体病情、心理情绪变化、家庭情况、经济情况等,在面谈的过程中拉近距离,在彼此之间逐渐建立起信任与合作关系,进行基本的需求评估,并达成一起解决问题的协议。

2. 第二阶段:经济资源链接阶段

针对服务对象最为突出和棘手的经济困难问题,在与医生及家属协商之后,帮助链接相关的筹款平台,协助服务对象进行资金筹集,缓解经济压力。

3. 第三阶段:心理疏导阶段

服务对象因家庭情况困难,在病情确诊以及治疗之初产生了一些非理性情绪,我们采取理性情绪疗法,并构建服务对象的家庭支持网络,来帮助其改变不合理的认知,减轻情绪上的焦虑,从而度过心理危机。

4. 第四阶段:构建社会支持系统

为了帮助服务对象更好地治疗和生活,重拾活下去的勇气和对未来生活的信心,链接媒体资源,对此事进行报道,引起社会的关注,在筹集善款的同时,爱心人士们鼓励的话语也成为他战胜困难的强大助力。

四、实施过程

(一)第一阶段:接案和预估阶段

时间:2018 年 4 月。

目标:与服务对象建立专业关系,收集服务对象的基本资料,了解服务对象的问题和需求,对服务对象做一个需求评估。

主要内容:

(1)对服务对象的基本情况做一个基本的了解,包括服务对象的疾病信息、家庭成员的情况、家庭经济状况、服务对象的心理情绪状况等。

(2)在面谈的过程中采用倾听、同感、共情等专业技巧与患者进行沟通交流,取得服务对象的理解和信任,与服务对象建立良好的专业关系。

(3)通过与服务对象进行沟通交流,深入了解服务对象的问题和需求,为服务对象的需求做一个初步评估。

(二)第二阶段:经济资源链接阶段

时间:2018 年 4 月。

目标:对服务对象的问题进行介入,联系医生及相关检查科室,链接筹款平台。

主要内容:

(1)联系医生及检查科室,帮助服务对象预约检查,使服务对象得到及时有效的治疗。

(2)医护人员预估治疗费用,帮助服务对象链接筹款平台来筹集资金,缓解经济压力。

（3）在征得服务对象同意后，联系媒体进行爱心筹款宣传报道。

（4）医务社工及医护人员帮助转发扩散新闻，随时对社会的资金筹集进行关注，最终筹得善款 256645 元。

（三）第三阶段：心理疏导阶段

时间：2018 年 5 月—2018 年 8 月。

目标：帮助服务对象建立理性情绪，消除非理性的情绪，提升治疗的信心。通过沟通交流和开展活动等方式解决服务对象在生理、心理和情感方面的问题。

（1）理性情绪疗法：医务社工介入服务对象心理问题，采用理性情绪疗法，改变服务对象的非理性信念。医务社工和服务对象一起学习艾利斯的理性情绪疗法，让服务对象明白非理性情绪对其产生的影响，并从自己的治疗过程和在院生活中发现所存在的非理性信念，与医务社工讨论如何消除非理性信念。

（2）优势视角：医务社工和服务对象探讨其过往生活中的幸福时光，并让服务对象觉察到是什么让自己觉得幸福，这些幸福的事情又是和谁一起完成的。进而让服务对象认识到自己的优势资源，认识到家人的支持和自己的潜在能力，达到对自我的肯定和认同，进而减轻情绪上的焦虑，提高自我应对能力，度过心理危机。

（3）根据服务对象的家庭资料，与服务对象探讨对家庭的理解，分析家庭一路以来的支持和家庭成员之间的相互扶持，分享家庭的重要性，以及今后如何为了家庭的未来更努力地治疗。

（4）鼓励和赞赏服务对象。医务社工及时给予服务对象鼓励和支持，帮助其树立战胜病魔的信心。

（四）第四阶段：构建社会支持系统

时间：2018 年 8 月—2019 年 6 月。

目标：跟进服务对象病情情况，关注服务对象的家庭情况，解决服务对象实际需求。帮助服务对象巩固家庭支持系统，同时帮助服务对象建立社会支持系统。

（1）链接社会爱心人士，对服务对象的家属进行探访，并赠送儿童玩具及食品。

（2）链接志愿者资源，进行病房探访，并对服务对象进行陪检陪送（见图

3-12)。

（3）链接医院食堂资源，为服务对象订制营养餐，赠送营养汤，并进行送餐服务。

（4）挖掘服务对象家属自身潜能及身边资源，解决在照料服务对象的同时，又需照顾家庭的问题。

（5）链接服务对象所在社区资源，为服务对象家属提供志愿服务，利用社会资源为服务对象及家属解决实际家庭困难。

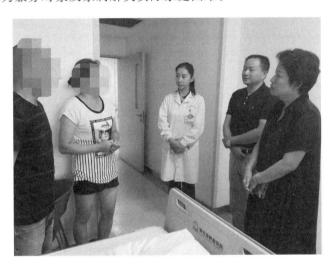

图 3-12　医务社工进病房慰问服务对象及家属

（五）第五阶段：结案及跟进阶段

时间：2019 年 7 月—2020 年 1 月。

目标：对个案进行结案工作，巩固个案过程中取得的成果。根据服务对象的情况，对服务对象进行后续跟进。

（1）从介入效果和服务对象的表现来看，个案目标基本达成，缓解了服务对象的经济压力，改善了其家庭关系，帮助服务对象建立了新的支持系统，服务对象的情况有了较大的改观，减轻了非理性情绪的影响，树立了继续治疗和生活的信心，达到结案标准，可以结案。

（2）结案后，医务社工利用电话及微信跟进服务，及时给予服务对象健康指导和心理支持。

五、案例评估

(一)过程评估

在建立专业关系阶段,对服务对象的家庭情况、心理状态、问题和需求有了一个大致的了解,使得需求评估更全面。在方案设计和实施阶段,有针对性地对服务对象的经济和心理需求分别进行介入,在经济方面,帮助链接了各类可行性资源,在心理方面,通过一系列心理干预技巧,恢复了服务对象的自尊和自信。最后在构建社会支持网络方面,联系媒体寻求帮助,使服务对象看到社会上的人文关怀,看到希望,产生力量。

(二)结果评估

1. 服务对象评估

因为是医生转介,所以服务对象较为配合,建立关系较为顺利。服务对象一开始情绪较为消极和反复,之后医务社工通过一系列介入活动,以理性情绪疗法和优势视角为理论指导,使服务对象认识到自己的不良情绪以及自己存在的潜能,认同家庭在他治疗阶段是他最大的精神支柱,并开始期待和规划未来。服务对象现在有了自己的目标,他表示希望身体可以快点恢复健康,尽早回到家人身边。

2. 医务社工评估

在服务的过程中,医务社工坚持以服务对象的需求为出发点,运用倾听、同感、尊重、接纳等专业技巧,和服务对象一起面对其在治疗期间的问题,给予服务对象鼓励和支持,帮助其建立改变的自信心,用积极的态度去解决和处理问题,并最终达成服务目标。

六、专业反思

(一)专业技能提升

医务社工应该让服务对象多思考,并主动提出解决问题的方法,坚持案主自决的原则,提高其自我觉察力和解决问题的能力,达到助人自助的目标。

(二)专业理论提高

医务社工在具体实践过程中要灵活运用理论,将理论和实践结合起来,从而在对服务对象的跟进中能够提供更好的服务。

（三）专业服务以人为本

医务社工在针对患者开展个案服务的过程中，要遵循个别化的原则，根据服务对象的具体情况、具体需求去适时调整服务计划，解决问题。医务社工要合理运用个案工作技巧，包括沟通的技巧、解决问题的技巧等，灵活运用理性情绪疗法、优势视角等理论，帮助服务对象解决问题，满足服务对象的需求（见图 3-13）。

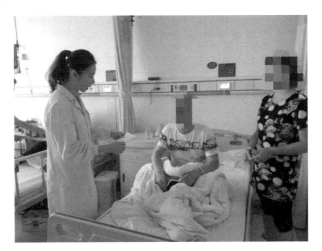

图 3-13　医务社工病房探访服务对象及家属

作者简介

　　贺霄，湖北省肿瘤医院社工，连续五年组织志愿者在孤儿院做义工，2022 年抚养癌症单亲妈妈孩子，帮助寻找亲生父亲，联络收养家庭。曾获"洪山好人"称号，其事迹被"湖北电视台"、《楚天都市报》、《人民日报》等多家主流媒体关注报道。

专家点评

　　本案例的亮点主要体现在以下三个方面：一是案例描述完整，各个阶段包括背景分析、需求评估,设计路径比较完整,实施效果明显。二是服务过程的完整性,展示细致入微的全社会观,体现了社会工作的专业性。三是服务理论和方法的多元性。本案例采用优势视角理论、社会支持理论,运用理性情绪疗法的专业模式和专业技术为服务对象提供服务,服务项目资源分析充分体现从服务对象的优势与资源出发开展专业服务,体现专业性。

对本案例的建议有以下两点:一是服务过程可更具秩序性、更加细化,专业服务开展应按照评估需求、资源评估、服务计划设计、服务目标制定、接入服务、评估成效、结案与跟进的顺序,服务设计的理论依据应包含在服务设计过程中,经济、心理以及社会支持网络三个层面的服务过程可进一步具体呈现。二是服务成效评估专业性不足。个案服务可采用抗逆力量表、压力测试量表的前后测以及访谈等专业方法进行评估,进一步明确服务有效性和说服力。

——中国医院协会医院社会工作暨志愿服务工作委员会副主任委员　肖燕

专家简介

肖燕,管理学博士,主任技师,华中科技大学兼职教授,硕士研究生导师,湖北省肿瘤医院纪委书记,中国医院协会医院社会工作暨志愿服务工作委员会副主任委员,湖北省医院协会医院社会工作和志愿服务管理专业委员会主任委员,中国康复医学会社会康复工作委员会副主任委员。

老年肺癌患者医患冲突个案管理服务

曹李耘　李腾达　李孟娟

湖北省肿瘤医院

一、背景介绍

林爹爹,74 岁,2020 年 5 月 25 日入院接受治疗,经诊断为肺小细胞癌。患者为"孤寡老人",无人照护,独自在医院接受治疗。6 月 1 日护士长将患者转介给社会工作者,希望社会工作者能为患者提供购药等便民服务。经过进一步跟进,社会工作者发现患者对治疗效果存疑,患者认为穿刺时存在失误,致使自己身体状况变差,且认为医护人员因自己是孤老而虐待自己,故意在打针、开药时糊弄自己,因此,患者对医护人员态度恶劣,用拐杖殴打护士、辱骂医生,以至于患者治疗时需要保安陪同。

二、分析预估

(一)服务对象生态系统分析

生态系统理论主张要理解个人生活功能的发挥状况,就要从个人与其所在环境中的不同层次之间的关联系统切入。生态系统理论认为,个人所在的各个系统层次是一个层层相扣的巢状结构,大致可以分为微观系统、中观系统、宏观系统三个系统。

第一,微观系统。

生理层面:服务对象 74 岁,他腿脚不便,需持拐杖出行;受疾病发展影响,其身体状况不佳,咳嗽、气喘较严重。

经济层面:服务对象退休前在某国企上班,退休收入可观,经济状况较好。

心理层面:个人性格方面,服务对象较为固执、敏感且易怒,较难与他人建立信任关系,情绪起伏也比较大。一方面,服务对象对疾病、死亡有一定

257

的恐惧,对疾病的发展情况处于否认阶段,不愿意正视病情的发展;另一方面,服务对象存在非理性信念,例如"钱可以解决一切问题""医护因为我是孤老而虐待我"。

社会层面:服务对象长年独自生活,未婚育子,但并未亲自抚养儿子,亲子关系疏离。服务对象有四个姐妹,与他关系较为疏离,彼此来往较少。服务对象入院时刻意隐瞒相关信息,告知院方自己是孤寡老人。

第二,中观系统。

初期,鉴于患者独自一人在医院接受治疗,出于对患者的仁爱之心,医护人员都很关爱服务对象。主治医师曾利用午饭时间陪同服务对象做检查,护士也经常帮助服务对象购买生活必需品。但因质疑穿刺过程的规范性,服务对象对医护人员的态度较差,多次对护士出言不逊,甚至有攻击行为,服务对象对治疗的依从性也不高,不按医嘱服药。医护人员害怕之余仍然以诚相待。

第三,宏观系统。

与服务对象关系较为密切的宏观系统主要为其所在社区。社会工作者联系服务对象所在社区了解到服务对象为社区租户,家中凌乱不堪,摆设杂乱,且服务对象经年累月以泡面等方便食品为主要食物。社区对服务对象较为关心,曾多次上门访问,且表示后续愿意为服务对象提供必要的帮助。服务对象退休前在国企工作,退休办和工会可以提供些许支持。

(二)服务过程基本系统分析

采用系统观点,将服务过程中各要素的组合概括为"四个基本系统",即改变媒介系统、服务对象系统、目标系统和行动系统。

第一,改变媒介系统。

改变媒介是指在改变过程中促使服务对象发生改变的媒介。一是医务社会工作者,医务社会工作者应给予服务对象人文关怀和必要的帮助,改变服务对象的非理性信念,促使其改变;二是医护人员,医生和护士以高容忍度和耐心对待服务对象,给予服务对象支持;三是社区,社区应给予服务对象相应的支持和帮助。在改变媒介系统所做的变迁努力中,社会工作者与系统中的其他专业人士形成行动团队共同工作。在这个团队中,社会工作者是担当主要责任的主要改变媒介。

第二,服务对象系统。

服务对象系统是社会工作的直接受益人。在该系统中主要有现有服务对象、潜在服务对象两类服务对象。"现有服务对象"即服务对象,"潜在服务对象"为医护人员,医护人员在与服务对象接触的过程中不仅承担了较大的心理压力,还承担着医务部和同事之间的压力。

第三,目标系统。

目标系统是指为达到改变目的而被改变与影响的系统。在该案例中主要涉及四个目标系统:一是服务对象,二是医护人员,三是服务对象家属,四是社区。

第四,行动系统。

行动系统是指与社会工作者一起工作,实现改变目标的人。在该案例中主要有四个行动系统:一是医务社会工作者,二是医护人员,三是社区,四是服务对象家属。

三、服务计划

(一)服务目标

1. 总目标

为服务对象提供便民服务,帮助服务对象在医院安身、安心;帮助服务对象与医护人员有效沟通,缓和医患矛盾,更正服务对象非理性信念以及对医院的错误认知;促使服务对象个人系统与外部系统积极互动,提升服务对象自主解决问题的能力,进而促进服务对象社区康复。

2. 具体目标

(1)为服务对象提供购药等便民服务,帮助服务对象积极接受治疗,稳定病情;

(2)帮助服务对象与医生、护士积极有效沟通,缓解医患矛盾;

(3)帮助服务对象矫正"人是自私的""钱是万能的"等非理性信念,从而愿意接受医生的治疗方案以及家属的照顾;

(4)与服务对象社区取得联系,结合社区力量为服务对象提供服务。

(二)服务策略

在服务实施过程中,社会工作者主要采取以下三种服务策略:

(1)危机介入,针对服务对象与医生、护士沟通不良的现状,与医生、护士及服务对象分别开展访谈,得到最接近真实情况的资料,在所得资料的基础上,制定出相应的计划以缓和医患矛盾。

（2）帮助服务对象更正非理性信念，改变错误认知。服务对象不认可医生的治疗方案，没有采用疗效最好的药物治疗，拒绝接受治疗；认为医院是包治百病且药到病除的，不愿意承认有些病是治愈不了的；认为钱是万能的，钱可以用来解决一切事情，在社会工作者为其提供帮助时，坚持用钱财回报社会工作者，觉得人与人之间没有无私的帮助，只有利益关系。

（3）促进服务对象与外部系统的良性互动，帮助服务对象与医护人员、家属有效沟通，纠正不合理的认知，从而改变现状。

四、服务计划实施过程

（一）服务初期：建立专业关系，明确服务对象需求

服务对象来自医护人员转介，其本人对社会工作者持保留态度。在与服务对象初次接触前，社会工作者分别访谈了服务对象的主管医生和管床护士，了解了服务对象的病情状况、医生的治疗方案以及服务对象本人入院以来的生活作息、吃饭等状况。医护人员特意提醒社会工作者在介入时务必保障自己的人身安全。在通过病历以及他人口述了解服务对象相关信息的前提下，社会工作者开始了与服务对象的第一次会谈。社会工作者首先进行了一个简短的自我介绍，以期打消服务对象的疑虑，但服务对象一直秉持"人是自私的"这一思想观念，对社会工作者始终保持戒心。

社会工作者了解到服务对象腿脚不便且无人陪护，帮其代购生活必需品。服务对象提出自己便秘严重，担心药物有副作用，想要通过食疗缓解症状，希望能购置一个小型电饭煲煮绿豆汤，社会工作者委婉回绝，告诉他医院规章制度不允许这样做，表示愿意帮他找代加工的店铺，后来未找到代加工店铺，社会工作者便提出自己可以帮忙加工。在提供了代为购物、加工绿豆汤服务后，服务对象开始慢慢信任社会工作者。至此，社会工作者与服务对象建立专业关系、达成服务共识。

（二）服务转折期：积极有效沟通，缓解医患矛盾

服务对象因治疗需要做肺部穿刺，但穿刺后出现咯血的情况，服务对象坚持认为是穿刺时操作不当导致的。经过相关专业科室会诊，判断咯血是肺癌病程发展的症状，并不是医疗事故。服务对象不信任医生且固执己见，不认可医生的治疗方案，不按医生建议用药，甚至擅自要求停药，致使病情得不到有效控制，在病情加重的同时更加不信任医生以及医院。在护士为

其打针期间,因感觉打针太痛,殴打、谩骂护士,辱骂医生。医务科介入后,服务对象觉得这是医院在"欺负"自己,与医护人员的矛盾进一步激化,甚至有"我反正多活一年少活一年都无所谓,我死也要拉一个垫背的"等反社会话语。个别护士进病房前手脚发麻,在为其打针前需要做较长时间的心理准备工作。医生在查房过程中深感无奈。针对此情况,社会工作者对服务对象及医护人员分别进行了介入。

1. 对服务对象的介入

在与服务对象的日常接触中,社会工作者观察到服务对象比较敏感,情绪易激动。社会工作者首先运用了专注与倾听的技巧,用心聆听服务对象传达的信息,沟通过程中尽量让其分享自己的感受,避免其感受到被说教,从而引发逆反情绪。服务对象认为护士故意虐待自己,在输液时跑针引起鼓包,让自己受疼。社会工作者运用了同理心的技巧,向服务对象表达了关心,如"您每天都要打针一定很不舒服"。待服务对象的情绪逐渐稳定下来,再详细为他解释留置针的好处,于是他决定采用之前一直拒绝的留置针。同时社会工作者说:"今天打针的时候我也在,我看那位护士在特别认真地看您的血管,当我们年纪大了以后,血管不是特别清楚,所以有的时候护士会出现失误,但她们绝对不是故意的。给您打针失误的时候,她们也真的特别害怕,害怕您不舒服,害怕您生气。"

服务对象对肺部穿刺存疑,社会工作者联系医技科医生和主治医生为服务对象做相关科普,收集相关的案例情况,邀请同病区其他病友现身说法,服务对象慢慢接纳了咳血非穿刺导致的说法,同时对自己的治疗开始产生信心。针对护士的护理问题,由于服务对象担心护士打针技术差、言语态度不好,可以让有经验的护士为其提供注射服务,以更真诚的态度面对服务对象,为服务对象提供有效、及时的护理,缓解护患矛盾。

经过与服务对象的几次会谈,服务对象的情绪稳定了下来,承诺不再打骂医护人员,选择配合医生的治疗。

2. 对医护人员的介入

服务对象的行为也对管床医生和护士造成了较大的影响。首先,真诚的关心与照护并没有换来理解与配合,服务对象的不理解、言语谩骂、行为恐吓使得医护人员既惶恐不安又伤心无奈;同时,其他同事对此事并不是特别了解,只是单纯地认为医生和护士的处理方法有问题,给了他们较大的朋辈压力,医护人员觉得不被理解,有苦难言。

社会工作者首先运用了支持性技巧,专注倾听医护人员诉说,并对医护人员给予理解、同理与鼓励，让他们感受到被接纳，能尽情地宣泄负面情绪。社会工作者又尝试运用影响性技巧，抛出一个新的角度来解读服务对象的行为："他刚确诊不久，还处于否认阶段，不愿意相信自己得了癌症，更不愿意相信自己的病情已经发展到了咯血的地步，他可能是想欺骗自己，所以一直将咯血归咎为穿刺失误。他的虚张声势也许只是为了掩饰他内心的恐惧和不安。"

在和医护人员进行了几次会谈后，医护人员的情绪也得到了一定的缓解，也掌握了一些与服务对象相处的技巧，在打针的时候更加谨慎，更主动地与服务对象攀谈。

（三）服务中期：促使服务对象建立理性信念，以积极的心态面对生活

在某次社会工作者查房的过程中，发现服务对象因肠胃不适而排便不畅，做了灌肠，导致控制不住括约肌，大便排到了床上且分布在去卫生间的地板上。因为当时清洁工已经下班，病房无人打理、臭气熏天，社会工作者没有丝毫嫌弃，只是关心服务对象的身体，帮忙找护士要尿不湿和隔尿垫，协助打扫、整理病房。服务对象对社会工作者表达了谢意，说他以为社会工作者只是医院派过来做做面子工作，没有想到社会工作者居然真的关心他。这些人文关怀对拉近社会工作者与服务对象之间的距离起到了至关重要的作用，至此，服务对象开始不排斥与社会工作者的沟通，将社会工作者当作自己的家人来看待。

服务对象具有偏激的思维模式，且有一套固有的待人接物的方法，认为钱是万能的，有钱可以解决一切事情。因此，每当社工者提供服务之后，服务对象都要给社会工作者一笔钱来感谢社会工作者。社会工作者运用理性情绪疗法引导服务对象改变认知，通过与非理性信念进行辩论，让服务对象认识到人与人之间的关系不是依靠金钱来维系的，如"爹爹，我为您服务是我的工作，您不需要给钱，我有单位给我发工资。而且每次来跟您聊天，听您分享人生经验，对我也很有帮助，我们像朋友一样，如果您再塞钱给我，我会不高兴的"。由此，服务对象认识到了非理性信念给自己带来的消极影响，需要转变旧有的思维方式，重新建立人际关系。

社会工作者通过后续的介入协助服务对象逐渐建立理性信念，以积极的心态面对生活，继续推动事情往好的方向发展。首先是引导服务对象正确看待病情发展，病情是已经发生的，不可改变的，与其消极应对不如积极

改善;其次是帮助服务对象认识自身的资源,虽然患病,但是经济状况良好,可以接受较好的治疗,后续各方面也有保障。

服务对象对人际关系的非理性信念及自身患病后的悲观情绪状态逐渐得到改变,开始以积极的心态面对生活,他慢慢变得耐心,愿意听别人解释,也不再总是将"给你钱"挂在嘴边,能够感受到他人的善意,愿意积极配合治疗。

(四)服务中后期:链接多方资源,改善服务对象生态系统

首先,帮助服务对象加强与医护人员、病友之间的互动,端午节服务对象给社会工作者送了粽子,社会工作者与其沟通能否分享给医护人员和病友,促进人际关系良性互动;邀请服务对象参加病友小组,使其降低孤独感,增强认同感,通过其他病友分享的信息,找到信心与能力。

其次,通过联系服务对象的单位,了解到服务对象并非孤寡老人,而是有家属的。据社会工作者了解,服务对象有四个妹妹,还有一个儿子(由服务对象姑姑抚养),但服务对象本人不太愿意由家属照顾,且其不善于处理亲密关系,因此与家人关系疏离。社会工作者与家属积极联系,与服务对象家属进行有效会谈,让服务对象得到家属照顾,感受亲情,逐步修正其"钱可以解决一切问题"的错误观念。

再次,联系服务对象所在社区的相关人员,告知服务对象现在的情况,寻求他们的支持与关心。社区社会工作者与网格员主动联系服务对象,期待他早日回到社区,服务对象感受到来自社区的关心,逐渐接受互相支持的互助理念。

经过社会工作者的介入,服务对象的行为有了很大的改变,停止了辱骂医生、护士的行为,双方能够进行有效的沟通。服务对象的卫生问题也有了很大改善,病房里基本保持清洁,其与病友的相处也较为融洽。服务对象的家属也积极为服务对象提供照护,让其感受到来自家人的温暖。

(五)服务后期:消除服务对象后顾之忧,协助其平稳出院

服务对象阶段性治疗结束,但是他并没有做好出院准备。社会工作者了解到他担心出院后无人照顾,于是主动联系社区,与社区社会工作者做好相应对接工作。因服务对象身体不适,社会工作者提前帮其收集氧气瓶、医用护理床和护工的资料,让其返回社区后的生活更安心,还主动收集市内公办及民办的医养机构,让他能够得到更好、更全面的照护。服务对象的顾虑

打消之后,欣然接受了出院安排。社会工作者协助服务对象及家属办理出院手续;同时在医护人员的指导下为其做好出院计划,包括日常照顾与护理注意事项等,提醒其注意及时复诊。最后,做好告别,处理离别情绪,双方沟通后确认结案。结案后,社会工作者对其进行了每月一次,共计三个月的电话随访。

五、总结评估

(一)评估方法

服务对象在"个案结束评量表"中对自己的改变进行了评分(1～10分,1分为完全无改变,10分为完全改变)(见表3-8)。

表3-8　个案结束评量表

序号	项目	分数
1	用药依从程度	8
2	非理性认知的转变	7.5
3	家庭关系缓和程度	7.5
4	与医护人员的关系缓和程度	8
5	个人卫生情况转变	8
6	情绪控制程度	7.5

社会工作者的观察及访谈

(1)帮助服务对象与医生、护士缓和关系,达到有效沟通。社会工作者通过多方协调,将三者的需求与期望折中,让三者做有效调整。在介入后期,多方能够做到有效沟通。

(2)帮助服务对象缓解与家属之间的关系。在社会工作者介入之前,服务对象与家属之间的关系基本属于疏离状态,服务对象抗拒家属陪护,倾向于请护工而不愿麻烦他人。在介入后期,服务对象接受护工和家属轮换照顾的形式,与家属关系缓和。

(3)帮助服务对象养成良好的用药习惯,规律服药、打针。通过跟进服务对象用药情况,社会工作者认为服务对象基本能够做到不将个人意志凌驾于医生处方之上。

(4)帮助服务对象更正非理性信念。从社会工作者介入初期服务对象坚持"钱是万能的""用钱可以解决一切问题"的观念,到介入后期相信人与人之间有温情在、有真诚在,服务对象的一些非理性信念有了明显的改善。

(二)介入成效

1.社会工作者自评

在服务中,社会工作者以生态系统理论为依托,抛弃传统的"问题视角"。在初次接触此案例时,社会工作者拒绝将服务对象、护士与医生三方当作有问题的人,而是以发展的视角来看待,相信三方是由于信息的不对称而使得沟通出现问题,最初就将三方定为访谈对象,通过与三者的访谈来收集资料。

首先,社会工作者积极与服务对象主治医生取得联系,了解服务对象的病情发展、病情治疗状况;其次,社会工作者通过服务对象主管护士了解其入院以来的生活状况及家庭情况;最后,社会工作者与服务对象从初次见面到建立关系再到提供专业服务,都是基于对服务对象的客观了解。在服务期间,服务对象从一开始的诅咒、辱骂护士、医生、医务科相关人员,到介入中期的态度和缓、主动收拾病房卫生,到后期的与家属关系缓和、平稳出院,基本的服务模板已达成。

在开展肺癌患者(肿瘤患者)个案服务时,社会工作者要做的不仅仅是服务对象的康复服务工作,更多的是促进其生态系统之间的有效衔接。在本案例中,社会工作者通过介入服务对象的微观、中观与宏观系统,促进三大系统之间有效联系,进而形成合力,促使服务对象的问题得到解决。

2.服务对象评价

2020 年 7 月 16 日,服务对象出院之前,对社会工作者在服务过程中的真诚、专业表示了极大的认可。同时服务对象感谢社会工作者为其提供的服务,如平常为他购买饭菜、购买生活必需品、联系护工、寻找氧气瓶资源等,这些都给予了他很大帮助,甚至他还没有想到的方面,社会工作者也会替其考虑。在此前的人生经历中,服务对象没有办法与他人建立长久的关系,可是与社会工作者却建立了紧密的关系。他觉得社会工作者就像他的女儿一样,他从未体会过这样被接纳、被真诚对待的感觉,这让他感受到了从未有过的温暖与踏实。

3.医护人员评价

主治医生感叹"医生治病,社会工作者疗心"。认为如果没有社会工作者平常对服务对象的疏导,服务对象极有可能做一些比较极端的事情。以前主治医生并不太认可社会工作者的专业性,但是通过此次接触,他认为社会工作者在医院必不可少,发挥了至关重要的作用。

护士长和主管护士说,除了社会工作者,整个医院可能没有人能如此耐心地与服务对象进行沟通,纷纷表示要与社会工作者学习沟通技巧。

六、专业反思

(一)强调个案管理的跨专业合作理念

这类暴力袭医的个案更适合采用个案管理的服务模式,故服务团队之间的合作显得尤为重要。在此个案管理过程中,社会工作者作为个案管理的主体和组织者,充分调动医院内部资源和社区资源,共同为服务对象提供服务,建立服务团队。从接案开始就通过"生活质量评定量表""情绪自评量表""活动能力评估量表"三个评估量表,对服务对象的心理和情绪状况、社会支持系统、社会适应能力等各方面的信息进行详细了解、评估,然后根据评估结果制定服务总目标和具体的服务计划。服务团队定期根据阶段服务目标达成情况及时调整下一阶段的计划和目标。个案管理服务的历程,既有团队之间的合作,也有团队之间的专业分工,体现了个案管理的"跨专业合作"的理念。

(二)贴近服务对象,循序渐进提供服务

有暴力攻击行为的人通常担心别人看不起自己,相信除了自己外没有人能够帮助自己解决问题,只有通过暴力才能解决问题。在此个案服务的最初阶段,服务对象对外界不信任,有抵抗情绪,专业关系的建立是一个渐进的过程,社会工作者不能期望服务对象马上接受并信任自己。社会工作者应该充分表现出对服务对象的接纳和尊重,切实做到与服务对象平等相处,不宜采用"高压式"的指导方法,应尽可能贴近服务对象,让服务对象主动向社会工作者诉说自己的感受,并给予鼓励和支持,让服务对象感受到温暖与关怀。只有让服务对象产生信任感,服务才能够顺利开展。

(三)注重服务过程中的移情与反移情

在长期服务的过程中,社会工作者需要注意服务对象和社会工作者之间的移情和反移情。移情分为正移情和负移情,正移情是服务对象对社会工作者的喜爱和依赖,在此案例中,更多体现的是正移情。服务对象长期独

居,缺少亲人朋友的关心,因此对社会工作者产生移情,过度依赖社会工作者,认为其他医生、护士都不如社会工作者。而社会工作者过度以服务对象为中心,同理服务对象,只要服务对象一打电话给她,她定会立刻到病房探访,没有站在整个个案的角度来考虑双方的关系,也没有培养服务对象"助人自助"的能力。社会工作者应正确处理移情与反移情,避免过度卷入服务对象的生活,保持必要的界限。

因此,需加强社会工作者伦理觉察力,提升其专业能力,建立本土化的社会工作者伦理规范和应对机制,并加强社会工作机构督导和审查,给予社会工者专业支持。

(四)保持情绪稳定、立场中立

针对偏执、有暴力倾向的服务对象,社会工作者首先要有心理准备,保持情绪稳定,不轻易被服务对象的"虚张声势的暴力行为"吓到,访谈前,制定访谈提纲,准备谈话的主题和相关信息,不能毫无目的地聊天。其次要尽量放空自己,对一些群体的评价不要先入为主,也不要有刻板印象,要尽可能保持客观和中立,听取多方说法,以第三方的视角进行分析。社会工作者需要了解服务对象行为背后的原因,与服务对象一起商议解决的方法,尊重服务对象的自决权。

(五)坚守社会工作者伦理底线,平衡多方关系

服务对象与临床科室之间的矛盾较为尖锐,社会工作者要精准把握自己的角色定位,平衡自己和服务对象、科室之间的关系,满足多方需求,不能厚此薄彼。例如,服务对象阶段性治疗结束后,达到出院标准,但是服务对象因对死亡的恐惧和自身的不合理信念坚决拒绝出院,此时社会工作者了解到双方的需求,先与科室沟通,告知其服务对象拒绝出院并非故意捣乱,而是出自对出院后无人照料的恐惧,恳请暂缓安排服务对象出院;同时,社会工作者与服务对象进行深入沟通,了解其拒绝出院背后的深层次原因,帮助联系养老机构,让其出院后的生活能得到妥善安排。

作者简介

曹李耘,华中师范大学社会工作专业硕士,中级社工师。2018年赴台湾实践大学交换学习,在新北市汐止青少年福利服务中心开展个案、小组及外

展服务,在台湾亚东纪念医院参与研习家庭治疗、安宁疗护等临床社会工作服务技术。现任湖北省肿瘤医院专职社工,曾参与武昌区方舱医院社工服务项目,被评为"湖北省医务社工抗疫先进个人"。其参与的案例荣获湖北省首届医务社工优秀案例大赛一等奖,发表的论文荣获"2020年中南六省(区)医院院长高峰论坛论文征集"二等奖。

专家点评
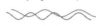

本案例采用个案管理模式,主要针对的问题是医患冲突,而医患冲突的矛盾点主要来自服务对象。因此,医务社工将工作重点放在患者身上,探访其40多次,做了大量的工作,在整个过程中运用了生态系统理论。生态系统理论中的外围系统、中间系统,不是特别容易厘清,所以很多人在用这个理论的时候,更愿意采用《人类行为与社会环境》这本书中所提到的三个层面——微观、中观、宏观层面,用这三个层面去分析生态系统理论是比较清晰的。在本案例中,社工用了通用过程模式的四个系统进行分析。此外,通过医务社工与服务对象的对话,我们看到了社工在整个服务过程当中运用的技巧。案例也体现了社工对社会工作专业伦理的处理,在服务过程中既保持价值中立又重点关注服务对象的利益。当面临伦理冲突时,一线社会工作者确实需要来自多方面的督导。

在这个案例当中还存在一个问题,那就是在生态系统理论的具体运用中,有一点是需要去理解、去明晰的——每一个系统具体指的是什么?比如社会层面的支持就不能放在微观这个系统中去分析,在分析时需要把每个层面写得更清楚一些。

——中南民族大学民族学与社会学学院副教授　徐莉

专家简介

徐莉,社会学博士,社会工作师,中南民族大学民族学与社会学学院副教授、MSW教育中心负责人,硕士生导师,湖北省"七个一百"人才培养工程(哲学社会科学类)入选人员,2016年度武汉市"黄鹤英才(专项)计划"入选人才;2020年度中国百名社工人物。中国社会学会理事,中国社会工作教育协会民族社会工作专业委员会副主任,湖北省社会学学会理事,湖北省社会工作联合会监事长,湖北省立诚社会工作服务中心理事长。

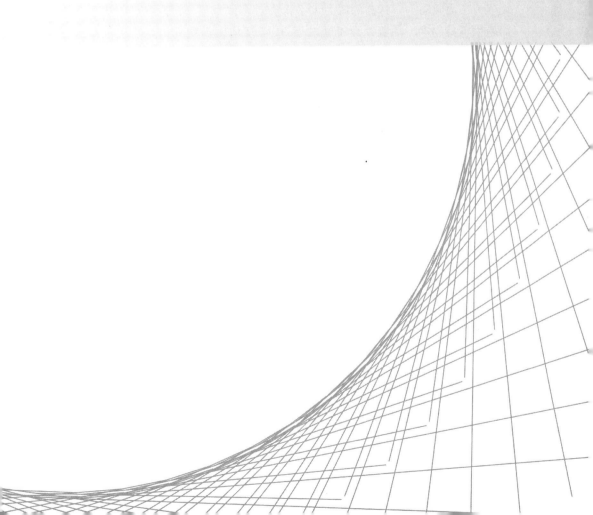

第四篇　医护支持与公共卫生社会工作

积极心理学视角下医护工作者压力管理小组干预研究

王成艳　缪　红　徐花娟
复旦大学附属浦东医院

一、案例背景

压力是个体的一种应激反应模式,当个体的内在平衡与负荷能力在具体事件刺激下被打破,或者个体无法在自己能力范围内应对刺激事件时便表现为压力状态[1]。过高的压力水平将会对个体身体、心理、社会行为等方面产生不良影响。随着社会不断发展进步,现代医学模式由生物医学模式发展为生物-心理-社会医学模式,新的医疗服务理念对医护人员综合素质提出更高要求,医护人员被普遍认为是一个压力水平较高的特殊职业人群[2]。国外调查研究表明,48%的医护人员处于压力状态,其概率是普通人群的2倍[3]。国内学者通过对医护人员调查发现,大于50%的医护人员存在一定程度职业压力[4],且医护人员职业压力高于健康压力水平[5]。与国外相比,我国医护人员压力问题更为严重,这与医疗行业职业风险、医疗资源紧缺下的超负荷工作、职称聘任压力、工作与家庭的冲突、医患矛盾加剧、人际关系复杂等方面有关[6]。国内外研究均表明,长期处于压力状态下,不但给医护人员情绪、工作满意度带来负面影响,使其产生职业倦怠感,严重影响了良好医疗服务的提供,埋下医患矛盾的隐患[7,8],也会使医护人员机体失调,诱发身心疾病[9]。近年来,医护人员的压力问题得到了卫生界的关心和学者的关注。目前,有关医护职业压力的研究多集中在压力现状调查、压力源的分析以及对策建议等方面[10-12],缺少应对压力的实证性研究。具体干预方面,巴林特小组由精神分析师和社会工作者创建于英国,是训练全科医师处理医患关系的一种方法[13]。巴林特小组作为国内外医疗机构较多采用的减压方法,通过对医患关系的讨论,能帮助医护工作者消除认识盲点,发现新视角,起到自我调节和自我治疗的作用[14-16]。但由于干预时间有限、干预内容单一,多集中于对某一具体案例的分析讨论,这些局限性使得巴林特小组干预后的医护工作者仍然表现出高于正常水平的职业压力与倦怠感[17]。

复旦大学附属浦东医院作为上海东南部最大的区域性医疗中心、三级综合医院,同时作为浦东国际机场新冠肺炎(2022 年 12 月 26 日,国家卫健委发布公告,将新型冠状病毒肺炎更名为新型冠状病毒感染)病例定点筛查医院,除了承担居民疾病救治与健康保障,更肩负着疫情防控的艰巨任务。在医院的快速发展下,医务人员普遍面临着较大的身心压力。基于此现状与背景,浦东医院始终高度关注职工身心健康,努力让医务人员有尊严、有价值、有存在感,大力弘扬"家"文化,为职工提供良好的工作环境与和谐的工作氛围,不断完善职工身心健康服务体系。2017 年,社工部开展医务人员心理支持服务项目,发挥医务社会工作价值理念、专业方法在医务人员心理健康服务中的作用,为医院特殊临床科室、隔离点、境外观察区的医护人员开展基于积极心理学视角下的压力管理小组工作,作为员工关爱服务的组成部分,累计服务 500 余人次。

二、案例分析(预估)

(一)理论分析

积极心理学[18]是心理学领域中新的研究方向并且已经发展成为心理学的一个重要理论,"它正以一种蓬勃的姿态影响着社会的许多领域"。积极心理学主要探讨的是人的积极心理品质,对人性的尊重、赞美、理解。积极心理学强调人的优势和价值的研究,注重激发人潜在的能力,促使社会和谐与进步。它的主要研究内容分三个层面:第一,在主观层面上,关心人的积极的认知,积极地看待世界的方法,研究积极的主观体验:幸福感和满足(对过去)、希望和乐观主义(对未来),以及快乐和幸福流(对现在),诸如乐观、希望、自我接纳、自尊、宽容、道境中的心理弹性、审美体验、智慧灵性等。第二,在个人的层面上,关注人的积极的情绪体验,研究积极的个人特质:爱的能力、工作的能力、勇气、人际交往技巧,包括人们的幸福感、满意感、流畅感、快乐感等。第三,在群体的层面上,关注人对社会的积极态度,研究公民美德和使个体成为具有社会责任感、形成社会凝聚力、宽容和有职业道德的公民和社会组织,包括健康的家庭、关系良好的社区、有效能的学校、有社会责任感的媒体等。

小组工作是社会工作的三大专业方法之一,在小组工作者的带领下,通过组员间的相互支持、充分互动和分享,激发组员的能力和潜能,改善组员

271

的态度、行为，提升他们的社会功能性；解决个体、群体、社区和社会问题，促进个人小组和社区的成长与发展，实现社会和谐、公平、公正发展[19]。通过积极心理学理论与实践内容的有效整合，使个体在小组工作中相互影响、相互作用，从他人身上有所学习，并且通过一系列的心理活动完成自我探索、思考探究的过程。个体从中获得感悟，进一步尝试改变自身的行为，从而达到良好的心理健康水平，增强自身人际交往能力，提高压力应对能力[20]。

积极心理学与社会工作的共通之处就是挖掘人的潜能，激发人的活力，促进人的创造力。积极心理学视角下的医护人员压力管理小组工作，将积极心理学相关理论、理念运用到小组工作中，与社会工作优势视角理论相互借鉴，强调服务对象的主动性和积极的心理品质，相信个体能够有效利用内外部资源，通过完善自我人格应对压力、追求幸福。

（二）需求分析

医护工作者的工作压力是指在工作环境中，在压力源的影响下产生的心理变化和行为反应。由于医护工作者职业的特殊性，其产生压力的原因有以下四个方面：

1. 人际关系

医护工作具有高风险、高应激、高责任的"三高"特性，因此，医护工作者不仅要具备扎实的专业技术水平，更需要长时间高度集中注意力。这种工作性质使得医护工作者长期处于高应激状态，容易陷入抑郁、焦虑等不良情绪。

2. 工作环境

医学是一门集科学与人文于一体的学科。近几年来，许多患者不理解、不认同、不尊重医护工作者的工作，紧张的医患关系使医护工作者承受着很大的社会压力，患者不良的情绪会影响医护工作者的心理健康。

3. 人格类型

临床医疗工作的特殊性，决定了具有高度责任感、踏实耐心性格特征以及良好的应变能力，是医护工作者更好胜任工作的人格特质。开朗乐观的性格可以促进不良情绪的宣泄，乐观者更愿意主动寻找外界支持和帮助，采取积极应对方式。相反的性格特点则会阻碍身心健康发展。

4. 家庭生活

高负荷的工作任务、科研任务外，医护工作者还面临着来自情感、家庭角色冲突等方面的压力，承担着创造良好生活环境、改善经济状况的压力。

生活压力对医护工作者心理健康状态的影响也不容忽视。

三、服务计划

通过前期问题发现、问题原因分析、干预方式讨论等准备工作,社会工作者最终通过小组工作干预的方式,以积极心理学为理论指导,对服务对象进行压力管理的介入。具体设计如下:

(一)小组名称

"天使心能量"医护工作者压力管理小组。

(二)目标制定

总目标:帮助服务对象提升压力管理能力和心理健康水平。

具体目标:帮助服务对象发现优势、了解自身优势并运用优势;帮助服务对象树立积极的自我观和生活观;帮助服务对象培养爱、乐观、感恩、希望的积极人格品质;让服务对象在小组中感受积极的情绪体验;通过共同讨论形成一份"减压清单"。

(三)小组类型

同质性、封闭性小组;成长型、支持型小组。

(四)小组周期及频率

小组周期为 2019 年 8 月至 2019 年 10 月,频率为每周 1 次,连续开展 6 次小组活动。

(五)研究对象

社会工作者通过公开招募的方式,在 ICU(Intensive Care Unit,重症监护病房)、CCU(Cardiac Care Unit,冠心病重症监护病房)、NCU(Nerval Care Unit,神经科重症监护病房)、急诊几个特殊科室选取了 30 名临床医护工作者,并将其随机平均分配到实验组和对照组,每个组各有医护工作者 15 名。其中,实验组有 12 名女性,3 名男性;年龄 22～45 岁,平均年龄 31.33;文化程度:本科 8 名,专科 7 名。对照组有 11 名女性,4 名男性;年龄 22～40 岁,平均年龄 28.5;文化程度:本科 4 名,专科 11 名。具体情况见表 4-1。

表 4-1　实验组与对照组成员基本信息

实验组(n=15)				对照组(n=15)			
姓名	年龄/岁	性别	文化程度	姓名	年龄/岁	性别	文化程度
××仪	25	女	大专	×笑	23	女	大专
××倩	31	女	大专	××敏	27	女	大专
××燕	38	女	本科	××红	30	女	大专
××真	22	女	本科	×欣	26	女	大专
××华	29	女	大专	×怡	27	女	大专
×菁	29	女	大专	×倩	24	女	大专
××辉	26	女	大专	××吉	35	男	本科
×佩	38	女	本科	××佳	27	男	大专
××丽	28	女	大专	×艳	29	女	本科
××冬	22	男	本科	××青	23	女	大专
×雯	25	女	大专	×妹	40	女	本科
××红	42	女	本科	××君	35	男	大专
×荣	35	男	本科	××宝	22	女	大专
××连	45	男	本科	××意	36	男	本科
××霞	35	女	本科	××雯	24	女	大专

四、实施过程

本次压力管理小组干预实践,以积极心理学理论为指导,在小组过程中,通过积极、正向的干预技术帮助医护工作者发现自身优势、重塑积极信念、提高应对压力的能力、提升心理健康水平。实验组以每周一次的频次接受小组干预,对照组不接受任何小组干预。

（一）干预逻辑框架图

干预逻辑框架图如图 4-1 所示。

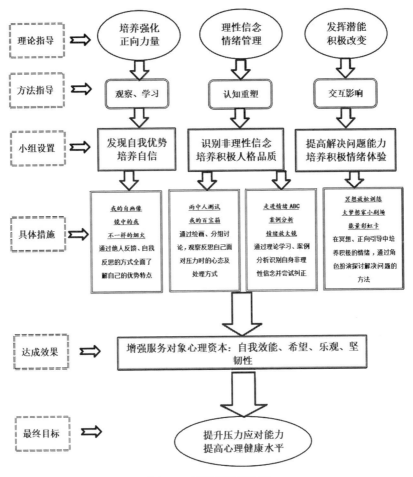

图 4-1　干预逻辑框架图

（二）小组方案

小组方案见表 4-2。

表 4-2　小组方案

单元	目标	主题活动	活动流程
第一节 建立关系	1. 服务对象初步认识,建立小组合作关系。 2. 了解小组安排,形成信任感。 3. 阐明小组契约	我们的小组 我们的约定	1. 热身:相识接龙。 操作:尽可能记住彼此的姓名、科室、爱好等,拉近距离。 2. 主题活动一:我们的小组。 操作:社会工作者自我介绍并对小组理念以及本小组安排进行澄清。 3. 主题活动二:我们的约定。 操作:引导服务对象通过讨论制定需要共同遵守的约定。 4. 了解压力。 操作:邀请服务对象填写"压力应对量表""压力感知量表",社会工作者对个体压力产生的原因进行解释说明。 5. 小组总结及布置家庭作业。 操作:社会工作者对小组建立的合作关系、制定的约定做总结,请服务对象在下节小组中分享自己的五个优点
第二节 认识自我	1. 服务对象通过自我反思及他人反馈,认识、接纳更全面的自我。 2. 总结自我独特的优势和资源	我的自画像 他人眼中的我	1. 热身:捉虫虫。 操作:服务对象在一定的肢体接触及互动中进一步建立信任关系。此游戏考验服务对象的反应速度,帮助服务对象破冰。 2. 主题活动一:我的自画像。 操作:社会工作者引导服务对象将自己的五个优点体现在自画像中,并与大家分享这些优点是如何形成的。 3. 主题活动二:他人眼中的我。

续表

单元	目标	主题活动	活动流程
第二节 认识自我	1.服务对象通过自我反思及他人反馈,认识、接纳更全面的自我。 2.总结自我独特的优势和资源	我的自画像 他人眼中的我	操作:每位服务对象从社会工作者收集起来的自画像中抽取一张,对抽到的他人的自画像进行"二次创作",添加自己眼中看到的他人的其他优点。社会工作者引导服务对象通过自我总结、他人反馈重新认识不一样的自己。 4.小组总结及布置家庭作业。 操作:总结本节小组中服务对象对自己独特的优势和资源的认识。请服务对象下节活动带一件曾经鼓舞过自己的特殊礼物
第三节 重构自信	1.服务对象彼此分享有效的压力管理经验,为他人提供学习的机会。 2.建立应对压力的信心	"雨中人"绘画投射;抗压"百宝箱"	1.热身:"盲人"行。 操作:服务对象两两一组合作,一人戴眼罩扮演盲人,另一人指挥其绕障碍物行走,考验两人之间的默契和信任。请不同角色分享游戏感受,表达信任对于合作的重要性。 2.主题活动一:"雨中人"绘画投射。 操作:服务对象在社会工作者的引导下画出自己对雨中人的理解和想象,会话结束后社会工作者澄清雨中人测试的解析。根据绘画呈现的不同内容引导服务对象分享自己对待压力的心态。 3.主题活动二:抗压"百宝箱"。 操作:服务对象分组讨论应对压力的有效经验。每人给自己最认同的方法点赞,并分享自己愿意做出哪些新的尝试;为提出金点子的服务对象赠送自己准备的鼓舞礼物。

277

单元	目标	主题活动	活动流程
第三节 重构自信	1.服务对象彼此分享有效的压力管理经验,为他人提供学习的机会。 2.建立应对压力的信心	"雨中人"绘画 投射 抗压"百宝箱"	4.小组总结及布置家庭作业。 操作:总结不同的人应对压力的经验,鼓励服务对象学习他人的有效经验,赞美每个人在应对压力的过程中付出的努力。请服务对象回去想一句鼓舞自己的话语
第四节 管理情绪	帮助服务对象学习实践理性情绪疗法,识别不合理认知,培养积极理性的认知方式	情绪ABC 小课堂 非理性信念 案例分析	1.热身:挑战信任圈。 操作:一位服务对象双手抱臂,其他服务对象手牵手围成圈,抱臂的服务对象自由倒落在圈里,其他人轻轻推圈内的服务对象,使其改变方向。圈内的服务对象分享把自己的安全交给其他服务对象的感受 2.主题活动一:情绪ABC小课堂。 操作:社会工作者带领服务对象学习艾利斯的情绪ABC理论,介绍常见的非理性信念。 3.主题活动二:非理性信念案例分析。 操作:引导服务对象在纸上写下近期让自己觉得压力大的想法,互相抽取纸条,利用理性情绪疗法对抽到的纸条中的非理性信念一一驳斥并纠正。分享自己最喜欢的一句正向、鼓励的话语。 4.小组总结及布置家庭作业。 操作:总结不同的人应对压力的经验,鼓励服务对象学习他人的有效经验,赞美每个人在应对压力的过程中付出的努力。请服务对象回去想一句鼓舞自己的话语

278

续表

单元	目标	主题活动	活动流程
第五节 正向体验	通过提供积极心理学理念实践,提高服务对象面对未来工作生活的动力。让服务对象在想象未来中感受积极的情绪体验	想象的力量 冥想练习	1.热身:集体按摩。 操作:为大家提供互相服务的机会,引导服务对象感受付出、给予带来的积极体验,肢体接触让彼此间形成更紧密的联系。 2.主题活动一:想象的力量。 操作:服务对象分组分享自己对未来五年的美好想象,并探讨如何通过实际行动达到目标,哪些是可以通过努力来改变的。 3.主题活动二:冥想放松练习。 操作:社会工作者带领服务对象感受冥想对放松身心的作用,提供冥想练习的资源包和方法。 4.小组总结及布置家庭作业。 操作:总结个人可通过哪些方法自我放松,鼓励服务对象练习冥想,赠送服务对象彩虹卡,让其感受卡片上充满积极能量的话语。请服务对象准备一份有祝福意义的小礼物
第六节 行动实践	回顾小组活动中个人与团体的成长和收获,处理服务对象的离别情绪,鼓励其在行动中做出改变	回顾收获 展望未来	1.热身:爱的拥抱。 操作:服务对象互相友好拥抱,表达自己对他人活动中真诚分享、积极表达的感谢和鼓励。 2.主题活动一:回顾收获。 操作:社会工作者播放小组过程中的影像记录,服务对象在观看中回顾每节小组带来的个人收获和成长,并一一分享。

279

续表

单元	目标	主题活动	活动流程
第六节 行动实践	回顾小组活动中个人与团体的成长和收获,处理服务对象的离别情绪,鼓励其在行动中做出改变	回顾收获 展望未来	3.主题活动二:展望未来。 操作:服务对象随机抽取一个名字,对被抽到名字的人表达自己的赞美和感谢,并将对未来的祝福和自己准备的小礼物赠予对方。社会工作者将服务对象在小组中分享的个人应对压力方法和经验整理成一份"减压清单",发放给服务对象。 4.小组总结。 操作:社会工作者对服务对象全程参与小组并积极、真诚地分享自己的状态表示感谢,对大家为了自己与他人的改变所付出的努力表示认可,鼓励大家在工作和生活中继续勇敢改变和实践。小组结束

五、案例评估

(一)评估工具

1. 压力知觉量表(perceived stress scale,PSS)[21]

本案例采用杨廷忠教授修订的中文版压力知觉量表进行评估。该量表由 14 个反映压力的紧张感和失控感的条目构成,采用"从来没有"到"很多"五级评分法,分值范围为 0～56,各条目得分相加为总分,总分越高,表示近期研究对象压力水平越高。本研究中压力得分量表的 Cronbach's α 系数为 0.87,各维度的 Cronbach's α 系数在 0.86～0.89。本研究中失控感量表的 Cronbach's α 系数为 0.87,各维度的 Cronbach's α 系数在 0.83～0.86。本研究中紧张感量表的 Cronbach's α 系数为 0.71,各维度的 Cronbach's α 系数在 0.60～0.76。

2. 简易应对方式量表(simplified coping style questionnaire,SCSQ)[22]

本案例采用解亚宁编制的简易应对方式量表进行评估。该量表由 20 个条目组成,涉及人们在日常生活中经常采取的积极应对和消极应对态度及措施,如尽量看到事物好的一面、寻求社会支持和通过吸烟喝酒来解除烦恼等,为自评量表,采用"不采用"到"经常采用"四级评分法,分值范围为0～60,各条目得分相加为总分,总分越高,表示研究对象压力应对能力越高。本研究中总量表的Cronbach's α系数为0.74,各维度的Cronbach's α系数在0.72～0.77。本研究中积极应对量表的Cronbach's α系数为0.78,各维度的Cronbach's α系数在0.75～0.78。本研究中消极应对量表的Cronbach's α系数为0.66,各维度的Cronbach's α系数在0.59～0.67。

(二)评估结果

1.实验组、对照组量表前后测统计分析

实验组、对照组量表前后测统计分析见表4-3。

表4-3　实验组、对照组量表前后测统计分析

项目	测量对比	实验组 ($n=15$)	对照组 ($n=15$)	组间差异 t检验
压力知觉	前测	41.87 ± 3.81	40.73 ± 3.16	0.4906
	后测	34.07 ± 2.19	41.73 ± 2.72	-4.7123^{***}
	前后测差异t检验	3.8046^{***}	-0.5143	
简易应对方式	前测	55.2 ± 2.95	54.6 ± 1.80	0.3728
	后测	62.2 ± 2.28	52.4 ± 1.54	7.6570^{***}
	前后测差异t检验	-4.0325^{***}	1.9957	

注:显著性水平:$^{*}P<0.05$,$^{**}P<0.01$,$^{***}P<0.001$。"压力知觉量表"分值越高表示感受到的压力越大,反之越小;"简易应对方式量表"分值越高表示个体对压力的管理及应对能力越强,反之越弱。

2.小组目标达成效果评估

从发现自身优势、培养积极品质、树立积极观念、感受积极情绪、形成积极"减压清单"五个方面来看,小组目标达成效果评估结果如下:

第一,发现自身优势。第一节活动暨小组成立初期,社会工作者向服务对象澄清了在小组过程中彼此接纳、非批判的要求,使服务对象在互动中形成以正向的角度思考和沟通的倾向。在第二节小组"世界上唯一的我"活动中,服务对象分别通过自我反思与他人反馈两种方式,发现了自己平时被忽

略的优势、特点。

第二,培养积极品质。一方面,在小组活动中通过对自我压力管理经验的分享,听到其他服务对象对自己方法的认可与建议,强化了自身应对压力的积极态度。另一方面,在听取别人方法、经验的同时也观察和学习了新的方法,服务对象可将小组中学习到的知识方法运用到生活中。

第三,树立积极观念。在"理性情绪 ABC"小组活动中为服务对象介绍理性情绪治疗方法,通过自我分析和案例分析,服务对象找出了隐藏在日常话语和情绪中的非理性信念并进行纠正,重塑了自己的理性信念和积极观念。

第四,感受积极情绪。冥想能给服务对象带来身体的舒缓与放松,从而影响情绪转变。彩虹卡提供了 245 则像彩虹般充满智慧的话语,所抽到的每张卡片都反映出你当下最关心的问题、心情、内在的需要,提供服务对象充满爱、充满希望的远景。角色扮演中对未来理想状态的演绎,以及达到这一状态个人需要的积极改变,让服务对象在小组活动结束后,将小组中的积极感受和动力带到生活与工作中,实现个人改变。

第五,形成积极"减压清单"。在六节小组活动中,服务对象通过讨论与思考形成了一份减压清单,内容涵盖工作与家庭关系、良好心态、放慢速度和步伐、正确评价自己、面对压力的思想准备、丰富业余生活几方面。

六、专业反思

(一)服务技巧反思

1. 控场技巧

在小组开展过程中,服务对象的分享环节是推动小组发展、加深服务对象体会的重要环节,很多服务对象在分享时有较强的表达欲望,容易出现偏离主题,一味表达对工作的不满等情况。此时,社会工作者要在总结服务对象分享内容和感受的基础上适时打断,并且引导组员回归小组的主题,再次与服务对象澄清分享的注意事项,使大家达成共识。

2. 观察技巧

社会工作者在实务中要时刻关注每位服务对象的语言、表情等表现,对服务对象的细微变化保持敏感性,及时发现存在的问题、需求,让服务对象感受到自己被关注和重视,也让小组活动围绕小组目标进行。

3. 回应技巧

小组工作中包括多种灵活的活动形式,例如分组讨论、知识讲座、绘画分析、角色扮演等。在不同的活动形式下,社会工作者要根据服务对象的投入和表现,及时、准确地给予回应,通过具体化、追问、澄清、深化、自我暴露等交流互动技巧,帮助服务对象意识到自身的处境和问题,提高参与积极性。

(二)小组工作方法反思

1. 积极心理学理论指导

理论指导是小组形成与发展的灵魂,决定了小组的方向。本小组服务对象为医护工作者,他们的压力是当前大环境下的客观存在,如果从问题视角出发,很容易走进"无计可施"的死胡同。积极心理学作为一种优势视角理论,通过为服务对象增能,使其在自身能力范围内找到解决问题的方法,这个过程是一个积极、正向的过程。

2. 小组动力的影响

小组像一个真实社会的缩影,服务对象可以直接观察到自己与他人的行为,进而做出反思。与个案的干预方式相比,小组通过服务对象间互相的分享、观察、讨论形成推动个人成长和发展的动力,产生1+1>2的价值。在小组的开展过程中,每位医护工作者都是进行压力管理的"专家",社会工作者则作为陪伴者,激发服务对象的潜能,并不主导小组。

3. 整合社会资源

社会工作者作为资源链接者,可以将社会上的公益资源引入医院,发挥更大的专业价值。在本小组的开展过程中,社会工作者与上海某公益基金会积极合作,为小组提供物资、人力等支持,也借助基金会宣传平台,让更多人关注医护工作者的身心健康。

4. 小组设置的灵活性

小组过程中,社会工作者需要根据每位服务对象的不同特点,了解服务对象关注的重点,吸引服务对象积极参与到小组的互动、分享中。同时,随着小组发展阶段的不同,服务对象的关注的问题以及服务对象间的关系也会发生变化。这需要社会工作者对小组的发展保持敏感,通过多样的活动方式来满足服务对象的需求,吸引服务对象参与小组活动。

参 考 文 献

[1] 理查德·格里格,菲利普·津马多. 心理学与生活[M]. 王垒,王更生,等译. 北京:人民邮电出版社,2003.

[2] 施跃健,王玲凤. 医生职业压力与心理健康状况关系[J]. 中国公共卫生,2007,23(5):529-530.

[3] 苗双虎. 医务人员工作压力调查及其原因剖析[J]. 中国卫生事业管理,2011(5):339-340.

[4] 马丽丽,赵丽萍. 医护人员心理健康研究进展及伦理学对策[J]. 中国医学伦理学,2012,25(04):528-531.

[5] 郑新. 医务人员压力状况及对策[J]. 中国公共卫生,2012,28(01):35-36.

[6] 张铁山,李殿富. 医护人员的压力及压力管理[J]. 中国卫生事业管理,2005(07):394-396.

[7] 沈秋苹,王娟,张彩迪. 医护人员工作压力、心理弹性和工作满意度的关系[J]. 中国健康心理学杂志,2018,26(11):1706-1710.

[8] 朱小燕,王妤. 综合医院医护人员工作压力及其缓冲机制[J]. 职业与健康,2011,27(06):618-621.

[9] 王宜静,黄静辉,詹兴杰,等. 医护人员工作压力与生活满意度关系及情绪劳动的调节作用[J]. 中国健康心理学杂志,2017,25(07):1007-1010.

[10] 杨燕青,郑宏,王慧燕,等. 医护人员压力源与应对策略现状分析[J]. 中华全科医学,2018,16(06):983-988.

[11] 徐萍萍,王艳萍. 独立学派的客体关系理论:费尔贝恩、巴林特研究[M]. 福州:福建教育出版社,2010.

[12] 查贵芳,刘苓,何思忠,等. 巴林特小组对综合医院临床医师职业倦怠、情绪干预效果[J]. 中国健康心理学杂志,2016,24(08):1213-1216.

[13] 张莎莎,肖宁,朱丹. 巴林特小组在我国医学领域中的应用研究进展[J]. 中国社会医学杂志,2018,35(02):140-143.

[14] 高新义. 巴林特小组改善医护人员职业压力与职业倦怠[J]. 中国健康心理学杂志,2016,24(10):1455-1458.

[15] 钟暗华.积极心理学的意义及发展趋势[J].徐州师范大学学报(哲学社会科学版),2010(5):134-137.

[16] 刘梦.小组工作[M].北京:高等教育出版社,2013.

[17] 李厚仪.积极心理学视角下团体辅导对大学生心理韧性的影响[J].教育观察,2020,9(13):40-41+80.

[18] 杨廷忠,黄汉腾.社会转型中城市居民心理压力的流行病学研究[J].中华流行病学杂志,2003,24(9):760-764.

[19] 解亚宁.简易应付方式量表信度和效度的初步研究[J].中国临床心理学杂志,1998(02):53-54.

[20] EDWARDS N, KOMACKI M J, SILVERSIN J. Unhappy doctors what are the causes and what can we be done? [J].BMJ,2004(324):835-838.

[21] OERMANN M H, STANDFEST K M. Differences in stress and challenge inclinical practice among ADN and BSN students in varying clinical courses [J]. Journal of Nursing Education, 1997, 36 (5): 228-233.

[22] BENSON J, MAGRAITH K. Compassion fatigue and burnout:the role of Balint groups[J]. Australian Family Physician,2005,34(6):497-498.

作者简介

王成艳,上海大学社会工作硕士,社会工作师,国家二级心理咨询师,复旦大学附属浦东医院社工部主任,兼任中国医院协会医院社会工作暨志愿服务工作委员会第二届委员。发表论文7篇,主持市、区级课题7项,参编2部专著,入选2021年上海市"医苑新星"青年医学人才培养资助计划,被评为"2020年度中国百名社工人物""2021年上海市优秀社会工作者"等。

专家点评

本案例体现了多学科、跨领域的特点。受疫情影响,医护人员对心理支持的需求不断扩大,将医护人员作为服务对象成为未来医务社会工作发展的重要方向。对于本案例我有两条建议:一是从服务设计上,对照组不提供任何干预在伦理上有待商榷,可采用不同的干预模式(如巴林特小组模式),对干预有效性进行对比分析。二是从服务内容来看,各节次服务设计的内在逻辑与服务目标能否达成尚存疑虑。

——华中师范大学社会学院副院长　郑广怀

专家简介

郑广怀,华中师范大学社会工作系教授、主任,曾任教于中山大学社会学与社会工作系和南京大学社会工作与社会政策系,兼任中山大学中国公益慈善研究中心研究员,担任中大社工服务中心、龙祥社工服务中心、益先社会工作研究院等社会服务机构的理事或顾问,主要从事劳工、工业社会工作和社会政策研究。

压力后成长视角下医务工作者支持性小组工作实践

张 侃 曹 庆 陈京之 陈玉婷
上海交通大学医学院附属上海儿童医学中心

一、背景介绍

2020年"新型冠状病毒肺炎"(COVID-19)疫情暴发,对个人、家庭、社区以及整个社会都造成了不同程度的影响。抗疫一线的医务工作者,面对医疗防护、患者照顾等压力,较其他医护人员更易出现耗竭感、与他人的疏离感、焦虑、易怒、失眠、难以集中注意力、行为回避、工作效率低等压力引发的躯体和心理症状[①]。

然而,有研究指出,突发事件带来的并不仅是负面的心理影响。因为每个人应对压力的方式不同,压力经历在对生活带来冲击的同时也为个人创造了成长机会[②],积极的干预可以协助医务工作者从逆境中获得正面的成长[③]。由此,上海医务社工发起"善医同行"项目,整合表达、体验和赋权(expressive, experiential, empowering)的支持性元素,运用社会工作小组的专业方法,支持抗疫医务工作者的身心健康,促进医务工作者应对逆境的能力提升和积极成长。

---

① BAI Y, LIN C C, LIN C Y, et al. Survey of stress reactions among health care workers involved with the SARS outbreak[J]. Psychiatric Services ,2004(55): 55-57.

② CHAN C L W, CHAN T H Y, NG S M. The strength-focused and meaning-oriented approach to resilience and transformation (smart): a body-mind-spirit approach to trauma management[J]. Social Work in Health Care, 2006,43(2-3): 9-36.

③ ROEPKE, ANN M. Psychosocial interventions and posttraumatic growth: a meta-analysis [J]. Journal of Consulting and Clinical Psychology ,2015,83(1): 129-142.

287

二、需求评估

为了更准确地掌握抗疫一线医护人员的身心健康状况及需求，工作组人员对来自上海 6 家医疗单位的 17 位"援鄂"和"援本地"医护人员进行了访谈。访谈提纲基于生命事件的心理成长需求评估模型和创伤后成长的五个维度进宪设计，了解医务工作者在一线抗疫工作中的经历、面对的挑战和应对能力，以及在欣赏生活、人际关系、个人优势、生活机遇和精神/灵性等层面的改变。

1. 样本状况

参与访谈的医务工作者来自不同支援单位，包括雷神山医院、武汉当地定点收治"新冠"患者的医院、方舱医院以及上海公共卫生临床中心。访谈对象有护理管理人员 5 名、医生 7 名、前线护士 5 名，其中 6 名为男性，11 名为女性。（表 4-4）

表 4-4　抗疫医护人员需求调研的样本情况

编号	医护人员	性别	支援单位
1	护士长	女	雷神山医院
2	护理部主任	女	雷神山医院
3	医生	女	雷神山医院
4	护士	男	武汉大学人民医院东院
5	护理部主任	女	雷神山医院
6	医生	女	武汉大学人民医院东院
7	护士	女	雷神山医院
8	医生	男	方舱医院
9	护士	男	雷神山医院
10	医生	男	雷神山医院
11	护士	女	同济医院光谷病区
12	医生	男	同济医院光谷病区
13	医生	男	雷神山医院

续表

编号	医护人员	性别	支援单位
14	护士	女	雷神山医院
15	医生	女	上海公共卫生临床中心
16	护士长	女	上海公共卫生临床中心
17	护士长	女	上海公共卫生临床中心

2.需求分析

医务工作者的身心健康状况随着疫情进展的不同阶段而发生变化,绝大多数医务工作者呈现出"压力—复原—成长"的过程。新冠疫情发生早期,抗疫一线的医务工作者负责的工作主要分为治疗工作和管理工作,前者包括危重病人抢救、医学专科评估与医疗支持、患者和尸体护理等,后者包括跨专业团队协调、隔离病房的护理管理和质量控制、感控管理以及病房建设等。此阶段,医务工作者压力显著,表现为躯体症状和焦虑情绪,严重者可能出现创伤后应激障碍。新冠疫情逐步趋于稳定时期,城市逐步解封,支援抗疫一线的医务工作者回归平常工作。此阶段,医务工作者面临对于重新回归工作和生活的适应,包括与建立密切合作的医疗队友的分别、对自我与他人的期待等。新冠疫情的常态化管理时期,正常医疗工作与疫情防控工作需要彼此兼顾,经历了抗疫一线的医务工作者有意愿,也能够更多地发挥经验优势,其自身和职业的成长对提升所在医疗环境回应和处置危机的能力起到积极影响。

由此,"善医同行"小组的设计将回应医务工作者三方面的需求:身心压力舒缓、自我优势肯定、积极影响拓展。

三、服务计划

(一)服务目标

1.总目标

促进一线医务工作者的身心健康、复原和成长,提升其职业认同感和专业价值感。

2.具体目标

使医务工作者认识和接纳医务工作带来的情绪和压力,发展应对压力事件的能力,拓展自我关怀的方式,提升工作中的职业认同感。

(二)服务理论

1.压力/创伤后成长(post-stress/trauma growth)

突发事件带来的并不仅是负面的心理影响,因为每个人应对压力的方式不同,创伤经历在对生活带来冲击的同时也为个人创造了成长机会。压力/创伤后成长是指经历过创伤性或极具挑战性生活事件后的积极心理变化[①],包括欣赏生活(appreciation of life)、人际关系(relationships with others)、个人优势(personal strength)、生活新变化(new possibilities)、精神/灵性(spiritual/existential beliefs)等正向的改变[②]。事件后的积极干预可以促进医务工作者从压力事件中复原[③],协助医务工作者从逆境中获得正面的成长[④],增强解决问题的能力,建立良好的人际关系,从而更好地投入工作。促进压力后成长的有效干预包含自我表达、认知行为干预及整合创新模式等[⑤]。服务对象可以通过书面或语言等多种形式的自我表达(self expression/disclosure),释放情绪并获得启发。

2.抗逆力理论(resilience theory)

抗逆力是指人们在遇到逆境带来的挑战时适应和应对的能力[⑥],受到生命意义、正面情绪、坚毅品质、自尊、积极应对、自我效能、社会支持、认知弹性、灵性信仰等因素的影响。抗逆力作为一个多维度的动态过程,可以通过干预内在因素和外在资源得到提升,可以采用的干预方法包括认知行为治

---

① TEDESCHI, RICHARD G. Posttraumatic Growth : Theory, Research, and Applications [M].Oxfordshire:Taylor & Francis Group, 2018.

② TEDESCHI R G, CALHOUN L G. The posttraumatic growth inventory: measuring the positive legacy of trauma[J]. Journal of Traumatic Stress,1996,9(3):455-472.

③ CHMITORZ A, et al. Intervention studies to foster resilience-A systematic review and proposal for a resilience framework in future intervention studies[J]. Clinical Psychology Review, 2018(59):78-100.

④ ROEPKE, ANN M. Psychosocial interventions and posttraumatic growth: a meta-analysis [J].Journal of Consulting and Clinical psychology,2015(21).

⑤ ROEPKE, ANN M. Psychosocial interventions and posttraumatic growth: a meta-analysis [J]. Journal of Consulting and Clinical Psychology ,2015,83(1): 129-142.

⑥ CHMITORZ A, et al. Intervention studies to foster resilience-A systematic review and proposal for a resilience framework in future intervention studies[J]. Clinical Psychology Review, 2018(59):78-100.

疗、接纳与承诺治疗、正念治疗，以及问题解决模式等①。

3. 正念认知疗法（mindfulness-based cognitive therapy）

正念认知疗法是将认知行为疗法与正念减压相结合的小组治疗，已在抑郁、焦虑和压力等多个精神健康领域运用。该疗法鼓励服务对象采用觉察的方式和他们的感受和想法共处，以非批判的态度接纳负面感受和想法，而不像传统的认知行为疗法那样尝试去改变服务对象的认知②。

同时，正念认知疗法也包含认知行为疗法中的心理教育和行为策略，协助服务对象发展应对负面情绪和感受的行动计划，并以正念的方式执行有助于身心愉悦的活动，从而有效中止服务对象的负面情绪和思维定式，并提升自我关怀能力③。

"善医同行"小组的理论框架见图 4-2。

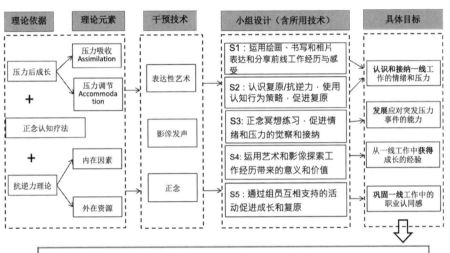

图 4-2 "善医同行"小组的理论框架

综上所述，"善医同行"小组将以压力后成长、抗逆力和正念认知疗法为

① HELMREICH I, et al. Psychological interventions for resilience enhancement in adults[J]. Cochrane Database of Systematic Reviews ,2017.

② SIPE W E B, STUART J E. Mindfulness-based cognitive therapy：theory and practice[J]. The Canadian Journal of Psychiatry,2012,57(2):63-69.

③ KUYKEN W,WATKIHS E,HOLDEN E. How does mindfulness-based cognitive therapy work? [J]. Behaviour Research and Therapy，2010,48(11):1105-1112.

基础,运用促进压力后成长的艺术表达和压力后复原的方法,制定干预方案,运用多元化的干预技术,达成小组目标。同时,本干预注重发现和巩固医务工作者在应对压力事件时的优势和能力,发掘社会支持系统对压力后成长的积极影响,并通过小组的形式为医务工作者提供可持续性发展的同辈团体支持。

(三)服务过程

1. 服务对象

(1)招募对象:医院内公开招募,自愿报名,面向一线医务工作者,每组人数建议为 6～10 人。

(2)招募标准:

①临床医务工作者;

②身体及情绪状况适合参与团体活动;

③承诺全程参与小组;

④认知状况良好,无明显的创伤后应激障碍症状;

⑤无严重的精神科疾病和自杀风险。

2. 服务设计

小组设计为相对独立的五个板块,每个板块 1～1.5 小时,可以以全天工作坊的形式进行,也可根据实际情况采用每周 1 次,连续 5 周或 2 个半天的形式进行(见表 4-5)。由于压力后成长需要经历吸收(assimilation)和调节(accommodation)两个阶段①,建议参与组员能够完成全部板块以取得最佳的干预效果。

表 4-5 "善医同行"小组的内容设计

单元	内容
第一节	1.介绍小组目标与规范; 2.组员相互认识,组员表达期望; 3.借助影像,分享前线工作经历与感受

① JOSEPH S, MURPHY D, R S. An affective-cognitive processing model of post-traumatic growth[J]. Clinical Psychology. Psychotherapy,2012,19(4):316-325.

续表

单元	内容
第二节	1.通过团队活动,认识抗逆力的概念; 2.分享抗逆的经历,总结抗逆的策略; 3.发展能力和优势,整理成功经验为当下和未来所用
第三节	1.通过正念冥想练习,觉察身体与情绪的联系; 2.提升对身心的自我觉察; 3.建立当下与自身和他人之间的连接
第四节	1.通过正念活动和艺术表达,增进自己与环境之间的联系; 2.回顾和总结抗疫经历对现在的工作和生活带来的意义和价值改变
第五节	1.通过组员互相肯定和支持的仪式总结抗疫工作的经验; 2.梳理自身和团队的成长,强调当下的共同感和未来的发展

四、计划实施

社会工作者在医院内通过工会、医务部、护理部、宣传部等多部门招募有意愿参加项目的医护人员。截至 2021 年底,"善医同行"项目已编撰完成标准化的《小组带领者指导手册》,已开展两期医务社工小组工作培训,并在上海各级医院开展多期小组服务,参与本项目的临床一线医务工作者逾百人次。

五、总结评估

(一)目标达成层面

医务工作者在情绪接纳、压力应对和个人成长方面均有正面反馈。

参与小组的医务工作者表示在小组中对自己的价值与优势有重新认识,能够反思并接纳自身的局限,更多地关注压力中的身体和情绪反应,学会适时从焦虑中转移到对当下的觉知,并且用感恩的眼光发现生活中的美好细节。小组参与者表示会更积极、坦然地面对今后的生活,不管前路如何都勇敢向前;在以后的工作生活中,不管遇到什么事情都会冷静思考,并且能够预见自己和患者、同事之间相处更融洽。

(二)满意度层面

参与项目的医务工作者对于小组内容和过程均表达了较高的满意度,并表示小组中自我成长的收获将运用于实际工作和生活中。

参与小组的医务工作者以1~10分对小组收获、小组安排和小组内容进行评分,分数越高表示满意程度越高(见图4-3至图4-5)[①]。参加小组的医务人员表示小组教授的心理教育知识清晰易懂,能够获得同伴的理解与支持以及实践身心放松的方法,并且提升了未来应对困难的信心。对于小组安排和内容,参与者的满意度普遍较高。由于临床工作繁忙,确定合适的小组时间和频率是保证小组参与度的关键,建议项目执行者根据医院临床实际情况灵活安排。从小组内容设计上看,参与者对正念体验的评价较其他活动要低。一方面,可能因为正念这一概念和方法对于参与者而言较为陌生,短时间的体验带来的正向效果并不充分;另一方面,正念冥想需要参与者在组后自行练习并反馈,而小组时间安排使得组后练习和反馈难以在小组过程中实现,这也在一定程度上削弱了正念体验的实际效果。

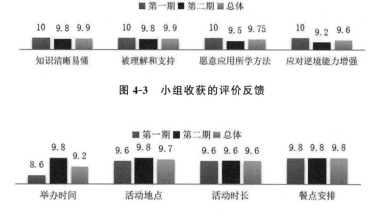

图4-3 小组收获的评价反馈

图4-4 小组安排的评价反馈

六、专业反思

首先,从项目的需求评估和执行过程来看,医务工作者有人际沟通、压

---

① 此满意度评估基于先导小组的单中心两期小组反馈数据。

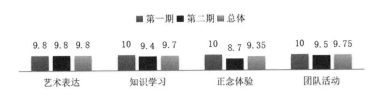

■ 第一期 ■ 第二期 ■ 总体

| 9.8 9.8 9.8 | 10 9.4 9.7 | 10 8.7 9.35 | 10 9.5 9.75 |

艺术表达 　　知识学习 　　正念体验 　　团队活动

图 4-5　小组内容的评价反馈

力管理、团队互助等方面的心理支持需求。面对突发公共卫生事件时更需要及时跟进和给予支持,以预防可能产生的身心困扰。个人层面和组织层面的干预相结合可以取得更好的成效。从个人层面来说,医务社会工作者可以为医务人员提供预防性和发展性的服务,营造开放支持的氛围,鼓励医务人员交流表达,及早识别压力引起的症状并提供干预。从组织层面来说,可以通过常态化、系统化的员工关怀服务来为广大的医务工作者,特别是处于压力环境中或经历压力事件的医务工作者及时提供心理支持服务。

其次,从评估结果和医务工作者的反馈来看,小组社会工作的干预模式对医务工作者的身心健康,特别是经历突发压力事件后的适应和复原有积极正向的影响。小组工作模式有助于促进组员之间的互相支持,利于小组的效果延续到现实的工作和生活场景中。在评估的基础上进一步改善本项目的干预细节,形成实务手册,相信可以在更大范围推广和运用。

最后,从医务社会工作者能力提升层面,小组设计的理论基础和干预技术较多,对医务社工的要求较高,需要医务社工熟练地掌握小组带领的基本技巧、表达性艺术、正念引导,以及认知行为调整的相关技术。医务社会工作者需要接受相关干预技术的专业培训,并在开展小组的过程中接受督导以确保服务质量。

作者简介

张侃,中级社会工作师,上海儿童医学中心社会工作教学项目主管,上海市社会工作者协会医务社会工作专业委员会委员,持证的舒缓照护社会工作师(Certified Palliative Social Worker)。长期致力于心脏专科社会心理服务,曾接受儿童游戏治疗、萨提亚家庭治疗等专门技术培训。主要关注患病儿童与家庭的生活质量与抗逆力水平,从事医学人文和模拟教学工作。

专家点评

　　为医护人员提供心理社会支持是医务社会工作一个非常重要的内容。本案例运用创伤后成长、抗逆力、正念认知的相关理论技术回应医护人员在疫情当中的情绪议题。整体来讲,该案例体现了以下几方面的特点:服务对象的特殊性,体现在服务对象由传统医疗患者转向医务人员;服务理念的专业性,主要体现在针对服务对象的特殊需求运用抗逆力理论指导和正念治疗实务方法;服务过程的完整性,主要体现在需求调查与服务评估皆遵循规范化的服务环节;服务效果的有效性,主要体现在社会工作在医院场域有专业力量、专业服务与专业效果。本案例体现了医务社会工作的一个重要价值:医务社会工作者要关注生命中的每个人、每个生命阶段,关注生活的多个层面,最终服务于整个社会的生命健康。

——华中科技大学社会学院教授　向德平

专家简介

　　向德平,博士,二级教授,博士生导师。华中科技大学减贫发展研究中心、华中科技大学社会工作研究中心主任。任中国社会工作教育协会副会长、全国社会工作者职业水平评价专家委员会委员、中国社会工作教育协会反贫困专业委员会主任、中国社会工作学会常务理事。

疫情常态化下医务社会工作介入社区健康服务的探索

罗　菁　沈蓉蓉　祝　越　熊小芳　曾洁华　程学新

南昌大学第二附属医院

一、背景介绍

各项国家政策显示,卫生与健康事业改革正在不断深化,以分级诊疗为典型模式,以基层为重点,关注重点人群,全民参与、人人享有的健康中国建设新局面正在逐步推进。

2016 年,中共中央、国务院印发了《"健康中国 2030"规划纲要》,提出了"共建共享、全民健康"的战略主题,要求全面建成体系完整、分工明确、功能互补、密切协作、运行高效的整合型医疗卫生服务体系,并强调要突出解决好妇女儿童、老年人、残疾人、低收入人群等重点人群的健康问题。

国务院《"十四五"国民健康规划》提出,加快建设分级诊疗体系,加强城市医疗集团网格化布局管理,整合医疗机构和专业公共卫生机构,为网格内居民提供一体化、连续性医疗卫生服务;为签约服务重点人群和重点随访患者提供远程监测和远程治疗,推动构建覆盖诊前、诊中、诊后的线上线下一体化医疗服务模式。

2020 年新冠疫情暴发,南昌大学第二附属医院通过前线医疗团队——江西省第一批援鄂医疗队,对援助地所在政府——汉阳区政府及辐射社区,发起医社联动安心计划,主动下沉医疗资源,链接统筹社会组织、高校机构,以"医院联动社区,医务社工联动志愿者"构建服务模式介入社区疫情防控,为武汉社区居民、社区工作者、居家隔离/留观人员及家属、疑似患者和严重焦虑者提供线上线下专业支持服务。

疫情防控进入常态化新阶段后,安心计划项目结束,但是公共卫生服务的发展变革并未结束。在公共卫生服务体系的完善和健康中国行动的推进之路上,医院、社区仍然承担和扮演着重要角色。"医院和社区同样需要明确自身定位以及在常态防控体系中所扮演的角色,并且不同机构间必须注重整体性,做到协调联动。构建疫情常态化下医院及社区防控体系,对医院及社区来说,不仅需要"硬件"的升级,更需要理念上的更新。这一理念就是医社联动。"①为构建疫情常态化下的医院及社区防控体系,合理配置医疗资源,实现医疗卫生资源的进一步优化,提高社区居民的健康保健知识,南昌大学第二附属医院(下文简称"二附院")在原医社联动安心计划的基础上,探索新形势下的医社联动机制。

二、需求预估

根据对安心计划项目的数据分析,60 岁以上老人的需求主要有药品购买、健康保健等,18~45 岁的中青年对照顾老人、孩子的需求尤为突出。

项目前期,项目组对南昌市桃花镇社区进行了调研。桃花镇社区共有 21 个社区,人口以中老年为主,收集的 1100 份居民调研中,中老年占了大多数,37~55 岁中年人占 40%,56 周岁以上老人占 31%,二者合起来占总调研人数的 71%。

项目组对该社区的 342 位 56 周岁以上老年人进行了健康需求调研。在 342 名社区老年人中,有慢性病患者 159 人(46.5%),有 84 人不明确自己的健康状况。其中罹患高血压的 76 人(22.2%),患冠心病的 23 人(6.7%),患糖尿病的 32 人(9.4%),患脑血管疾病的 16 人(4.7%),其他慢性病患者有 12 人(3.5%)。

342 名社区老年人中,希望医社联动能够提供健康咨询的占 96.2%,有健康饮食和运动指导需求的占比较高(90.5%)。在健康管理方式中,健康讲座义诊(78.6%)和与医生的互动(80.1%)等在老年人中比较受欢迎,健康科普知识的传播(60.8%)和一键求助(57.3%)也有较大需求。

数据显示,老年人对健康的需求非常高,近一半老年人患有慢性疾病,还有部分老年人不明确自己的健康状况。根据相关资料显示,南昌市的家庭医生签约率目前还未达到 100%,并且签约履约情况并不一致,南昌市慢性病防治形势仍然非常严峻,慢性病死亡率居高不下、慢性病疾病负担日益沉重、慢性病防治体系还不健全,不能有效满足人民群众的健康需求。新形势下,需要进一步调整完善防治策略,群防群控,全面推进慢性病综合

---

① 黄柳.疫情防控常态化下,医社联动的成功经验与启示[J].中国医院院长,2020,16(22):56-59.

防治。①

三、服务计划

(一)服务目标

下沉三甲医院医疗资源,给予社区医院医教研支持和培训,协助提升基层医疗机构的医疗能力,完善医院与社区联动机制,构建定点技术协作关系,逐步实现小病在社区、大病在医院、康复回社区的分级诊疗;构建医院和社区的志愿服务、公益项目双向供需、转介平台,联动各类社会资源,拓展医院、社区的志愿服务力量、服务内容和公益覆盖面;宣传普及卫生健康知识,培养健康行为,提高健康素养,提高公众的健康意识、防病意识,帮助每个家庭更低成本学习健康知识、咨询健康问题。

(二)服务内容及方式

1. 全病程医疗服务

以跨区域、跨团队、跨专业的全程协作管理方式,从患者的院前筛查、入院适应、住院治疗、出院康复等环节,建立一套系统的评估、照护、自我照顾能力提升的管理模式,为患者提供出入院服务准备、院后随访、慢病管理、健康档案建立管理、健康监测、健康教育、社区一键求助等连续性整合照护的全病程医疗服务。

开展以病患为中心的多元化服务,协助病患及家属有效应对疾病。医务社工以患者为中心开展入院适应、医疗援助、疾病健康宣教、情绪疏导、政策咨询、同伴组织建立、个案转介、出院计划、医患关怀等整合式社会工作服务,运用个案管理、疾病小组、医患共融等服务方法促进患者疾病适应与疾病的自我管理,拓宽患者与家属的支持网络。

2. 志愿服务

开展社区健康宣教,定期开展医学科普、义诊义测、健康咨询及筛查等服务,推动社区居民健康意识与慢病自我管理能力的提升。

开展志愿服务项目,让志愿服务双向流通,完善项目服务体系,推动并发展社区、医院志愿者队伍,开发匹配需求的志愿服务岗位,让群众的健康诉求能够得到及时回应与协助。

---

① 2018年,《南昌市防治慢性病中长期规划实施方案(2017—2025年)》。

开展入户探访,联合民政、社区、组织等入户探访社区孤寡、失独、残障等特殊人群,提供院后护理、心理指导、相关政策咨询、健康指导。

3.公益项目支持

提供医院大病救助项目、公益项目支持,合作开展各类"医社联动"公益项目与公益活动等。

(三)服务程序

服务介入过程见图 4-6。

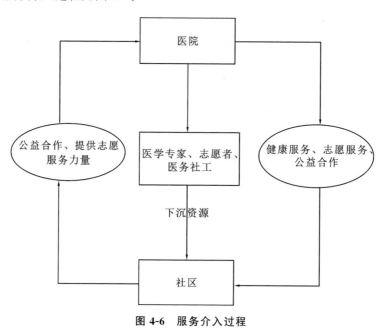

图 4-6　服务介入过程

四、服务计划实施过程

(一)研发互联网健康管理产品

为有效实现服务目标,更为便捷地使服务对象了解个人健康状况,更好地培养服务对象的慢病自我管理能力,联动院前院中院后形成闭环,确保服务对象的信息安全,项目组研发了互联网医院全病程健康管理平台。该平台集"院前筛查、慢病管理、健康科普、入户随访记录、一键求助"等功能于一体,并将互联网医院线上就诊及线下就诊住院信息联通,用户可随时随地查看健康状况,系统随时随地监测服务对象健康情况,服务对象可与慢病管理师、三级医生在线交互,咨询自身健康状况,接收专业的健康科普讯息。

项目组同步开发了该平台的群体化信息服务功能,为高校、企业、社区、组织等团体管理者提供数据支持、互联网产品的在线管理等功能,管理者拥有权限查看所在团体的注册人数、健康状况等。

医务社工与研发部门初始上线了 1.0 版本进行内测,根据内测使用效果对平台进行动态调整,并在使用过程中不断迭代。

(二)发挥专业联动社区落地服务

医务社会工作者联动社区、企业、高校、基层医院等,开展科普义诊、慢病管理落地服务,在推进服务的过程中,医务社工协助社区做好前期调研和项目实施方案。

例如,项目初期医务社工对接本市桃花镇社区并做初步调研。该社区没有业委会,有两个自组织——广场舞和健步行;该社区中老年人居多,且文化水平大部分在高中以下;社区引入了社会组织协同治理。医务社会工作者对接了引入社区的社会组织,与社区、社会组织沟通协商明确分工,由社区管理者、社会组织成员在社区内开展线下宣传,利用入户探访、举办活动等形式宣传项目服务内容,并联动两个自组织负责人,在各自组织中开展项目和活动宣传。同时,医务社工通过社区链接了社区卫生所,由卫生所为居民统一提供健康检测,并由社区医生或志愿者协助服务对象建立健康档案,协助老年人上传健康数据。

健康科普、义诊筛查是优质医疗资源下基层较为直接的方式。医务社工联动院内神经内科、心血管内科等科室,招募医志愿者前往社区开展科普义诊活动。在义诊过程中,医务志愿者进行健康教育、疾病初筛,医务社工、社区志愿者协助居民建立电子健康档案,动员慢病患者加入项目慢病管理。

纳入管理的服务对象,根据个人习惯定期测量健康情况,并上传数据至管理平台。残障、孤寡等特殊重点人群,由社区志愿者定期上门测量。

(三)做好院中院后服务,形成全病程医疗服务闭环

医务社工联动医院专病科室和慢病门诊,招募医护志愿者成为健康管理平台的后台管理者。同时向社区管理者提供群体化信息服务,社区可根据线上数据,查看服务对象的上传频率,了解社区成员健康状况,社区数据

与医院共享,为志愿者联动和入户探访提供参照。系统24小时监测、判定服务对象上传的健康数据,医护志愿者12小时在线,提供人工对话、健康教育、健康科普、在线咨询等服务。

医院与社区建立联动机制,社区开通求助电话,危急险重者可通过系统一键求助功能联系社区,医院开通绿色就诊通道。医务社工为有需求者提供全病程志愿服务,以及心理疏导、政策咨询等人文关怀,并联动慢病科室医护人员协助其完善个人健康档案,注册成为健康管理用户。出院前,根据服务对象病症,医务社工对接其所在社区,进行院前家访或做出院后社区支持的相应安排。

服务对象出院后,医院护理团队继续提供延续性治疗,医务社工联动社区提供社区支持,做好入户探访。服务对象继续测量个人健康数据,并上传至平台。基于医院和社区现有的志愿服务项目和志愿者力量,医务社工与社区联动开展志愿服务双向流通,整合、拓展志愿服务力量和公益覆盖面。医务社工与医务志愿者以街道为单位,结合"专病日"活动,面向已纳入慢病管理系统的服务对象,定期开展健康科普及义诊筛查活动,以及其他志愿服务活动。

五、总结评估

(一)项目成效

该项目开展的一年时间内,累计组织了173人次志愿者在南昌市3个区级的7个社区、2个学校、1个企业开展医社联动健康义诊宣教17场,受众人数达2000余人,为120名慢病对象建立服务档案,动员了1000多名未接受过慢病服务的患者接受慢病健康管理服务,组织了5次社区探访、协助慢病随访活动,为2个社区医院和社区卫生所提供医教研支持。项目已与南昌市30多个社区、高校、企业等结成项目合作关系,同步构建志愿服务、公益项目双向供需、转介平台,有效下沉了三甲医院医疗资源,实现了卫生资源的进一步优化,服务对象个人健康意识有了显著提升,疾病预防与慢病自我管理能力正逐步养成,项目受到了社区的高度认可。

(二)存在的困难和挑战

总体来看,以社区为单位,以科普义诊和慢病管理为联动切入点,符合国家大政方针与居民实际需求;研发互联网产品,开展线上健康管理,打通医疗信息数据是当前的趋势。但是,随着项目的不断扩大,联动的社区和服务对象越来越多,而项目推进中仅靠医务社工负责社区工作,院内医务志愿者进行线上咨询管理,人力有限可能导致服务有限。由此,项目组拟采用建立管理师激励机制、购买社会组织服务等方法推进项目发展,医院医务社工部也要建立危机事件处理机制以应对多种危机个案的转介。

另外,在慢病管理过程中,居民上传健康数据的主动性和积极性很难确保,这不仅需要健康管理产品本身从交互、使用流程等方面培养用户习惯,更新迭代产品,也需要医院与社区在联动过程中加强合作双方志愿服务力量的双向流通,培养更多的志愿者做好项目宣传和项目服务,从而提高服务对象的配合度和积极性。项目后期,研发可穿戴设备,尝试与社区家庭可视设备、企业办公软件等系统联通,也是提高服务对象参与积极性的可行方式。

六、专业反思

(一)立足实际,紧跟政策

随着中国脱贫攻坚战取得全面胜利,乡村振兴新征程开启。2021 年 8 月,江西省卫健委发布了《探索建立健康扶贫成果同乡村振兴有效衔接机制》一文,强调了加强医防融合和落实分级诊疗的重要性,也为医社联动项目向深度和广度发展提供了新的方向。项目计划开始向乡村振兴点推广,通过驻村书记联动,以互联网产品服务载体连接、健康档案建立、优质医疗资源输送助力乡村振兴。

2021 年 9 月,江西省人民政府办公厅印发《江西省深化医药卫生体制改革 2021 年重点工作任务》,对分级诊疗体系建设、慢病管理、全民健康信息化服务建设、改善群众服务体验等又提出了新的工作方向和任务布置。这也要求项目根据政策,对服务内容、实施方式和策略进行调整,将互联网＋医疗服务、医疗信息互通共享、重点人群精准化健康科普作为项目重点方向推进。

(二)充分发挥自身优势

医社联动涉及多个部门、多个场域、多种角色。不同的主导方,所持有的立场和方式方法都有所不同。从服务提供层面来看,社会工作在公共卫生体系中的重要任务是将社会、病人和卫生系统这三个方面结合起来,帮助解决个体患者及其家庭的社会问题。① 新形势下的二附院医社联动项目,是基于疫情期间异地远程联动的成功案例而演变升级的。在项目的策划、实施、推进等过程中,医务社工做有效调研和需求评估,制定不同的实施方法,利用医疗领域的资源优势整合了医院各个部门、医联体单位、互联网医疗资源;运用社区工作方法联动了社区医院、高校、企业;在共同服务的可行性上,与联动方进行有效沟通和分工,运用志愿服务工作理念发展两方的志愿者。

医务社工虽然限于自身医疗资源,在服务深度和广度上有所限制,但是积极发挥自身优势,经过前期多种形式的探索,仍然可以成为有效联动医疗机构与社区、乡村等基层,促进医疗资源下沉基层,推进乡村健康发展的中间人。

作者简介

罗菁,南昌大学第二附属医院团委书记、医务社工部主任。

沈蓉蓉,南昌大学第二附属医院医务社工,伦理学硕士。

祝越,南昌大学第二附属医院医务社工,传播设计硕士。

熊小芳,南昌大学第二附属医院医务社工,社会学学士。

曾洁华,南昌大学第二附属医院党委副书记,教授。

程学新,南昌大学第二附属医院党委书记,教授。

专家点评

在这个案例中,医务社会工作者回应了习总书记提出的面向人民群众的健康需求,回应了社会健康观。整体看有四个方面的特色:一是多视角评估服务对象,本案例中的视角包括生理、心理,还上升到了信仰和灵魂层面,这体现了医务社会工作是全面健康模式的重要推动力量。二是多主体参与,在本案例中,医务社会工作者链接了政府、医院、社区、社会组织、社会工作机构等社会多个层面,协调其中的医护人员、志愿者、社区工作者等多主体参与服务,取得了显著的服务效果。三是多系统支持,在医务社会工作者

---

① 柳静虹,沙小森,吕龙军.社会工作介入公共卫生体系再思考:基于新冠肺炎疫情社会工作响应过程的反思[J].华东理工大学学报(社会科学版),2020,35(01):51.

的倡导下,本案例形成了疾病预防、心理支持、灵性治疗等多系统支持网络。四是多平台干预,本案例给我们的启发是,患者群体、组织、社区、社会都可以是医务社会工作者的工作场域。

——华中科技大学社会学院教授　向德平

专家简介

　　向德平,博士,二级教授,博士生导师。华中科技大学减贫发展研究中心、华中科技大学社会工作研究中心主任。任中国社会工作教育协会副会长;全国社会工作者职业水平评价专家委员会委员、中国社会工作教育协会反贫困专业委员会主任、中国社会工作学会常务理事。

重大公共卫生事件下的医务人员的心理防护

张晓静　梅　竹　王　蕾　汪　浩
崔海松　张　旭　黄　嫱　郭亚男
上海市同济医院

一、背景介绍

2019 年底至 2020 年初，一起重大的公共卫生事件暴发，多数行业停工停产，广大居民隔离在家，而此时，医院的医务人员都坚守岗位，冲锋在前，以高度的警惕心投入到紧张的疫情防控工作中，身体和心理都承受着极大的压力。

二、需求预估

2020 年 2 月 8 日至 2 月 20 日，上海市同济医院通过科主任群、护士长群、支部书记群、医生群、科室群以及医院微信公众号面向全院员工推送"医务人员心理健康自评问卷（SRQ-20）"，共收回 223 条有效数据。

调查问卷分为 3 部分，第 1 部分为医务人员的基本信息，包括性别、年龄、学历、所在岗位 4 方面；第 2 部分是"心理健康自评量表（self-reporting questionnaire，20，SRQ-20）"，SRQ-20 是世界卫生组织（WHO）发布的精神失调简易快速筛查工具，而且是针对发展中国家设立的[1]。该量表共 20 个条目，每个条目评分均采用"0"或"1"，"1"表示在过去 30 天内存在症状，"0"表示症状不存在，最高分为 20 分。总分在 7 分以上者存在情绪痛苦，应引起关注，需要得到精神卫生方面的帮助。SRQ 识别情绪痛苦敏感度和特异度

---

① WHO. A User's Guide to Self-Reporting Questionnaire（SRQ）[M]. Geneva：World Health Organisation，1994.

分别为 83% 和 80%,总体信度系数为 0.792,在 WHO 发布的 SRQ 指导手册中,全面分析了 SRQ 的效度,分析表明,该量表具有良好的预测能力[1],SRQ-20 也已被我国原卫生部《灾难心理危机干预培训手册》收录。

(一)研究对象基本资料

223 条数据中,男 53 例,女 170 例;年龄最小者 22 岁,最大者 67 岁,30岁以下(含 30 岁)78 例,30~45 岁(含 45 岁)109 例,46 岁以上(含 46 岁)36例;援鄂医疗队员 1 例,援金山公卫中心医疗队员 1 例,发热门诊一线医护人员 8 例,急诊医护人员 14 例,其他临床医护人员 135 例,医技医护人员 35例,行政党务人员 9 例,其他人员 20 例。研究对象资料详见表 4-6。

表 4-6　医务人员一般资料(N=223)

项目		例数	占比
性别	男	53	23.8%
	女	170	76.2%
学历	大专	62	27.8%
	本科	86	38.6%
	硕士及以上	65	29.1%
	其他	10	4.5%
年龄	≤30	78	34.9%
	≤45	109	48.9%
	≥46	36	16.1%
所在岗位	援鄂医疗队员	1	0.4%
	援金山公卫中心医疗队员	1	0.4%
	发热门诊一线医护人员	8	3.6%
	急诊医护人员	14	6.3%
	其他临床医护人员	135	60.5%
	医技医护人员	35	15.7%
	行政党务人员	9	4.0%
	其他人员	20	9.0%

---

[1]　江新会,王桢,王筱璐,等.心理健康自评问卷在地震灾区学生中使用的信效度[J].中国心理卫生杂志,2010,24(4):313-317.

(二)心理健康自评量表(SRQ-20)评分结果的相关分析

SRQ-20评分:总分20分,平均分为4.36分,最低分0分,最高分20分,7分以上者65例,占比29.15％。SRQ评分7分以上的人群分布有以下特征:从性别来看,男性医护人员的比例较女性高;从学历来看,评分呈现随学历水平提升而增高的趋势;从年龄来看,高年龄群体的占比最高,评分呈现随年龄增加而增高的趋势;从医务人员所在岗位来看,比例最高的为急诊医护人员,其次是其他人员,然后是医技医护人员,其他人员有可能是医院的保洁、护工、保安等后勤人员。在问卷中特别设置了"是否需要专业心理援助"的选项,65例SRQ评分7分以上者中仅有1例勾选,占比1.5％。心理健康自评结果详见表4-7、表4-8。

表 4-7　心理健康自评量表(SRQ-20)评分结果(N=223)

项目	数量	占比(总人数)	需要专业心理援助人数	
			人数	占比(同等级评分)
SRQ-20评分 7分以下	158	70.85％	—	—
SRQ-20评分 7分以上(含7分)	65	29.15％	1	1.5％

表 4-8　性别、学历、年龄、岗位与 SRQ-20 评分结果分析(N=223)

项目		总人数	SRQ-20 评分7分以上 (含7分)人数	评分7分以上 (含7分) 人数占比
性别	男	53	19	35.8％
	女	170	46	27.1％
学历	大专	62	20	32.3％
	本科	86	23	26.7％
	硕士及以上	65	16	24.6％
	其他	10	6	60.0％

续表

项目		总人数	SRQ-20评分7分以上（含7分）人数	评分7分以上（含7分）人数占比
年龄	≤30	78	19	24.4%
	≤45	109	34	31.2%
	≥46	36	12	33.3%
所在岗位	援鄂医疗队员	1	1	100.0%
	援金山公卫中心医疗队员	1	0	0.0%
	发热门诊一线医护人员	8	0	0.0%
	急诊医护人员	14	10	71.4%
	其他临床医护人员	135	31	23.0%
	医技医护人员	35	11	31.4%
	行政党务人员	9	2	22.2%
	其他	20	10	50.0%

从SRQ-20的20个具体条目来看,被选率在30%以上的条目分别为"你是否容易疲劳"(124例,55.60%)、"你是否感觉不安、紧张或担忧"(89例,39.90%)、"你是否感觉不快乐"(78例,35%)、"你是否睡眠差"(68例,30.50%),详见表4-9。

表4-9　心理健康自评量表(SRQ-20)(N=223)

条目	例数	占比	排序
1.你是否经常头痛?	43	19.30%	10
2.你是否食欲差?	15	6.70%	20
3.你是否睡眠差?	68	30.50%	4
4.你是否易受惊吓?	55	24.70%	8
5.你是否手抖?	26	11.70%	18
6.你是否感觉不安、紧张或担忧?	89	39.90%	2
7.你是否消化不良?	34	15.20%	12
8.你是否思维不清晰?	27	12.10%	17
9.你是否感觉不快乐?	78	35%	3

续表

条目	例数	占比	排序
10. 你是否比原来哭得多？	31	13.90%	14
11. 你是否发现很难从日常活动中得到乐趣？	61	27.40%	6
12. 你是否发现自己很难做决定？	57	25.60%	7
13. 日常工作是否令你感到痛苦？	37	16.60%	11
14. 你在生活中是否不能起到应起的作用？	27	12.10%	16
15. 你是否丧失了对事物的兴趣？	32	14.30%	13
16. 你是否感到自己是个无价值的人？	30	13.50%	15
17. 你头脑中是否出现过结束自己生命的想法？	24	10.80%	19
18. 你是否什么时候都感到累？	63	28.30%	5
19. 你是否感到胃部不适？	52	23.30%	9
20. 你是否容易疲劳？	124	55.60%	1

从SRQ-20评分7分以上的数据来看,有5个条目的选择率在50%以上,其中"你是否容易疲劳"54例,占比83.1%,排在首位;其次是"你是否感觉不安、紧张或担忧",45例,占比69.2%;"你是否感觉不快乐"41例,占比63.1%;"你是否什么时候都感到累"39例,占比60%;"你是否易受惊吓"34例,占比52.3%,详见表4-10。

表 4-10　SRQ-20 评分 7 分以上的结果分析（$n = 65$）

条目	例数	占比	排序
20. 你是否容易疲劳？	54	83.1%	1
6. 你是否感觉不安、紧张或担忧？	45	69.2%	2
9. 你是否感觉不快乐？	41	63.1%	3
18. 你是否什么时候都感到累？	39	60.0%	4
4. 你是否易受惊吓？	34	52.3%	5
11. 你是否发现很难从日常活动中得到乐趣？	31	47.7%	6
3. 你是否睡眠差？	30	46.2%	7
12. 你是否发现自己很难做决定？	30	46.2%	8
19. 你是否感到胃部不适？	30	46.2%	9

续表

条目	例数	占比	排序
1.你是否经常头痛？	28	43.1%	10
13.日常工作是否令你感到痛苦？	26	40.0%	11
15.你是否丧失了对事物的兴趣？	22	33.8%	12
7.你是否消化不良？	21	32.3%	13
14.你在生活中是否不能起到应起的作用？	20	30.8%	14
16.你是否感到自己是个无价值的人？	20	30.8%	15
5.你是否手抖？	19	29.2%	16
8.你是否思维不清晰？	18	27.7%	17
17.你头脑中是否出现过结束自己生命的想法？	17	26.2%	18
10.你是否比原来哭得多？	16	24.6%	19
2.你是否食欲差？	11	16.9%	20

　　不管是从 SRQ-20 评分的总体数据还是从评分 7 分以上的数据来看，疲劳、感觉不安/紧张/担忧、感觉不快乐、睡眠差这几个条目的被选比例都很高。说明医务人员疲劳感高，而睡眠质量又差、精神情绪紧张等。

　　从相关性来看，年龄、学历与 SRQ-20 得分均不相关，无统计学显著性。

　　将 SRQ-20 量表的 20 个条目根据躯体反应和情绪反应做 2 个维度的划分，其中躯体反应维度的条目为 1、2、3、4、5、7、10、18、19、20，情绪反应维度的条目为 6、8、9、11、12、13、14、15、16、17。躯体反应得分最小值 0，最大值 10，均值 2.2915，标准差 2.40874；情绪反应得分最小值 0，最大值 10，均值 2.0717，标准差 2.49761。可见，躯体反应得分的均值高于情绪反应得分的均值。

　　从相关性来看，学历、年龄与躯体反应、情绪反应不相关，没有统计学显著性。

　　从均值来看，在所有医务工作人员中，急诊医护人员的情绪反应和躯体反应得分是比较高的，均值都达到 5.5 分，而援鄂医疗队员的情绪反应和躯体反应得分都是最高的。发热门诊一线医护人员的情绪反应得分大于躯体反应得分，而临床医护人员、医技医护人员、行政党务人员和其他人员的躯体反应得分都大于情绪反应得分，详见表 4-11。

表 4-11　不同岗位医务人员的情绪反应、躯体反应得分

岗位	情绪反应得分	躯体反应得分	n
援鄂医疗队员	7	7	1
援金山公卫中心医疗队员	1	4	1
发热门诊一线医护人员	2.375	1.625	8
急诊医护人员	5.5	5.5	14
其他临床医护人员	1.807	2.015	135
医技医护人员	1.429	1.971	35
行政党务人员	2.222	2.556	9
其他	2.2	2.3	20

三、服务计划

(一)服务目标

(1)缓解医务人员的心理压力。

(2)增强医务人员的社会支持系统。

(3)提高医务人员的医患沟通技巧和能力。

(二)服务策略

(1)设立疫情期间员工心理援助热线。

(2)开展"云·巴"——云上巴林特医患关系小组。

四、服务计划实施过程

(一)员工心理援助热线

29.15%的医务人员 SRQ-20 评分在 7 分以上,这是一个不容乐观的比例。因此,医务社工携同本院精神医学科,设立疫情期间员工心理援助热线,组建由精神医学科医生组成的心理热线援助专业志愿服务队,服务队每天安排人员接听热线。在问卷中"是否需要专业心理援助"勾选"是"的医务人员仅占 SRQ-20 评分 7 分以上人数的 1.5%,可见医务人员主动寻求帮助的动机不足,这就需要"主动出击",医务社工主动电话联系评分 7 分以上以

及选择"需要专业帮助"的医务人员,进行简单的需求评估,情况严重者转介本院精神医学科医生。此外,医务社工积极参与医院组织的各种线上心理援助活动,如对于援鄂、援金山公卫中心医护人员,电话连线每一位队员和家属,送去组织的关心和慰问;及时连线近期密切接触医护人员,了解所需,缓解压力;与发热门诊的医护人员每日视频连线,发现问题及时协调解决。

(二)相约"云•巴"——云上巴林特医患关系小组

1. 巴林特小组的历史

巴林特小组是由精神病学家及心理分析师迈克尔•巴林特(Michael Balint)与其妻子——社会工作者伊妮德•巴林特(Enid Albu)于 20 世纪 50 年代在英国伦敦创建的,最初应用于全科医生中,目的是通过小组活动,让医生理解病人,理解自己的行为对病人的影响,理解病人的行为对医生的影响[①]。2003 年,德国专家将巴林特小组引入中国。

2. 巴林特小组的工作流程

巴林特小组每次活动时间 1～2 小时,组长通常由受过训练的精神科医师担任。首先,所有成员围坐成一个圈,由成员呈报及选择 1 个案例用于讨论。这些案例是成员亲身经历、曾激起强烈情绪反应或难以应对的,或至今想起仍困扰自己的。案例只需简要、非正式地呈报,无须特殊准备和说明。呈报时要强调医患互动,包括医生的感受、反应和想象等,以及患者的形象、与患者在一起时的感觉,如同"讲述一个自己和病人的故事"。其他成员可以提出问题以澄清案例的事实部分。接着,案例呈报者将椅子推后,暂时退出讨论圈,保持沉默,倾听和思考其他成员的发言。其他成员发挥推理和想象,以案例中角色的角度思考,着重于医患关系展开讨论。组员个性和生活经历不同,对案例的反馈也会不同,但不能评判、建议或提供解决方案,也不要求发言"正确"。最后案例呈报者返回圈内谈感受[②]。

3. 巴林特小组活动的显著效果

巴林特小组作为改善医患关系的一剂良药,自 2003 年引进中国后,已有多座城市的医院开展了巴林特小组活动。巴林特小组活动的开展能帮助临床医生更好地改善医患关系、提升医疗服务的质量和态度,同时也疏解了临床医

---

① 杨辉.巴林特小组[J].中国全科医学,2007,(13):1077-1079.

② LUSTIG M. Balint groups: an Australasian perspective for psychiatrists[J]. Australasian Psychiatry,2016,24(1):30-33.

生的工作压力。研究发现,在巴林特小组活动中,案例提供者以外的参与者需站在不同的角度对案例场景进行思考与发言,医务人员通过参与上述活动,可以锻炼自己多角度思考问题的能力;此外,巴林特小组活动对医务人员的情绪管理有正面效果,医务人员通过了解不同角色的思想,能够正确审视自身的情绪,从而更好地理解和管理情绪[①]。突如其来的新冠疫情,不管是医务人员还是就诊的患者都深受影响,而将巴林特小组活动应用于医务人员的心理支持中,可为医务人员提供一个抒发情绪和感受的平台,也可帮助其多角度思考,学会理解患者不良情绪背后的原因或者需求,进而让自己释然。

4. 开启云上巴林特医患关系小组

疫情紧张时期,提倡"减少人员聚集",但医务人员的心理情绪支持服务不能缺位。因此线下巴林特小组转至线上,开启云上巴林特医患关系小组之旅,每月一期,为医务人员提供一个倾诉和畅谈的平台,使其疫情期间紧张的心理情绪得到释放和释怀。具体实务开展过程如下:

(1)宣传与招募。

医务社工邀约本次巴林特小组的带组组长,设计活动招募海报,提前一周通过医院微信公众号发布,并转发至相应的微信群,提高活动的知晓度,有意参加的人员可以扫描海报中的二维码报名。

(2)活动开展。

医务社工一一与报名人员取得联系,并邀请至"云·巴——云上巴林特医患关系小组"微信群。活动当天,活动开始前(小组安排在晚上 7:30—9:00)在微信群里发起接龙,报名人员选择参与组内讨论还是做组外观察员,并发布会议链接(主要采用腾讯会议)、参加巴林特小组前的调查表(含保密承诺)及参加线上小组的注意事项。随后按照规定时间开展活动。

(3)活动评估。

云上巴林特医患关系小组结束后,医务社工将小组后的调查表发至微信群,由参加人员进行填写,并鼓励参与者在群内发表文字感想,相互鼓励,传播正能量。

2020 年 3 月以来,共计开展云上巴林特医患关系小组 13 次,270 人次参与,参与者来自全国 20 余个省市(北至黑龙江,南至广西)的医院、高校等单位,岗位涉及医护、医院管理、高校师生、医务社工、心理咨询师等,详情见表 4-12。

---

① 史艾润,黄婷婷,陈华.巴林特小组在医师执业沟通技能成长中的应用研究[J].健康教育与健康促进,2020(04).

表 4-12　2020 年 3 月至 2021 年 7 月云上巴林特医患关系小组开展情况汇总

次数	时间	带组老师	主题	报案例人	参与人数	报案例人岗位
1	2020-3-31 (19:30—21:00)	WH	我是为你好,你却不理解	ZY	19	护士
2	2020-4-28 (19:30—21:00)	CHS	着急上班的女儿	LYY	18	护士
3	2020-5-27 (19:30—21:00)	ZX	忘带身份证的妻子	HY	17	党办
4	2020-6-19 (19:30—21:00)	HL	我们仅是一面之缘	GR	15	医生
5	2020-7-29 (19:30—21:00)	WH	黏上医生的老病人	CHS	19	医生
6	2020-8-28 (19:30—21:00)	CHS	就是不买病号服	ZQL	20	护士
7	2020-9-25 (19:30—21:00)	ZX	放心不下的小女孩	NY	32	心理师
8	2020-10-30 (19:30—21:00)	HL	跌倒引发的大祸	ZW	55	医生
9	2020-11-14 (19:30—21:00)	WH	拽走女儿的爸爸	QJP	15	医生
10	2020-12-30 (19:30—21:00)	CHS	让人头疼的 VIP 病号	YX	15	医生
11	2021-4-23 (19:30—21:00)	WH	公益性教育之路还要不要走下去	ZWX	12	心理咨询师
12	2021-5-27 (19:30—21:00)	CHS	不明不白的"200元罚款"	LXS	17	医生
13	2021-7-30 (19:30—21:00)	ZX	大数据把我的健康码变成了"黄码"	LXS	16	医生
小计					270	

315

五、总结评估

(一)云上巴林特医患关系小组的整体满意度

从云上巴林特小组活动整体安排的满意度情况来看,对小组的安全感和小组的气氛表示非常满意的占87.6%和86.8%,案例征集的合理性以及事实澄清聚焦两个方面的非常满意率稍低一些,均是77.5%,案例汇报者反馈的非常满意率也稍低一些,为78.3%(表4-13)。

表 4-13　对云上巴林特小组活动整体安排的满意度情况(n/%)($N=129$)

项目	非常 不满意	比较 不满意	中立	比较 满意	非常 满意
案例征集的 合理性	2/1.6%		6/4.7%	21/16.3%	100/77.5%
事实澄清聚焦	2/1.6%		3/2.3%	24/18.6%	100/77.5%
小组讨论环节	2/1.6%		5/3.9%	14/10.9%	108/83.7%
案例汇报者反馈	2/1.6%		4/3.1%	22/17.1%	101/78.3%
组长/副组长的 配合和带领	2/1.6%		6/4.7%	12/9.3%	109/84.5%
小组开展的时间 (19:30—21:00)	2/1.6%		6/4.7%	11/8.5%	110/85.3%
小组的气氛(宽容、 真诚、彼此支持)	2/1.6%		2/1.6%	13/10.1%	112/86.8%
小组的安全感	2/1.6%		1/0.8%	13/10.1%	113/87.6%

(二)云上巴林特小组的参与感受

从参与感受来看,95.3%的参与者表示不会担心隐私泄露和有人录音录像;94.6%表示云上巴林特小组的形式使得参与更方便,时间空间更自由;仅有17.1%表示网络有距离感,难以全身心投入;14.7%表示不能充分表达和感受情绪,尤其是非语言信息;35.7%表示参与过程中容易被周围的事物打扰(见表 4-14)。

表 4-14　云上巴林特小组参与感受($n/\%$)($N=129$)

条目	是	否
参与更方便,时间空间更自由	122/94.6%	7/5.4%
担心隐私泄露,有人录音录像	6/4.7%	123/95.3%
不能充分表达和感受情绪,尤其是非语言信息	19/14.7%	110/85.3%
网络有距离感,难以全身心投入	22/17.1%	107/82.9%
参与过程中容易被周围的事物打扰	46/35.7%	83/64.3%

(三)云上巴林特小组参与者自我评价

从参与者的自我评价来看,仅有的 2 项"比较不同意"是"我能在这次活动中向人表达我的看法"和"在活动中我乐意与其他人分享我的经验",各占比 1.6%,且 4.7%的参与者对"我能在这次活动中向人表达我的看法"表示非常不同意,在所有条目中占比最高。"非常同意"占比前几位分别是:"我觉得我在巴林特小组活动中学会了从他人角度考虑问题"(78.3%)、"我觉得大家相互信任而且彼此坦诚"(77.5%)、"我觉得我在巴林特小组活动中学会了更加关怀别人"(74.4%)、"我觉得经历此类活动很有意义,对我帮助很大"(74.4%)。其中,"我的情感得到释放"仅有 55.8%的参与者表示非常同意,在"非常同意"里属最低比例。(见表 4-15)

表 4-15　参与云上巴林特小组的自我评价情况($n/\%$)($N=129$)

条目	非常不同意	比较不同意	中立	比较同意	非常同意
1. 我的情感得到释放	2/1.6%		12/9.3%	43/33.3%	72/55.8%
2. 我能在这次活动中向人表达我的看法	6/4.7%	2/1.6%	11/8.5%	32/24.8%	78/60.5%
3. 我觉得我在巴林特小组活动中学会了从他人角度考虑问题	2/1.6%		3/2.3%	23/17.8%	101/78.3%

条目	非常 不同意	比较 不同意	中立	比较 同意	非常 同意
4.我觉得我在巴林特小组活动中学会了更加关怀别人	2/1.6%		3/2.3%	28/21.7%	96/74.4%
5.参加巴林特小组让我更加了解自我	2/1.6%		7/5.4%	33/25.6%	87/67.4%
6.参加巴林特小组使我对自己越来越有信心	2/1.6%		11/8.5%	32/24.8%	84/65.1%
7.在活动中我乐意与其他人分享我的经验	2/1.6%	2/1.6%	10/7.8%	27/20.9%	88/68.2%
8.我觉得经历此类活动很有意义,对我帮助很大	2/1.6%		5/3.9%	26/20.2%	96/74.4%
9.我觉得大家相互信任而且彼此坦诚	2/1.6%		4/3.1%	23/17.8%	100/77.5%

（四）云上巴林特小组的参与意愿

问卷调查显示,99.2%的参与者表示愿意参加下次的云上巴林特小组。

（五）参与云上巴林特小组的最大收获

收集了参与者对主观题"参与云上巴林特小组后最大的收获是什么"的填写,将收获归纳如下:

1. 自我理解和自我认同

"通过组员们的分享,感受到被理解,更能接纳和理解自己,更容易放过自己","疏导了自己的情绪,内疚情绪得到释放"。

2. 宣泄和表达

"云·巴"给参与者提供了一个自由表达的平台和空间:"敢于表达自己了","大家畅所欲言,情感得到释放"。

3. 同行支持

案例汇报者表示:"从同行的理解中获得了支持与鼓励","感觉得到了别人认可","感觉自己更有力量","打开心结,去倾诉自己的无奈和感受,也收获了不同的声音,通过换位思考,听一听大家的感受和理解,自己也想开了许多,突然觉得压力释放了很多,也舒服多了,纠结的心一下子放松了,愿意跟大家聊了,也能从大家的沟通中学会一些处理事情的方法和技巧","同行一起讨论,大家都感同身受,自己被理解,也理解同行以及服务对象","情感得到共鸣,感到很温暖","感觉被理解,被认同,被关心,被尊重"。

4. 自我学习和成长

参与巴林特小组也是一次学习的机会:"学习了如何启发组员来表达自己的观点,如何化解当事人的压力","认识了很多老师,学习了他们看问题的角度和思路,他人不同视角的分享是非常宝贵的经验,收获了很多经验和智慧","多学习案例,给心灵加油","很高兴有更多力量让自己成长","对医患关系有了更深的认识,了解到了沟通技巧","对护患沟通带来比较大的帮助"。

六、专业反思

(一)发挥医务社工整合资源的角色

在云上巴林特小组活动中,医务社工扮演着资源整合者的角色,组织医院内多个学科进行跨学科合作。在医务社工发展的初期,这有助于提高院内其他科室人员对医务社工的知晓度和接受度,也有助于医务社工扩展人脉资源,为后期深入临床开展服务打下基础。

(二)提高医务社工的临场应变能力

在网络上开展巴林特小组活动要考虑到各种突发因素,如带组老师或者社工的电脑突然故障,带组老师在活动开始前突然有事等。社工要提前考虑好应对突发事件的方法,当然,有些事情是不可预测的,这也给社工的临场应对带来了挑战。

319

（三）注重传播

通过网络开展巴林特小组，吸引全国的医务人员参与和学习，在一定程度上可以让好的工作模式得到更广泛的传播。

（四）缺乏呼应前测的后测

因前期的需求评估是面向全院人员发放和收集，后期活动的参与人员并不能和前期填写问卷的人员有很好的对应，因此没有设计后测。科学的方法应该是对每次参加活动的人员进行一次前测和后测，但这个在活动的设计中是欠缺的。后期只设计了对云上巴林特小组这种活动开展的效果和体验进行的测评。

作者简介

张晓静，上海市同济医院社工部医务社工，社会工作硕士。

梅竹，上海市同济医院儿科副主任医师。

黄蕾，上海市同济医院精神医学科主治医师。

汪浩，上海市同济医院全科医学规培基地主任。

崔海松，上海市同济医院精神医学科副主任医师。

张旭，上海市同济医院精神医学科副主任医师。

王嬙，上海市同济医院社工部副主任，医学博士。

郭亚男，上海宝山区友谊路街道益心社区发展服务中心理事长，社会工作硕士。

专家点评

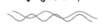

医务工作者因其职业属性，直接面对病患疾苦与焦虑情绪，加之时常处于超负荷的工作状态，其心理健康问题一直以来被知识界和实务工作者所关注。突如其来的新冠肺炎疫情中，医务工作者白衣执甲，奋战在统筹疫情防控和救死扶伤的第一线，为守护人民生命健康义无反顾、负重前行。这期间，复杂的疫情形式给医务工作者带来了巨大的职业压力和心理负荷。因此，关注医务工作者的心理健康，成为疫情期间医务社会工作者的重要实务内容。本案例中的医务社会工作者较好运用专业心理健康自评量表，通过问卷调查科学掌握医务工作者心理健康现状,甄别关键问题和关键群体,并在此基础上借助网络开展巴林特医患关系小组,对医护人员进行心理疏导、焦虑情绪缓解和社会支持网络建设,获得了较好的效果。整体来看,本案例聚焦实务领域中的真问题,方法具有科学性,成效较为显著。

——华中师范大学文学社会学院教授　吕方

专家简介

　　吕方,教授,华中师范大学桂子青年学者,中国社会学会发展社会学专委会理事,武汉市社会学会理事。先后主持国家社会科学基金一般项目(2019)、国家社会科学基金青年项目(2013)、教育部人文社会科学研究青年基金项目(2011)、湖北省人文社会科学基金项目(2015)、国务院扶贫办项目(2020、2019、2018、2017)等科研课题二十余项。获得第八届高等学校科学研究优秀成果奖(人文社会科学)二等奖、吉林省社会科学优秀成果奖一等奖、湖北省社会科学优秀成果奖三等奖、武汉市社会科学优秀成果奖一等奖、湖北省统战理论政策研究创新成果奖二等奖、吉林大学"精英杯"学术成果成奖赛特等奖等多项奖励。近年来,出版学术专著6部,在《社会学研究》等CSSCI期刊发表论文20余篇,多篇被《新华文摘》《中国社会科学文摘》《高校学校文科学术文摘》《人大复印报刊资料(社会学)》转载。

医务社会工作介入方舱医院的实践与思考

肖　燕　曹李耘

湖北省肿瘤医院

一、案例背景介绍

新型冠状病毒肺炎突袭全国,武汉属于重灾区,新型冠状病毒肺炎患者确诊和疑似病例持续维持高位。为全力救治,2021年2月3日晚间起,武汉火速建立方舱医院,将大量轻症患者集中治疗,最大限度地阻断了社会交叉感染的机会,为打赢抗疫战发挥了重要的作用。但是,因方舱医院筹建工作时间紧,相关硬件设施和物资未完全到位,大量病人入住后,给医务人员的管理带来了一定的困难。湖北省肿瘤医院社工部通过湖北省民政厅慈善社工处、湖北省社会工作联合会链接医务社工介入方舱,减轻了一线医务工作者的负担,为病人提供了有效的服务,对抗疫工作具有十分重要的意义。

目前尚未有系统的关于方舱医院患者社会心理特征的研究成果,只是此前的相关研究显示,传染病患者存在恐惧、迷茫、自卑、情绪低落、焦虑、抑郁、烦躁、易激动、自暴自弃等心理特点。也有调查发现,新冠肺炎患者的焦虑、抑郁和失眠问题非常突出,达50%以上。我们的服务对象正是这类人群中的一员。

二、案例分析

服务对象:Z,男,19岁,大学生,因为新型冠状病毒肺炎轻症入住方舱医院治疗,其爷爷因新型冠状病毒肺炎去世,奶奶在同济医院重症病房接受治疗,母亲和父亲离异,分别在酒店接受隔离。对自身病情发展的恐惧、对奶奶病情的担心以及爷爷的离世,导致服务对象更为孤僻,不愿意与病友交流,甚至拒绝接受治疗。面对这种情况,医生将其转介给医务社工,希望医务社工能够运用专业知识和方法,为其提供心理以及社会方面的支持和服务,以帮助他减轻压力、解决问题、挖掘潜能,建立积极面对疾病的信心。

（一）生态系统分析

服务对象所在的家庭类型是联合家庭，他与爷爷、奶奶和父亲共同生活，父母离异，母亲单独居住。此次疫情导致家人纷纷感染新型冠状病毒，爷爷因病去世，奶奶重病卧床，他本人为轻症病例。服务对象性格较为坚强，疫情之前无忧无虑，在家庭遭遇这一系列变故之后，他迅速成长，认为自己是这个家庭里唯一的年轻男性，有必要承担家里的重任。在奶奶未入院之前，他坚决拒绝入院接受治疗，强调必须看到奶奶被妥善安排后才能放心入院。服务对象进入方舱后十分担心奶奶的身体，不愿意与他人接触，自闭、失眠、情绪抑郁和激愤。

（二）需求评估

服务对象问题及需求如表 4-16 所示。

表 4-16　服务对象问题及需求

服务对象问题	服务对象需求
生理方面：新型冠状病毒肺炎轻症，有发烧、头痛等症状	得到医生的救治，缓解身体上的不适
心理方面：服务对象及家人均感染新型冠状病毒，爷爷因此去世，奶奶重症情况不明朗，他担心新冠肺炎的治疗情况及后续对家人的影响，产生焦虑和拒绝接受治疗的消极情绪	调整好心情，缓解焦虑；建立理性情绪，消除非理性的情绪，提升治疗的信心
情感方面：服务对象父母离婚，他与父亲关系疏离，认为是父亲导致家人患病的	改善与父亲的关系，家庭关系和睦，得到父亲情感上的支持和鼓励

三、服务计划

（一）服务目标

（1）为服务对象科普新型冠状病毒肺炎的知识，缓解病情带来的恐慌心理。

（2）为服务对象进行哀伤辅导，帮助他度过悲痛期，减轻精神层面的情绪负荷,协助其适应失落之后的外在环境。

(3)消除服务对象的非理性情绪,帮助其建立理性情绪,改善服务对象的心理状况。

(4)增进患者与家人之间的沟通交流,增强家庭支持系统的作用。

(5)帮助服务对象建立社会支持网络,提高服务对象接受治疗的信心和意愿。

(二)服务策略

1. 促使服务对象调动内外资源的策略

每个人身边都充满资源,但服务对象不了解自身可以使用的资源,导致一些问题难以解决,需要社会工作者从两方面采取介入策略。一是帮助服务对象运用自己的内在资源,以达到改变的目标。二是帮助服务对象运用现有的外部资源,将服务对象系统与资源系统连接起来,以增强服务对象的社会功能。

2. 进行危机介入的策略

危机介入是一种特殊的介入,帮助服务对象减轻紧张情绪,使他走出危机,并恢复社会功能。

3. 运用病友互助的策略

为有效帮助服务对象,社会工作者应有意识地运用引导,利用关系、环境等各种能够影响服务对象改变的力量。在此案例中,社会工作者利用方舱的病友影响 Z,从而促使其改变,融入方舱。

(三)服务程序

1. 接案

服务对象由方舱内 H 医生转介至医务社工,医务社工了解服务对象基本情况,尝试与服务对象建立专业关系。

2. 预估

医务社工与服务对象和医护人员进行线上沟通,了解服务对象的实际需求,进行预估。

3. 计划

根据预估情况,医务社工制定服务目标及服务计划,与服务对象签订社工服务协议。

4. 介入

运用社会工作专业方法进行干预,解决服务对象的实际问题。

5. 评估

评估服务效果,核对目标实施情况和进度。

6. 结案

达成目标后与服务对象沟通结案,撰写结案报告。

四、实施过程

(一)第一阶段:接案、收集资料和预估阶段

时间:2020 年 2 月 10 日至 15 日。

目标:收集资料,评估问题,建立关系,明确目标,给予服务对象及家属心理情绪疏导,介入服务。

主要内容:

(1)2 月 10 日,服务对象由医生转介给医务社工,社工与服务对象 Z 进行沟通交流,对他的情况进行基本了解,包括服务对象的病情、心理情绪状况以及家庭成员的情况等。

(2)最初了解到服务对象在方舱内拒绝与任何人沟通和交流,比较自闭,医务社工与其沟通,对方也置之不理。社工考虑到对方年纪较轻,且在其朋友圈看到他喜欢在得物(某 App)买东西,于是专门下载软件,查找资料,寻找共同话题,从而打开了服务对象的话匣子。此外,采用倾听、同理心、共情等技巧与服务对象进行沟通交流,取得他的理解和信任,建立良好的专业关系。

(3)深入了解服务对象的问题和需求,为患者的需求做初步评估。

(二)第二阶段:制定计划

时间:2020 年 2 月 16 日至 29 日。

目标:评估需求、制定计划,运用叙事疗法进行介入,引导服务对象主动倾诉,并在此过程中发掘其需求。

主要内容:

(1)医务社工与负责服务对象病情的主治医生积极沟通,深入了解服务对象病情发展情况,打消其对病情的疑虑,并鼓励服务对象积极与医生及医护人员沟通。与服务对象商定社工服务计划,达成一致,并签订服务协议。

（2）2月17日,医务社工了解到服务对象及其家人都在方舱或者隔离酒店,家中的宠物无人看管,让他倍感担心。于是医务社工联系了武汉市小动物协会,委托志愿者上门代为照顾宠物,缓解了服务对象的焦虑情绪。服务对象连声对医务社工表示感谢,说自己从来没有想到社工除了关心自己,还会想办法帮忙解决宠物的问题,对社工的信任感有了大幅提升。

（3）由于奶奶在重症病房接受治疗,患者对奶奶的病情及治疗效果不了解,经常考虑最坏的结果。每次听到好的消息就开始怀疑,听到不好的消息就悲伤、难过。医务社工多次联系奶奶所住的医院了解情况,与Z进行沟通,帮助他了解相关医学知识和奶奶的具体病情,并且通过提供其他病人的康复案例鼓励服务对象,让他对医生和奶奶树立信心。同时采用理性情绪疗法介入服务对象的心理问题,针对服务对象的非理性信念加以干预,让他认识并克服非理性信念,缓解心理压力。

（4）改善服务对象与病友的人际关系。与服务对象的病友沟通,向服务对象的病友们说明服务对象的性格和一些基本情况,让病友了解服务对象的困境,给予服务对象更多的理解和关注。与服务对象本人沟通,让服务对象了解自身的人际关系困境,改善服务对象不良的人际交往模式。

（三）第三阶段：介入及跟进阶段

时间：2020年3月1日至25日。

目标：建立社会支持网络,为服务对象及其家属提供关怀和支持。

主要内容：

（1）帮助服务对象建立社会支持系统,医护人员、病友乃至医务社工都是服务对象社会支持系统的一部分。了解到服务对象极其关注奶奶的病情,医务社工对接同济医院重症病房,及时告知服务对象奶奶的病情,让其放心。服务对象害怕自己女朋友知道自己的病情后和自己分手,于是社工与他女朋友沟通,消除了服务对象的疑虑。此外,医务社工邀请服务对象积极参加方舱内的活动,甚至担任舱内志愿者,为其他病友提供力所能及的服务。

（2）增强家庭支持系统的作用。服务对象与父亲有隔阂,虽然十分担心被隔离的父亲,但是从不联系。基于此种情况,医务社工专程联系其父亲,了解到双方缺少沟通,鼓励服务对象向父亲表达自己的想法和情感,促进亲子交流,增强家庭支持系统的作用。

（3）进行"哀伤辅导"——在微信群里,为服务对象的爷爷组织一场线上

"追思会",让所有人通过语音的方式倾吐心声。服务对象哭喊:"爷爷,你说你要看到我大学毕业,看到我结婚,你还要抱重孙呢。可是你再也看不到了。"协助服务对象完整地表达哀伤,辨认和解决障碍,完成哀悼的分离冲突。

(4)根据优势视角理论,通过对服务对象的深入访谈了解他的现状及存在的问题,让其认识到自身的优势,增加服务对象的自我认同感,帮助他找到信心,从对疾病和未来的焦虑中走出来。

(四)第四阶段:结案阶段

时间:2020 年 3 月 26 日至 27 日。
目标:结案,协助服务对象重新拥抱生活。
主要内容:
(1)结案后,医务社工对服务对象进行电话随访,及时给予关心和心理支持,巩固服务对象建立的信心和理性情绪。
(2)服务对象结束方舱治疗,进入酒店隔离,隔离期间他主动担任志愿者,完成从受助、自助到助人的转变。

五、案例评估

(一)结果评估

在医务人员和医务社工的帮助下,服务对象的需求得到满足,个案目标基本达成。医务社工成功帮助服务对象缓解了情绪压力,改善了家庭关系,帮助他建立了新的支持系统。服务对象的情况有了较大的改观,减轻了非理性情绪的影响,树立了生活的信心。服务对象表达了对医务社工的感谢,表示将以乐观积极的心态面对未来。

(二)过程评估

在建立关系阶段,社工运用同理、倾听、同感等技巧,与服务对象拉近了关系。在介入阶段,运用心理干预技巧,让服务对象建立治疗的信心和理性情绪,积极帮助服务对象联系各类资源,有针对性地帮助其解决问题,使得服务对象的整体情况有所改善。在结案和跟进阶段,巩固了服务对象在介入时期获得的改善和支持。结案后根据服务对象的情况予以跟进,使得介入效果更加持久有效。

六、专业反思

本次个案介入达到了预期效果,在个案结束后,有几点反思。

在个案介入过程中,要根据服务对象的具体情况合理采用介入技巧。此次的服务对象较年轻,为了与他建立良好的关系,医务社工应尽可能寻找他喜欢的话题,让其打开话匣子,让服务对象感受到自己是被关心和尊重的,这样才能让个案进展得更为顺利。在接案的过程中,要对服务对象的具体情况进行了解,有针对性地提供服务。

与服务对象及其家属建立相互尊重并信任的专业关系是开展服务的基础。方舱医院不同于咨询室约定俗成的专业关系,面对这种特殊情境,需要从关注服务对象的需求、帮助解决实际问题开始,运用真诚、共情、积极关注等技巧使患者感受到来自医护社工真诚的关心。

在服务过程中,建立家庭支持系统和社会支持系统是帮助服务对象的重要途径,社工要善于发现服务对象身边的支持系统,积极合理地利用他身边的支持系统帮助服务对象。此案例中,医务社工借助方舱内的其他病友,帮助Z建立新的支持系统,有利于他融入环境,找回自我价值感。

疫情期间,方舱医院内的服务对象可能会面临恐惧和焦虑、污名化和歧视、悲伤和丧亲、创伤和隔离等多种问题。医务社工面临大量的求助,工作压力和工作强度呈几何级增长。作为社会工作者,在超负荷工作时需要不断照顾自己,对自我照护进行反思,保持良好的睡眠和健康的状态,提升安全感、冷静感、联结感和自我效能感;与同事和支持系统保持积极的联系,在同工之间创造更多的讨论和支持机会,减少孤立感,缓解工作压力,以更加饱满的精神状态投入到工作中。

医务社工在方舱医院的实践,有助于推动行业发展和公共卫生体系的完善。医务社工的加入,缓解了一线工作人员因人手不足而承受的压力,促进医患双方关系的沟通与和谐,提高了方舱医院的整体服务水平。医务社工在此次抗疫过程中凸显的价值和作用,有助于推动医务社工整体发展;医务社工的实践为发展本土公共卫生社会工作理论提供了宝贵的经验基础;医务社工在方舱医院中的探索,对完善我国公共卫生应急管理体系具有启发作用。

参 考 文 献

[1] 杨婷,高长青,阮冶,等.地震受灾群众三年后创伤后成长和相关因素现况调查[J].中国心理卫生杂志,2020,34(04):311-315.
[2] 钱坤,王珊珊,韦宁华.医务社会工作本土化的实践与探索[J].现代医院管理,2019,17(03):83-84＋88.

作者简介

肖燕,管理学博士,主任技师,华中科技大学兼职教授,硕士生导师,湖北省肿瘤医院纪委书记。

曹李耘,华中师范大学社会工作专业硕士,中级社工师。

专家点评

该案例的亮点主要体现在以下三个方面:一是服务场域与服务对象的扩展性,医务社会工作者的服务场域由本院扩展至方舱医院,医务社工凭借专业能力敏锐觉察到在疫情时代感染新冠的患者与被隔离人员在生理、心理层面对医务社工专业服务的需求。二是服务过程的完整性,案例展示了细致入微的全社会观,体现了社会工作的专业性。三是服务方法的多元性。本案例运用叙事疗法、理性情绪疗法、哀伤辅导等多种专业模式和专业技术为服务对象提供服务,体现了专业性。

对本案例的建议有以下三点:一是服务设计的理论依据尚不明确,社会支持理论或生态系统理论应作为服务评估和服务设计与开展的理论依据贯穿服务全过程。二是线上开展服务的效果有待商榷。由于新冠肺炎疫情的局限性,线上服务形式对医务社工提出了更高的专业能力方面的要求和挑战。三是服务成效评估专业性不足。个案服务可采用抗逆力量表、压力测试量表的前后测以及访谈等专业方法进行评估,进一步明确服务有效性和说服力。

——华中科技大学社会学院教授　向德平

专家简介

　　向德平,博士,二级教授,博士生导师。华中科技大学减贫发展研究中心、华中科技大学社会工作研究中心主任。任中国社会工作教育协会副会长、全国社会工作者职业水平评价专家委员会委员、中国社会工作教育协会反贫困专业委员会主任、中国社会工作学会常务理事。

跋

非常欣喜地看到在中国医院协会的支持下，《医务社会工作临床案例选编》顺利出版。当我打开这本书的时候，我还不曾料想即将经历一段如此温暖的旅程。而当我合上这本书的时候，感慨万千——疾患或许会带来我们不愿面对的冷酷，但有一群人正在让诊疗的过程充满着温度。

近年来，中国的医学事业取得了长足的进步，这不仅体现在医学人才队伍日益壮大、医药研发硕果累累、科技成果推陈出新，也体现在观念的更迭——我们正处在从以"疾病"为中心的传统诊疗模式向以"全人"为中心的医学人文转变的过程，医学的发展产生了质的跨越。我们越来越意识到，健康不仅仅指生理功能的健康，也包含心理和社会功能的健康。临床的医务社会工作者在多学科诊疗团队中，负责对患者的心理社会功能进行专业的评估、诊断和干预。充足的心理社会支持不仅有利于促进患者的疾病适应、康复，也有利于提高患者治疗的依从性，促进医患关系的改善，助力高质量医院服务的发展。可以说，响应中共中央、国务院《"健康中国2030"规划纲要》，离不开医务社会工作的发展。这本《医务社会工作临床案例选编》正是医务社会工作者们辛勤耕耘的缩影。

回顾这本案例集，它具有全面性、系统性和专业性的特点。首先，医务社工奋战在妇女儿童专科、老年和慢病专科、肿瘤等重症专科以及康复、安宁疗护等临床各个领域，他们的身影还出现在突发的公共卫生事件当中。在这些领域，医务社工提供政策咨询、经济救助、资源链接、沟通辅导、心理和情绪支持等多样化和个性化的服务。全书对此均有全面的展现。其次，本书基于案例串联起的工作场景，系统地展现了医务社会工作的内核和逻辑——洞见患者的尊严和价值，运用专业的社会工作技术，通过助人自助，促进患者的疾病适应和社会支持，修复患者受疾患影响的心理和社会功能。最后，案例中社工的理论运用、服务反思，以及每个案例后所附的专家点评，均使本书的专业性有了进一步的提升。

本书也具有高度实用性。社会工作在我国尚处在新兴发展阶段，不仅面临着本土化过程中文化适应的挑战，从业人员的胜任力亦存在巨大的潜能和提升空间。本书立足真实的临床场景，详尽展现了可操作性强、成效显著的服务过程。大多数案例的服务模式易掌握、可借鉴、好推广,对于其他的医务社工具有十分重要的指导意义。

除了对行业内部的积极影响,本书还具有相当的社会价值。医疗团队中和医务社工一同工作的医生、护士、营养师、康复师等,需要了解医务社工——这个新加入的团队合作者是一个怎样的角色,他们将发挥什么样的功能,以便通力协作,共同为患者提供高质量的诊疗服务。高校的社会工作教育也需要结合实务、结合临床,去了解真正的工作场景,了解我们的专业发展在实务中还有哪些尚未被解决的困境,以便更好地为临床输送人才。我们更需要了解医务社会工作,以便在真正需要协助的时候,有意识地使用社会工作服务,快速与医务社会工作者建立安全稳固的专业关系,实现更好的服务成效。本书基本实现了上述目标,体现了对应的社会影响。

我希望《医务社会工作临床案例选编》这本书成为一粒种子,生根在医务社会工作这一片土壤里,促成各位同仁对这个专业的持续讨论、反思与发展,促成社会各界对这个专业的了解、认同与支持。我坚信,终有一天,医务社会工作体现的以人为本、以社会和谐为方向的价值理念会生长成一棵参天大树,持续地滋养着我们脚下这一片充满魅力的沃土。

——湖北省医院协会医院秘书长　胡仁崇